DROEMER

Über die Autoren:

Prof. Dr. med. Bert te Wildt ist Chefarzt der Psychosomatischen Klinik Kloster Dießen am Ammersee. Seine klinischen und wissenschaftlichen Schwerpunkte liegen im Bereich der Verhaltenssüchte, insbesondere der Internetabhängigkeit sowie der Nutzung digitaler Technologien in der Psychotherapie. 2015 erschien im Droemer Verlag sein Buch *Digital Junkies. Internetabhängigkeit und ihre Folgen für uns und unsere Kinder.*

Timo Schiele ist leitender Psychologe der Psychosomatischen Klinik Kloster Dießen am Ammersee. Er leitet den Behandlungsbereich »Stressbedingte psychische Erkrankungen« und ist in der Ausbildung von psychologischen Psychotherapeut*innen tätig.

Bert te Wildt / Timo Schiele

BURN ON

IMMER KURZ VORM BURN OUT

Das unerkannte Leiden und
was dagegen hilft

DROEMER

Besuchen Sie uns im Internet:
www.droemer-knaur.de

MIX
Papier | Fördert gute Waldnutzung
FSC® C014496

Aktualisierte Taschenbuchausgabe April 2023

Ein Imprint der Verlagsgruppe Droemer Knaur GmbH & Co. KG
Maria-Luiko-Str. 54, 80636 München

Redaktion: Caroline Draeger
Covergestaltung: hißmann, heilmann, hamburg
Satz: Adobe InDesign im Verlag
Druck und Bindung: GGP Media GmbH, Pößneck
ISBN 978-3-426-30279-8

Kontaktadresse nach EU-Produktsicherheitsverordnung:
produktsicherheit@droemer-knaur.de

4 6 7 5 3

Inhaltsverzeichnis

Vorwort zur Taschenbuchausgabe 11

Vorwort 15

TEIL I:
Was ein Burn On ist und wie er entsteht
21

Einleitung: Die Geschichte krankhafter Erschöpfung 23
Die Mutter der Erschöpfungssyndrome: die Neurasthenie 24 Noch mehr Erschöpfung: das chronische Erschöpfungssyndrom 27 Die Entdeckung von negativem und positivem Stress 29 Der Burn Out: erster Auftritt der arbeitsbezogenen Störungen 31 Unter dem Feigenblatt des Burn Out: die Erschöpfungsdepression 34 Workaholics verdienen Geld, Respekt und Mitgefühl 37 Kehrseiten der Medaille: Hikikomori und andere Phänomene 40 Antwort auf sinnentleerte Arbeitswelten?: das Bore-Out-Syndrom 43 Die Daueranspannung und der Zusammenbruch: die Abgrenzung des Burn On vom Burn Out 45

Die Diagnose 47
Der Spagat über dem Abgrund 51 Dimensionen des Burn-On-Syndroms 54

In a nutshell: Diagnosestellung des Burn-On-Syndroms 99
Dem Leiden einen Namen geben 100 Arbeitsbezogene Störungen nicht nur in der Pandemie 101

Das gesellschaftliche Umfeld: von der Ausbeutung durch sich selbst und andere.............................. 104
Eine Frage der Generation: von B bis Z und den Millennials dazwischen 105 Sozialdarwinismus reloaded: zur Konkurrenz erzogen 113

Globalisierung, Neoliberalismus und das Primat der Wirtschaftlichkeit 118 Individualismus versus Kollektivismus 121 Selbstverwirklichung und Überforderung: der Preis des Individualismus 123 Immer parat: die Folgen des Präsentismus 124 Digitalisierung: Arbeit jederzeit und allerorten 126 Künstliche Intelligenz und Robotik: der indirekte Druck 130 Wir schuften wie die Roboter 132

Individuelle Wege in den Burn On: der Blick auf das erkrankte Ich 137

Lernpsychologische Aspekte: zu Höchstleistung konditioniert und verdammt 138 Tiefenpsychologische Aspekte: geliebt nur fürs Tun, nicht fürs Sein 142 Körperliche Aspekte: wie es in uns arbeitet 145 Entwicklungspsychologische Aspekte: persönliches Wachstum und seine Tücken 150 Soziodemografische Aspekte: wen es besonders betrifft 154

Die maskierte Erschöpfungsdepression und Begleiterkrankungen 158

Die verwirrende Vielfalt der Depression 159 Ängstlich, phobisch oder panisch 162 Sich ängstlich oder narzisstisch in die Arbeit stürzen 164 Stoffgebundene Süchte: Alkohol & Co. 166 Verhaltenssüchte: Workaholism & Co. 168 ADHS: immer auf dem Sprung 171 Wenn der Körper nicht mehr mitmacht 172

TEIL II:
Burn On! Was jetzt zu tun ist
177

Behandlung und Vorbeugung – was jetzt zu tun ist 179

Die Kunst der Veränderung: die Behandlung des Burn On . . 182

Werte und Sinnerleben 187 Wie wir hinderliche Einstellungen überwinden und uns Spielräume bewusst machen 191 Wie wir achtsamer mit uns umgehen 195 Körpersprache und Kreativität in der Therapie 201 Psychosomatisches Verständnis in der Therapie 204 Haltungsfragen 208

Die Prävention: wie wir uns schützen können 212
Sprachliche Irrtümer vermeiden 216 Stress ist nicht gleich Stress 218 Kampf nach Regeln 219 Zwischenmenschliche Herausforderungen 222 Anspannung und Entspannung im Gleichgewicht 223 Zeit- und Pausenmanagement 226 Praktische Tipps 230 Innere Einkehr: menschliche Reservate jenseits der Arbeitssphäre 231 Im Homeoffice gesund bleiben 234 Eine Frage des Stils 236 Im Privatleben wirklich leben 237 Wie kommunizieren wir professionell? 239 Mit negativen Gefühlen durchs Leben navigieren 241 Von der Freiheit und der Resilienz 243

Plädoyer: Vom menschlichen Wert jenseits maschineller Funktionalität und unbegrenzten Wachstums .. 245
Wirklich erwachsen werden 246 Die neue Neue Bescheidenheit 248 Entspannte Gelassenheit 251 Echte Achtsamkeit 253 Empathie: Achtsamkeit für den anderen 254 Geld-Werte-Wandel 256 Was uns am meisten fehlt: Zeit 258 Sinnsuche als Selbstzweck 261 Sinnlichkeit und Körperlichkeit 263 Menschlichkeit: von der fragilen Nachhaltigkeit des Menschen 265

Nachwort 269

Danksagung 271

Anmerkungen 273

»We didn’t try to break the system,
since that’s not how we’d been raised.
We tried to win it.«

Anne Helen Petersen (2019)

Für Luise und Burkhard.

Vorwort zur Taschenbuchausgabe

Im Juni 2021 wurde unser Buch *Burn On* erstmalig veröffentlicht. Nun, eineinhalb Jahre und drei Auflagen später, fühlen wir uns von der Resonanz regelrecht überwältigt. Das ausgeprägte mediale Interesse hat vielen Menschen unser Anliegen und die zentrale Idee des Buchs nahegebracht. Und die vielen persönlichen Rückmeldungen, die uns erreicht haben, zeugen davon, dass sich zahlreiche Menschen angesprochen fühlen, weil sie sich in der Beschreibung des Burn-On-Syndroms wiedererkennen. Als »Einschnitt« und »Offenbarung« beschrieb es beispielsweise ein Leser: »Ich weiß jetzt plötzlich fundiert, was mit mir los ist.«

Manche der Betroffenen haben wir bereits in unserer Psychosomatischen Klinik Kloster Dießen behandelt. Wir konnten viele interessante, anregende und berührende Gespräche führen, den Betroffenen helfen und auf diesem Wege auch unser Verständnis vom Burn-On-Syndrom vertiefen. Intensive Gespräche mit Kolleg*innen und Freund*innen haben uns ermutigt, und wir haben gemeinsam mit ihnen unsere Perspektive auf das von uns erstmals beschriebene Syndrom erweitert. Waren wir zunächst von unserer eigenen Courage überrascht, dass wir mit unseren Erkenntnissen tatsächlich in dieser Weise an die Öffentlichkeit gegangen sind, konnten wir zügig feststellen, dass das von uns vorgeschlagene Krankheits- und Therapiekonzept rasch von anderen Kliniken und Therapeut*innen aufgegriffen wurde.

Daher gehen wir davon aus, dass auch diese Taschenbuchausgabe Menschen, die unter unterschiedlichen Varianten von Erschöpfungsdepressionen leiden, und ihren Therapeut*innen hilfreiche Impuls gegeben wird, wenngleich das Burn-On-Syndrom kein Erkrankungsbild nach Definition der WHO darstellt.

Während es uns tief berührt, dass wir anscheinend eine Vielzahl von Menschen dazu ermutigt haben, sich konstruktiv mit sich selbst, der eigenen Gesundheit, dem Leben und dem persönlichen Wirken auseinanderzusetzen, müssen wir mit großem Bedauern feststellen, dass die Zahl der Rückmeldungen darauf hinweist: Weiterhin geht es sehr vielen Menschen nicht gut. Sie sind unzufrieden mit der Art und Weise, wie sich nicht nur ihr Arbeitsleben aktuell gestaltet. Eine Zuschrift, die uns erreicht hat, bringt dies treffend auf den Punkt, auch wenn sie zunächst entmutigend scheint: »Ich möchte mich für Ihr Buch bedanken, das für mich sehr lehrreich und letztendlich desillusionierend war.« Wie gut, dass wir inzwischen wissen: Die Erkenntnis des eigenen Ausgebranntseins ist Voraussetzung für Schritte zur Besserung des Befindens.

Innerhalb der letzten Jahre haben sich verschiedene Rahmenbedingungen unseres Lebens krisenhaft verschärft, nicht zuletzt infolge der Coronapandemie und des Kriegs in der Ukraine. In Zeiten, in denen vermeintliche Gewissheiten ins Wanken geraten sind, in denen sich der Druck auf den*die Einzelne*n erhöht, hoffen wir mit unserem Buch auch einen Beitrag zu gesellschaftlichen Debatten zu liefern. Die Frage danach, wie wir in Zukunft miteinander arbeiten und umgehen wollen, treibt uns an.

Wir Psychotherapeut*innen erleben Krisen und das Leiden am gesellschaftlichen Status quo als Herausforderung. Aversive Empfindungen zuzulassen, sich nicht davon abzuwenden, sondern sie zu ergründen und auf ihren Signalgehalt, auf ihre Botschaft hin abzuklopfen, hilft uns allen, uns und einander besser zu verstehen – eine ungemein wichtige Fähigkeit. Wenn wir uns hingegen unbeirrt vormachen, dass die Dinge allesamt gut sind – oder gut sein müssen –, versagen wir uns die Chance auf echte Veränderung.

Vor diesem Hintergrund möchten wir auch neuen Leser*innen unseres Buches Mut machen. Wenn Sie sich dieses Buch zugelegt haben oder von Angehörigen, denen Ihr Wohl am Herzen liegt, geschenkt bekommen haben, stecken Sie möglicherweise gerade am Beginn eines Veränderungsprozesses. Oftmals sind solche Transformationen begleitet von unangenehmen Emotionen wie Traurigkeit, Ärger, Scham oder auch von Schuldgefühlen. Es kann schmerzhaft und anstrengend sein, einen Umgang damit zu finden. Gelingt es jedoch, mit den eigenen Gefühlen Frieden zu schließen, verlieren sie an destruktiver Kraft und werden zu Impulsgebern und Wegweisern für das Neue.

Wir freuen uns darauf, Sie bei den ersten Schritten auf diesem Weg zu begleiten.

Timo Schiele & Bert te Wildt
Psychosomatische Klinik Kloster Dießen im Januar 2023

Vorwort

Wer kennt sie nicht, die bange Selbstvergewisserung, dass bald sicher alles besser werden dürfte. Bald, also wenn der nächste Umzug geschafft, der nächste Junggesellenabschied geplant und vollzogen, die nächste Hochzeit besucht und der nächste Geburtstag von Freunden oder Verwandten in einer Stadt am anderen Ende Deutschlands gefeiert ist. Wenn der nächste Vortrag oder Auftrag erledigt, das neue große Projekt gestemmt und eine wieder viel zu kurze Frist eingehalten worden ist. Dann werden wir drei Kreuze machen, ja dann, dann ist das Leben wieder genießbar, dann geht es wieder richtig los. Dann dürfen die Beine hochgelegt, Bücher gelesen, Freunde angerufen und getroffen, Feste gefeiert und Hobbys wiederbelebt werden.

Bedauerlicherweise kommen wir nur leider niemals an diesen Punkt, weil uns der unersättliche Arbeitsmodus längst in Fleisch und Blut übergegangen ist, bis nicht einmal mehr die schönsten Dinge des Lebens Wohlgefühl und Ruhe verheißen, weil sie entweder – wie alles andere – generalstabsmäßig durchgeplant und durchexerziert werden oder weil wir gar nicht erst dazu kommen. Gelebt wird später, erst einmal haben wir zu funktionieren.

Wir haben den Eindruck, dass es vielen Menschen geht wie uns selbst manches Mal: nicht unbedingt so richtig schlecht, aber auch nicht wirklich richtig gut. Es dominiert allzu oft das Gefühl, dass so vieles auf der Strecke bleibt, wenn professionelle und private To-do-Listen in die nächste, die übernächste und immer weiter entfernt liegende Wochen verschoben werden. Das Schlimme dabei ist, dass die Prokrastination, diese vertrackte »Verschieberitis«, nicht nur die für die meisten Zeitgenossen unangenehmen Dinge betrifft wie zum Beispiel die Steuererklärung, die regelmäßige Ablage des persönlichen Briefverkehrs, die Erneuerung des Personalausweises oder die Rücksendung eines Paketes, sondern im Gegenteil ganz besonders die Dinge, die für viele Menschen zu den Freuden des Alltags gehören oder zumindest gehören könnten. Gerade noch geschafft wird die Pflichterfüllung, wenn andernfalls zeitnah negative Konsequenzen zu erwarten wären. Ansonsten gehen wir gewissenhaft jeden Morgen zur Arbeit beziehungsweise an den Rechner im Homeoffice, halten vor allem berufsbezogene Pflichten ein, leben ein »funktionierendes« Leben. Wir mögen unter der Oberfläche seelisch und körperlich tief erschöpft sein, aber wir beißen die Zähne zusammen und setzen für unsere Umwelt ein Lächeln auf.

Was uns und unseren Arbeitsplatz angeht, haben wir allerdings wirklich allen Grund zur Freude. Unsere tägliche Arbeit verrichten wir, Timo Schiele und Bert te Wildt, gemeinsam mit einem großen Team in einem ehemaligen Kloster, das auf besonders schöne Art und Weise zu »unserer« Psychosomatischen Klinik Kloster Dießen umfunktioniert wurde. Seit drei Jahren sind wir im Team damit beschäftigt, diese Klinik für Menschen aufzubauen, von denen die meisten auf die eine oder andere Art und Weise erschöpft sind, beruflich und/oder privat. Bei dieser Herkulesaufgabe verausgaben wir uns mitsamt unseren Kolleg*innen oft. Tatsächlich empfinden wir unsere Arbeit dennoch als eine absolut wunderbare Aufgabe. Wir denken gerne daran, wie glücklich und dankbar wir uns schätzen dürfen. Unsere Angehörigen machen all das tapfer mit, wozu nebenbei mal die Wohnraumsuche, Umzüge und eine Familiengründung gehören. Das wird irgendwie gehen. – Aber manchmal stellt sich die bange Frage, wie lange unsere Körper und Seelen das wohl so mitmachen werden. Wie werden wir mittel- und langfristig mit der Dauerbelastung umgehen? Und würden wir es überhaupt bemerken, wenn sich schleichend eine chronische Erschöpfung einstellte?

Wie wir bei vielen unserer Patient*innen sehen können, bricht die krankhafte Erschöpfung nicht notwendigerweise mit dem Knall eines Burn Out durch. Nicht immer kommt es zu einem dramatischen Zusammenbruch. Um die »Funktionsfähigkeit« nicht zu riskieren, kultivieren viele Menschen, Sie wie wir, die Arbeitsleistung permanent am Limit, der sich alles andere zu unterwerfen hat, doch wir bleiben gerne bei der Stange. Denn alles hat sich dem Mantra der Geschäftigkeit unterzuordnen. Dazu gehören Freizeit und Urlaub; sie werden generalstabsmäßig durchgeplant. »Mein Hauptziel für die Behandlung ist, dass ich zurück zu alter Leistungsfähigkeit finde und wieder voll funktionsfähig in die Arbeit einsteigen kann.« So oder so ähnlich beschreiben viele Betroffene ihr Behandlungsanliegen. Die eigene Qualität beziehungsweise den eigenen Erfolg bemessen viele vor allem daran, ob sie fit sind für den Job, für den sie ach so sehr brennen.

Sollten wir also aufhören, dauerhaft zu brennen, um das nicht zu vergessen? Nur wer wirklich in der Lage ist, für etwas zu brennen, kann auch einen Burn Out erleiden, heißt es so euphemistisch schön. Ein Burn Out ist immer ein Weckruf, der zumindest nicht zu überhören ist. Und das wünscht man niemandem. Den schleichenden Burn On aber dürften wir mindestens genauso wenig mögen. Wer möchte schon über Jahre oder gar Jahrzehnte hinweg unbemerkt verglühen? In unserer Klinik erleben und behandeln wir nicht selten Patient*innen, die über einen langen Zeitraum eine Dauererschöpfung samt larvierter Depression und körperlicher Begleiterscheinungen kultiviert haben, bis sie irgendwann, manchmal sogar erst im Rentenalter, bemerken, dass sie am Leben vorbeigelebt – oder besser gesagt: vorbeigearbeitet – haben.

Es erscheint uns beiden allerdings nicht als eine Übertreibung zu sagen, dass wir selbst unsere Arbeit lieben. Jedoch müssen nicht zuletzt auch wir besonders aufpassen, dabei nicht unter die Räder zu kommen. Dass wir in der Aufbauphase der Klinik mit vielen Überstunden in unserer Freizeit noch ein solches Buch schreiben, ist natürlich absurd. Bereits die Entwicklungsphase des Buchprojektes, noch bevor die ersten Zeilen geschrieben waren, war tatsächlich von gemischten Gefühlen geprägt. Einerseits begleiteten uns Vorfreude und die Überzeugung, dass wir ein relevantes Phänomen beschreiben würden. Andererseits gab es auch deutliche Zweifel an der Machbarkeit dieses Unterfangens und die bange Frage, ob wir damit nicht selbst genau das tun, wovor wir im Buch warnen würden. Vielleicht sind dieses Spannungsfeld und die damit verbundene Ambivalenz ja sogar hilfreich gewesen. Spannend ist unser Buch hoffentlich auch deshalb, weil wir zwei unterschiedliche Perspektiven einbringen: zwei Generationen, ein Psychologe und ein Arzt, ein Verhaltenstherapeut und ein Tiefenpsychologe. Das hat uns erst einmal viel Gesprächsstoff geliefert, um das Thema des Buches in uns reifen zu lassen.

Unterm Strich hat sich bei uns allerdings das Empfinden durchgesetzt, dass uns besonders die eigenen Grenzgänge zwischen Schöpferkraft und Erschöpfung einen lebendigen Zugang zu unserem Thema ermöglicht haben. Ehrlich gesagt, hatten wir sogar gehofft, dass uns die Beschäftigung mit dem Thema Burn On selbst dabei helfen werde, bei all dem Stress gesund zu bleiben. Es ist schon paradox: Allein das gewählte Thema mag als Rechtfertigung dafür herhalten, dass wir in dieser anstrengenden Situation des Klinikaufbaus überhaupt ein Buch schreiben. Ansonsten dürfte man uns – und das tun vielleicht einige Angehörige, Freund*innen und Kolleg*innen auch – getrost für verrückt erklären (… um uns dann bei uns »einliefern« zu lassen).

Als Psychotherapeuten sind wir tagtäglich damit beschäftigt, unseren Patient*innen zu widersprechen, wenn sie sagen: Ich will endlich wieder funktionieren! Drückt doch meine Resettaste! Stellt mich wieder her! Wir alle sind aber keine Maschinen und sollten auch nicht versuchen, uns mit ihnen zu messen und gleichzustellen. So wie wir Ärzt*innen und Therapeut*innen zuallererst und letztendlich menschliche Wesen sind, sind es unsere Patient*innen eben auch. Das Leben vor allem dem Diktat der Funktionalität, der Disziplin und der Arbeit zu unterwerfen ist unmenschlich und macht krank. Das kann weder für die Gesundheit von Patient*innen noch für die von Psychotherapeut*innen dienlich sein.

Wenn wir Kolleg*innen, Freund*innen und Verwandten unsere wirklich besonders schöne Klinik zeigen, kommt immer wieder die gleiche Reaktion. Spaßhaft heißt es dann so oder so ähnlich: Ich leide auch an Dauer-Burn-Out! Was muss ich tun, um hier reinzukommen? – Um ganz ehrlich zu sein, wir ertappen uns selbst manchmal bei ähnlich gelagerten Fantasien. Vermutlich steckt in diesem vermeintlichen Spaß jedoch viel mehr Ernst, als ihnen und uns bewusst ist. Dass es in unserer Umgebung viele Menschen mit den Anzeichen chronischer und bisweilen auch krankhafter Erschöpfung gibt, steht für uns außer Frage. Seit wir uns damit beschäftigen, begegnet uns der Burn On allerorten.

Wir widmen uns daher diesem Thema, weil wir überzeugt davon sind, dass der Burn On ein real existierendes Krankheitsphänomen ist, das wegen der Folgen für jeden Einzelnen, aber auch für unsere Gesellschaft der Anerkennung bedarf. Während wir mit seiner Erforschung in der Psychosomatischen Klinik Kloster Dießen begonnen haben, möchten wir unsere Beobachtungen und Einschätzungen mit Ihnen teilen. Denn wir sehen einen dringenden Handlungsbedarf. Wir hoffen daher, dass dieses Buch vielen Leser*innen (und auch uns selbst) dabei helfen möge, Anzeichen eines Burn On bei sich zu erkennen, sich vor einer entsprechenden krankhaften Entwicklung zu schützen und sich selbst zu helfen oder – falls es dafür schon zu spät sein sollte – Hilfe zu bekommen. Damit möchten wir auch einen Beitrag für eine Gesellschaft leisten, in der gegenüber der Überbetonung von Arbeit und Leistung andere Wertvorstellungen wieder mehr in den Vordergrund rücken.

Timo Schiele & Bert te Wildt
Psychosomatische Klinik Kloster Dießen

Teil I: Was ein Burn On ist und wie er entsteht

»Depression ist die Krankheit einer Gesellschaft,
die nicht mehr auf Disziplin gründet,
sondern auf Verantwortung und Initiative.«

Alain Ehrenberg (2015)

Einleitung: Die Geschichte krankhafter Erschöpfung

Depression – Neurasthenie –Psychosomatische Störungen – Medizingeschichte – Burn Out –Negativer Stress – Bore Out – Erschöpfungsdepression – Workaholism –Hikikomori – Arbeitssucht

Burn On ist ein neuartiges und bislang unerforschtes Krankheitsbild[1]. Wenn wir es hier beschreiben, tun wir das im Bewusstsein und unter der Berücksichtigung anderer psychosomatischer Erkrankungen. Von diesen gilt es das Burn-On-Syndrom natürlich abzugrenzen. Daher beschreiben wir Ihnen hier im Kapitel einige verwandte Krankheitsbilder, die wir auch in der Klinik oft erleben. Und dann klären wir natürlich, was genau dieses neue Syndrom eigentlich ist: Wie entsteht es? Und wie gehen wir bestenfalls damit um? Fragen wie diese und vieles mehr werden wir Ihnen in diesem Buch beantworten – und wir wollen Ihnen Wege aufzeigen, wie Sie sich vor einem Burn On schützen können.

Zwei Stränge der Medizingeschichte sind für die Entdeckung des Burn On von besonderer Bedeutung: die der arbeitsbezogenen Störungen und die der psychosomatischen Erkrankungen überhaupt. Beide, Burn Out wie Burn On, sind ja Syndrome, zu denen eine tiefe Überlastung und Erschöpfung gehören, bei denen die Unterschiede aber deutlich zu erkennen sind. Zusätzlich geht es uns in diesem ersten Kapitel um psychische Erkrankungen allgemein, die als Vorläufer des Burn On zu verstehen sind und bei denen ähnliche Symptome auftreten können.

Will man den Burn On von anderen Krankheitsbildern abgrenzen, ist es sinnvoll, sich die Diagnostikgeschichte einmal genauer anzusehen: Wie wurden solche Krankheiten und Symptome bisher eingeordnet? Wir kommen damit nämlich einer etwas längeren Geschichte auf die Spur, die nicht erst mit der Entdeckung des Burn Out beginnt. Der Burn On dürfte sich schon früher in anderen psychosomatischen Krankheitsbildern verborgen haben. Wir denken dabei auch an Erkrankungen, bei denen sich die Betroffenen als tiefgreifend erschöpft erleben, ohne dass sich dies offensichtlich durch eine berufliche oder anderweitige Überlastung erklären ließe. Die Neurasthenie zum Beispiel, diese »reizbare Schwäche«, wie sich das übersetzen ließe, kann als eine erste Vorläuferin von Burn Out und Burn On verstanden werden.

Die Mutter der Erschöpfungssyndrome: die Neurasthenie

Es war ein US-amerikanischer Arzt namens George Miller Beard, der vor gut 150 Jahren die Neurasthenie erstmalig als Zivilisationskrankheit beschrieb[2]. Die Vielfalt der körperlichen und seelischen Symptome macht die Neurasthenie zu einer Vorläuferin psychosomatischer Erkrankungen im Allgemeinen und der Erschöpfungssyndrome im engeren Sinne. Damals bezeichnete man das als Nervenerkrankung, zumal die psychischen Erkrankungen als solche noch gar nicht entdeckt und erkannt worden waren. Neben genetischen Faktoren wurden von Beard die Arbeits- und Lebensbedingungen im Zuge der industriellen Revolution für das Entstehen einer Neurasthenie verantwortlich gemacht. Die Industrialisierung erfuhr seinerzeit gerade in den USA eine besondere Dynamik, sodass sogar von der »American Nervousness« die Rede war[3]. Vielleicht markiert die Beschreibung der Neurasthenie durch Beard sogar die eigentliche Geburtsstunde von Psychiatrie und Psychosomatik, die wir Europäer gerne mit einem anderen Namen verbinden – Sigmund Freud.

Freud übernahm zunächst Begriff und Konzept der Neurasthenie, auch wenn er schon recht früh Kritik an einer fehlenden diagnostischen Differenzierung übte[4]. Allerdings entwickelte sich mit Freuds Interesse an dem Phänomen die Neurasthenie in Wien und anderen europäischen Großstädten zu einer umstrittenen Modediagnose der gehobenen und gebildeten Gesellschaftsschicht, heute vielleicht vergleichbar mit der sogenannten »Hochsensibilität«[5]. Freud interessierte sich in diesem Zusammenhang allerdings weniger für Formen der Überlastung durch veränderte technologische und gesellschaftliche Lebensbedingungen als vielmehr für innere Konflikte, die zu einer Überempfindlichkeit gegenüber äußeren Reizen führen können.

Auch wenn die Existenz des Krankheitsbildes der Neurasthenie heute umstrittener denn je ist, finden sich in den Krankheitsklassifikationssystemen zwei unterschiedliche Varianten. Zum einen gibt es demnach eine Form, die besonders durch vermehrte Müdigkeit nach kognitiver Belastung oder Anstrengung charakterisiert ist. Das heißt also eine Belastung, die mit den Funktionen des Menschen wie Wahrnehmung, Lernen, Erinnern, Denken und Wissen in Zusammenhang steht. Das kann unter anderem bedeuten, dass die Konzentration der Betroffenen gestört ist und die Patienten sich als sehr leicht ablenkbar erleben. Bei der anderen Form der Neurasthenie finden sich eher körperliche Symptome. Zu diesen psychosomatischen Beschwerden zählen im Wesentlichen körperliche Schwäche und Erschöpfung nach geringer Anstrengung sowie Muskelschmerzen, Schwindelgefühle und die Unfähigkeit, sich zu entspannen. Beide Formen werden oft von der Angst vor einer weiteren Verschlechterung des Zustandes begleitet, der dann im Sinne einer selbsterfüllenden Prophezeiung auch zumeist eintritt. Die entsprechende seelische und körperliche Anspannung verschlimmert die psychosomatischen Beschwerden, ein Teufelskreis entsteht. Beide Varianten, die psychische wie die psychosomatische Form, werden – wie fast alle Definitionen psychischer Leiden der WHO – rein symptomatisch gefasst, wir erkennen sie an Krankheitsbildern und der Beschreibung des Leidens der Patient*innen, während die Ursachen, also die ätiologischen Entstehungsbedingungen[6], wie wir das nennen, wenn wir Ursachenforschung betreiben, unberücksichtigt bleiben.

Problematisch an der Neurasthenie war und ist also nicht nur, dass das Phänomen so diffus, vielgestaltig und schwer zu greifen ist, sondern dass vollkommen offen ist, ob es nun primär um eine angeborene, also aus der Veranlagung des Betroffenen entwickelte Überempfindlichkeit geht, die schon bei kleineren Belastungen zu Symptomen führt. Oder ob es sich vielmehr um eine sekundär erworbene Überlastungsreaktion auf äußere Einflüsse handelt. Diese Schwierigkeit findet in Debatten Widerhall, wenn immer noch die Frage diskutiert wird, ob das Burn-Out-Syndrom als eigenständige Erkrankung anerkannt werden soll oder nicht.

In diesem Zusammenhang erscheint es uns als besonders bemerkenswert, dass die Neurasthenie nicht nur als Vorläuferin des Burn Out gesehen wird, sondern auch als die des sogenannten Bore Outs[7], eines erst in letzter Zeit beschriebenen Phänomens, bei dem die Betroffenen von ihrer Arbeit krankhaft unterfordert und gelangweilt sind (dazu später mehr). Folgt man diesen Überlegungen, dann wäre Überlastung bei einer Neurasthenie gleichsam ein Burn Out – oder eben auch unser Burn On –, während man ein Bore Out eher bei Überempfindlichkeit bei gleichzeitiger Unterforderung diagnostizieren müsste. Mit der Entdeckung der Neurasthenie tauchte jedenfalls erstmals die überraschende Erkenntnis auf, dass es nicht nur ein Zuviel, sondern auch ein Zuwenig an Anregung und Spannung im menschlichen Wirken und Walten gibt.

Im asiatischen Raum, wo eine ausgesprochen hohe Arbeitsmoral herrscht, wird die Neurasthenie auch heute noch erstaunlich oft diagnostiziert. Das liegt vor allem daran, dass die Diagnose dort weniger mit einem Stigma belegt zu sein scheint, als dies bei klassischen psychischen Erkrankungen wie Depressionen oder Ähnlichem der Fall ist. Dort scheint sich der Gedanke durchgesetzt zu haben, dass eine genetische Veranlagung das vor allem als körperliches Leiden empfundene Krankheitsbild verursacht. In unseren Breiten wie auch im Rest der sogenannten westlichen Welt werden Arbeit und Leistung ebenfalls ziemlich hochgehalten. Aber hier ist zunehmend ein Bewusstsein dafür entstanden, dass Arbeit krank machen kann. Während die Diagnose Neurasthenie kaum noch gestellt wird, hat sich der Burn Out in unserem Krankheitsverständnis längst etabliert. So findet sich die Neurasthenie im ICD-11[8], nach dem sich gängige Diagnosen richten, nur noch unter »ferner liefen« aufgeführt und dürfte bald Geschichte sein. Das Burn-Out-Syndrom jedoch ist heute weithin anerkannt und erschreckenderweise weiter auf dem Vormarsch[9].

Noch mehr Erschöpfung: das chronische Erschöpfungssyndrom

Ähnlich wie die Neurasthenie wird das chronische Erschöpfungssyndrom, auch Chronic Fatigue Syndrome (CFS) genannt[10], als eine chronische Erkrankung verstanden, die, wie die Bezeichnung bereits vermuten lässt, durch eine sehr starke physische, also körperliche, und psychische Erschöpfung charakterisiert ist.

Immer wieder gab es auch die Vermutung, dass das chronische Erschöpfungssyndrom durch eine Entzündung des Gehirns (Enzephalomyelitis) ausgelöst sein könnte. Belegt werden konnte das hingegen nie. Frauen sind deutlich häufiger davon betroffen als Männer. Bei vielen scheinen die Beschwerden durch eine Infektionserkrankung, wie zum Beispiel eine Erkrankung mit dem Epstein-Barr-Virus, ausgelöst zu werden und dann, teilweise erst einige Zeit später, wie aus dem Nichts zu beginnen. Zur extremen Erschöpfung gesellen sich oftmals Symptome wie Muskel- oder Gliederschmerzen und in der Folge Schlaf- oder Konzentrationsstörungen. Erholung scheint dabei nicht zu einer wesentlichen Verbesserung des Zustandes zu führen. Manche Betroffene leiden derart stark, dass sie nahezu vollständig ans Bett gefesselt sind und ihnen auch alltägliche Tätigkeiten wie beispielsweise das Zubereiten einer Mahlzeit kaum ohne Unterstützung möglich sind. Das ist dann natürlich kein Burn Out, sondern etwas ganz anderes.

Trotz des erheblichen Leidensdrucks und inzwischen vermehrter Forschungsaktivität sind die Ursachen des chronischen Erschöpfungssyndroms bis heute nicht ausreichend geklärt[11]. Jenseits der Infektionshypothese werden Defekte im Bereich des Immunsystems, des Hormonsystems, des Nervensystems sowie psychische Faktoren beschrieben, die für die Entstehung relevant sein könnten. Eine Forschungsarbeit von Heim und Kollegen aus dem Jahre 2009[12] legt einen Zusammenhang mit traumatischen Kindheitserfahrungen nahe. Die meisten Betroffenen erleben ihre Erkrankung jedoch eindeutig als körperliches und nicht als psychisches Problem. Sie erfahren – im Gegensatz zu den meisten Menschen, die unter einer Depression leiden – keine Antriebslosigkeit. Stattdessen scheint der Körper das Aktivwerden zu be- und verhindern. Nichtsdestotrotz hält sich aus psychosomatischer Sicht hartnäckig die Hypothese, dass wir es beim chronischen Erschöpfungssyndrom mit einer Art von Erschöpfungsdepression zu tun haben, die nicht von offensichtlichen äußeren Überlastungsfaktoren durch Tätigkeiten herrührt, sondern vielmehr von der unbewussten, aber anstrengenden Reaktion auf gravierende innere Konflikte, die letztlich auch auf traumatische Erfahrungen zurückgehen können.

Wir tendieren in unserer Klinik dazu, diese Form von Erschöpfung als eine typische psychosomatische Erkrankung anzusehen, die sowohl körperliche als auch psychische Dimensionen und Faktoren hat. Da ihre Ursachen nach wie vor weitgehend ungeklärt sind, gibt es bedauerlicherweise auch keine wissenschaftlich fundierte Therapie. So laufen Behandlungsversuche nicht selten ins Leere. Im Wesentlichen versucht man, den Betroffenen ein Leben mit den Symptomen zu ermöglichen und ihre Beschwerden etwas zu lindern.

Die Entdeckung von negativem und positivem Stress

Bis heute ist noch vieles im Dunkeln geblieben, was die Rolle psychischer und sozialer Faktoren bei der Entstehung von Krankheitsbildern wie Neurasthenie und chronischem Erschöpfungssyndrom betrifft – und Sie können sich vorstellen, dass ein Burn Out oder Burn On sich davon wiederum unterscheidet. Allerdings stammen beide Diagnosen, Erschöpfungssyndrom wie Neurasthenie, aus einer Zeit, als man den Einfluss der Psyche auf das körperliche Wohlbefinden und die körperliche Gesundheit noch massiv unterschätzte – Freud hin oder her.

Als einer der ersten moderneren Wissenschaftler beschäftigte sich der als Vater der Stressforschung geltende Mediziner Hans Selye intensiv und systematisch mit der Frage, wie sich äußere Stressreize – jenseits von eindeutig traumatischen Erlebnissen – körperlich wie seelisch auswirken. Sein Standardwerk aus dem Jahre 1956 »The Stress of Life«[13] gilt noch heute als Grundlagenwerk. Selye selbst soll gesagt haben, dass eine seiner größten beruflichen Errungenschaften gewesen sei, der Welt und ihren Sprachen ein neues Wort geschenkt zu haben: Stress[14]. Das Besondere an Selyes sogenanntem Modell des Allgemeinen Anpassungssyndroms ist die Berücksichtigung sowohl kurz- als auch langfristiger Reaktionen des menschlichen Organismus auf ganz unterschiedliche Belastungen.

Selyes Modell unterscheidet drei Stadien von Reaktionen: die Alarmreaktion, das Widerstandsstadium sowie das Erschöpfungsstadium. Man kann es sich gut vorstellen, dass der Körper zunächst auf akute äußere und innere Stresszustände alarmiert reagiert, was übrigens unwillkürlich und automatisiert abläuft, hervorgerufen durch Stresshormone. Die Alarmreaktion soll unseren Körper in die Lage versetzen, kurzfristig Energie und Kraft zu verspüren, und ist mit Blick auf unsere animalische Natur ursprünglich als eine Vorbereitung auf Kampf oder Flucht gedacht.

Auf die zeitlich begrenzte Alarmreaktion folgt das sogenannte Widerstandsstadium, das den Körper wieder in den Normalzustand versetzen soll. Stresshormone werden in dieser Phase abgebaut, weil der Körper versucht, sich dem Stress zu entziehen, sei es, dass er den Umweltauslöser meidet (Flucht) oder zu verändern sucht (Kampf), um dann im Anschluss zunächst eine Ruhephase einzulegen. Die beiden Anfangsphasen können laut Selye nämlich vom Körper nur für einen begrenzten Zeitraum aufrechterhalten werden.

Das dritte von Selye beschriebene Stadium beschreibt eine Erschöpfung, die ganz automatisch eintritt, wenn kein Gleichgewicht aus Alarm und Widerstand hergestellt werden kann. Dann drohen negative Langzeitfolgen und eine erhebliche Beeinträchtigung des gesundheitlichen Wohlbefindens auf körperlicher wie auch auf seelischer Ebene.

Selye hat sich in seinen Arbeiten insbesondere auf hormonelle Veränderungen durch Stress konzentriert und eingehend die negativen Konsequenzen für den menschlichen Körper beschrieben, wie zum Beispiel die Entstehung von Bluthochdruck, Magengeschwüren oder Arteriosklerose. Diese gelten heute mehr denn je als Volkskrankheiten und sind vor allem als Folge von Dauerstress zu verstehen, was für unser Thema von besonderer Bedeutung ist. Das lässt aber auch ermessen, wie relevant Selyes Pionierarbeiten noch heute für uns sind. Gleichzeitig hat Selye mit seiner Forschung grundsätzlich den Weg für das Verständnis arbeitsbezogener Störungen geebnet, allen voran der bestbekannte Burn Out, auf den wir uns als mittlerweile gut beforschtes Krankheitsphänomen natürlich immer wieder beziehen werden.

Der Burn Out:
erster Auftritt der arbeitsbezogenen Störungen

Die meisten psychischen Erkrankungen, ja sogar schon einzelne Symptome werden allgemein misstrauisch beäugt. Da scheint ein Burn Out heute ein vergleichsweise akzeptables Phänomen zu sein. Das war nicht immer so, aber inzwischen kennt vermutlich so gut wie jede/r jemanden, die oder der sich aufgrund eines Burn Out in ambulante oder sogar stationäre Behandlung begeben musste. Sein Auftreten hat geradezu epidemische Ausmaße angenommen, wie es der Burn-Out-Experte Andreas Hillert beschreibt.

Obwohl der Burn Out seit Jahrzehnten erforscht wird, existierte bis zu der im Jahr 2019 erfolgten Aufnahme in die elfte und aktuellste Revision der Internationalen Klassifikation der Krankheiten (ICD-11) der WHO[15] keine als allgemein gültig anerkannte wissenschaftliche Definition dieses Krankheitsbildes. Auch über die nun verfasste Definition wird weiterhin lebhaft diskutiert. Denn noch immer gilt der Burn Out nicht als eigenständige Erkrankung, sondern als ein Faktor, der den Gesundheitszustand beeinflusst.[16]

Das Burn-Out-Syndrom ist gemäß ICD-11 nämlich als ein ganzer Komplex von Symptomen gekennzeichnet, der durch unbewältigten, nachhaltigen Stress am Arbeitsplatz entstanden ist. Es setzt sich aus drei psychischen Dimensionen zusammen. Diese sind:

- Gefühle der Erschöpfung oder des Energieverlusts,
- eine Zunahme an mentaler Distanz oder eine negative und zynische Haltung zur eigenen Arbeit sowie
- ein verringertes berufliches Leistungsvermögen.

Diese Definition der WHO, die in Deutschland noch keine Anwendung findet, verweist explizit darauf, dass der Begriff des Burn Out nicht auf andere Lebensbereiche als den der Arbeit angewandt werden kann. Das wird – nicht nur von uns – viel kritisiert. Denn in zahlreichen Studien konnte gezeigt werden, dass der Burn Out durchaus mit nicht arbeitsbezogenen Faktoren in Verbindung zu bringen ist. Anders ist wohl nicht zu erklären, dass auch Menschen, die nicht berufstätig sind, an einem Burn Out leiden können, so zum Beispiel Menschen, die Angehörige pflegen, oder auch Menschen, die überhaupt nicht in einem klassischen Arbeitsverhältnis stehen, also beispielsweise Mütter und Väter kleiner Kinder, die sich intensiv um diese kümmern, oder Arbeitssuchende, die unermüdlich nach einer Anstellung suchen. Hier spielt die gesellschaftliche Realität hinein, die die Erledigung vieler Aufgaben nach wie vor nicht als eine Art von Arbeit versteht, wertschätzt und vergütet. Dies ist schon bemerkenswert, wenn man bedenkt, dass ja das Burn-Out-Syndrom erstmalig bei Menschen in Pflege und Pädagogik auftrat, diagnostiziert und behandelt wurde.

Die Ursprünge der Burn-Out-Forschung gehen zurück auf Herbert J. Freudenberger[17]. Der deutschstämmige Psychologe arbeitete in New York und interessierte sich besonders für die gesundheitlichen Folgen sozialen Engagements. So stellte er in den 1970er-Jahren bei sich selbst wie auch bei seinen Mitarbeitern fest, dass das im Rahmen einer sogenannten *free clinic* erbrachte Engagement mit hohen gesundheitlichen Kosten verbunden war. Der große Idealismus, mit dem er und seine Mitarbeiter ihre Arbeit mit vornehmlich Drogenabhängigen erbrachten, hatte bei nicht wenigen die oben beschriebenen Symptome zur Folge. Ausgehend von den Arbeiten Freudenbergers, entwickelte sich in den letzten Jahrzehnten eine sehr rege Forschungs- und Publikationsaktivität[18]. Unter den Forschern, die sich insbesondere mit der psychologischen Vermessung des Burn Out beschäftigt haben, ist Christina Maslach zu nennen[19]. Die Psychologin ist Urheberin des sogenannten Maslach-Burn-Out-Inventars (MBI), mit dem anhand von 22 Fragen die drei Dimensionen des Burn-Out-Syndroms testpsychologisch erfasst werden können[20].

Ein Burn Out ist meist der traurige Höhepunkt einer negativen Entwicklung, wenn Menschen in einen Teufelskreis aus Überarbeitung, abnehmender Leistungsfähigkeit und dem verzweifelten Versuch geraten, diese durch noch mehr Arbeit aufzufangen. Für Betroffene wie auch Angehörige kann und sollte es daher ein Warnzeichen sein, wenn Menschen plötzlich Arbeit mit nach Hause bringen oder an Wochenenden und Abenden arbeiten. Oftmals sind dies mehr oder weniger verzweifelte Versuche, wieder in die Spur zu kommen und etwaige Rückstände aufzuholen. Aufgrund der bereits gesunkenen Leistungsfähigkeit gelingt dies jedoch häufig nicht. Im Gegenteil, die wenigen Freiräume, die noch zur Erholung und Aufrechterhaltung des letzten Rests an Leistungsfähigkeit zur Verfügung stünden, werden ebenfalls mit Arbeit ausgefüllt. Gelingt es nicht mehr, positive Erfahrungen wie etwa Erfolgserlebnisse zu sammeln, entstehen Zynismus und ein regelrechter Widerwille gegen die eigene Tätigkeit sowie gegen alles damit Verbundene. Das kann in der Arbeit mit Menschen, zum Beispiel im sozialen Bereich[21] als Pflegekraft oder Mediziner*in, dazu führen, dass keine oder kaum mehr Empathie für die Hilfesuchenden aufgebracht wird. Verschlimmert sich der Zustand, weil er nicht erkannt wird oder Hilfe aus anderen Gründen ausbleibt, führt der Burn Out regelhaft zum psychischen Zusammenbruch.

Betroffene beschreiben in dieser Situation eine überwältigende Kraft- und Energielosigkeit. Sie fühlen sich »zu nichts mehr in der Lage«. Rien ne va plus. Ein »Nichts geht mehr«-Gefühl. Mit der entsprechenden Antriebs-, Freud- und Hoffnungslosigkeit erfüllen die Patienten dann in der Regel allerdings auch die diagnostischen Kriterien für eine akute Depression, spätestens dann, wenn sie in stationäre Behandlung kommen.

Unter dem Feigenblatt des Burn Out: die Erschöpfungsdepression

Während eine Depression als psychische Erkrankung offiziell anerkannt und die weltweit meistdiagnostizierte psychische Störung ist, ist das Phänomen Burn Out – und damit gilt das natürlich auch für unser neu zu beschreibendes Burn On – in der wissenschaftlichen und sozialrechtlichen Auseinandersetzung weiterhin umstritten. Noch immer ist es nicht als eigenständiges Störungsbild anerkannt, obwohl die Bevölkerung diese psychische Erkrankung inzwischen längst akzeptiert und sie sich weltweit ausbreitet. Manche Menschen mögen mit etwas mehr, manche mit etwas weniger Wohlwollen auf andere blicken, die unter einem Burn Out leiden. Die Existenz des Syndroms an sich scheint jedoch in der Allgemeinbevölkerung kaum mehr angezweifelt zu werden. Und die Fachwelt erkennt zumindest in weiten Teilen an, dass es sich beim Burn Out um einen Ausnahme- oder auch Risikozustand handelt, der zu Recht als psychische beziehungsweise psychosomatische Erkrankung eingeordnet wird.

Beim Burn Out sind die Entstehungsbedingungen uns heutzutage bekannt, die Medien berichten, wenn bekannte Größen der Popkultur oder aus dem Sport plötzlich ausfallen[22]. In den Klassifikationssystemen für psychische Erkrankungen bleiben die Ursachen, also die Entstehungsbedingungen, bei der diagnostischen Kategorisierung in der Regel unberücksichtigt. Nehmen wir das naheliegende Beispiel der Depression. Erhält jemand die Diagnose »depressive Episode«, lassen sich daraus zunächst keinerlei Schlüsse ziehen, wie die Depression beim Betroffenen individuell entstanden ist. Es werden mit einer Diagnose zunächst lediglich vorhandene Symptome in Gruppen zusammengefasst und kategorisiert. Das hat verschiedene Vorteile, aber auch seine Nachteile, da unterschiedliche genetische und hormonelle, biografische und soziale Entstehungswege durchaus auch zu unterschiedlichen depressiven Syndromen führen und deshalb eigentlich eine unterschiedliche Herangehensweise erfordern. Uns aber ist es besonders wichtig herauszufinden, wodurch die Krankheit entstanden ist, damit wir auch verhindern können, dass noch mehr Menschen darunter leiden müssen.

In der Depressionsforschung gibt es immer wieder Versuche, die depressiven Störungen in unterschiedliche Varianten zu unterteilen.[23] Wir sind überzeugt davon, dass das Burn-Out-Syndrom im Sinne einer akuten Erschöpfungsdepression endlich diagnostisch zu fassen und weiter zu etablieren wäre, denn das würde einen Beitrag zu einer überfälligen Differenzierung depressiver Syndrome leisten. Die Unterscheidung von Depression und Burn Out ist hilfreich – denn hier lässt sich ja gut eine Ursache erkennen.[24]

Etwa jede vierte Frau und jeder achte Mann sind im Laufe des Lebens von einer Depression betroffen, und knapp zehn Prozent der erwachsenen deutschen Bevölkerung erkranken im Laufe eines Jahres an einer Form der Depression[25]. Bei uns in der Klinik sehen wir auch unabhängig von den häufigen Erschöpfungsdepressionen immer wieder ganz unterschiedliche Entstehungsgeschichten und Symptomkonstellationen von Depressionen, sodass es uns erstaunt, wie unspezifisch, ja unzureichend die offiziellen Diagnosekriterien und Erklärungsmodelle oft wirken. Ehrlich gesagt, findet man in psychosomatischen Kliniken kaum Patient*innen, die neben der Hauptdiagnose beispielsweise einer Posttraumatischen Belastungs- oder Angststörung nicht auch die Kriterien für eine depressive Episode aufweisen. Das liegt aus unserer Sicht nicht allein daran, dass die Menschen für eine stationäre Behandlung besonders schwer krank sein müssen. Es könnte vielmehr auch damit zusammenhängen, dass Depressivität so etwas ist wie das psychische Pendant zum Schmerz, der ja auch bei den meisten körperlichen Erkrankungen auftritt. – Dieser Vergleich würde allerdings noch viel fundamentalere Fragen aufwerfen.

Menschen, die nach eigenen Angaben mit einem Burn Out zu uns in Behandlung kommen, leiden aus klinisch-psychotherapeutischer Sicht oftmals unter einer Erschöpfungsdepression oder einer ähnlichen Erkrankung. Für die Betroffenen scheint es um ein Vielfaches leichter zu sein, sich das Vorhandensein eines Burn Out einzugestehen. Die Gründe dafür sind mannigfaltig.

Einerseits wünschen sich die meisten Menschen, ihre Erkrankung und ihre Symptome verstehen zu können. Das geht uns als Behandlern im Übrigen ähnlich. Menschen streben nach Erklärbarkeit. Im Rahmen einer Psychotherapie gehört es immer zu den ersten Schritten, ein individuelles und stimmiges Erklärungsmodell für das Erkranken zu entwickeln. Anders ist eine zielgerichtete Intervention kaum möglich. Haben wir nicht verstanden, weshalb jemand unter einer bestimmten Symptomatik leidet, haben wir im Regelfall auch keine Chance auf einen Behandlungserfolg. Das verhält sich in der Diagnostik und Behandlung psychischer Erkrankungen nicht anders als im Bereich anderer medizinischer Fachdisziplinen.

Andererseits ist das – provokant gesagt – Charmante am Erklärungsmodell Burn Out die Tatsache, dass sich das psychische Leiden mittels eines sozial erwünschten und hoch anerkannten Verhaltens erklären lässt. Sich für ein vermeintlich gesellschaftlich höheres Gut – die Arbeit – aufgeopfert zu haben, macht es vielen Menschen leichter, sich damit auseinanderzusetzen und das eigene Leid anderen gegenüber zu offenbaren. Das gilt offensichtlich ganz besonders für Männer[26]. Nicht nur nach unserer Erfahrung nehmen Männer noch immer deutlich seltener als Frauen eine psychotherapeutische Behandlung in Anspruch. Die Tatsache, dass es auch für ihre Probleme eine einigermaßen akzeptierte Erklärung gibt, öffnet dem ein oder anderen Betroffenen die Tür zu adäquater und angemessener Hilfe. Bei manch einem darf allerdings zu Recht gefragt werden, ob ein diagnostizierter Burn Out nicht ein Feigenblatt für eine eigentlich vorhandene, aber uneingestandene Depression darstellt. Sich selbst zum Workaholic zu erklären, bietet dann ein Versteck für eine eigene krankhaft ausufernde Schwächephase.

Workaholics verdienen Geld, Respekt und Mitgefühl

Besonders viel und hart zu arbeiten, sei es als Berufstätige, als Ehrenamtliche und/oder als Eltern, gilt in erster Linie als ehrenvoll. Wer deswegen erschöpft ist, darf Rücksicht und Zuspruch erwarten.

Wir persönlich kennen das übrigens auch und fühlen uns alles andere als wohl dabei. Wenn wir uns als Vater oder als Sohn, als Bruder oder als Freund wegen unserer vielen Arbeit permanent entschuldigen müssen, stoßen wir in der Regel auf Verständnis und Nachsicht, was uns dabei hilft, mit unserem schlechten Gewissen zurechtzukommen, gerade auch jetzt, wo wir dieses Buch schreiben. – Musste das denn wirklich jetzt sein? Sind wir nicht maßlos? Es steht zu befürchten, dass uns unser Umfeld längst dann und wann als Workaholic erlebt oder gar bezeichnet. Tatsächlich haben wir kaum jemandem von diesem Buchprojekt erzählt und uns vermutlich selbst etwas in die Tasche gelogen, als wir uns vorgenommen haben, im Winter 2020/21 schon irgendwie genug Zeit dafür zu haben. Bizarr ist, dass uns die Auswirkungen der Pandemie dabei ein wenig unterstützt haben.

Sich selbst und andere über das Ausmaß des eigenen exzessiven und selbstschädigenden Verhaltens im Unklaren zu lassen oder aktiv zu belügen, ist ein wichtiges diagnostisches Kriterium für alle Suchterkrankungen. Das gilt auch für nicht substanzbezogene Suchterkrankungen wie den Workaholism.

Arbeitssucht gilt als die umstrittenste aller Verhaltenssüchte. Das liegt vermutlich daran, dass Arbeit ein so vielgestaltiges Phänomen ist. Nicht nur die inhaltlichen und formalen Aspekte, sondern auch die Motive und Incentives für Arbeit können sehr unterschiedlich sein. Was da also genau das Belohnungssystem antriggert und zur Ausschüttung von Dopaminen und Endorphinen führt, ist vielfältig und nicht einfach auszumachen und zu messen. Und doch liegt es so nahe, dass etwas, was belohnt wird und mit

Lohn und Anerkennung messbar vergolten wird, süchtig machen kann.

Bis vor Kurzem noch war das pathologische Glücksspiel übrigens die einzige anerkannte Verhaltenssucht.[27] Bei der Glücksspielsucht geht es um den Gewinn von Geld, wobei hier der monetäre Einsatz, die Illusion einer Beeinflussbarkeit des Schicksals, letztlich aber der Zufall die entscheidenden Variablen darstellen. Tatsächlich kann Geschicklichkeit dabei kaum eine Rolle spielen, meist geht die Beeinflussbarkeit gegen null wie beispielsweise bei Spielautomaten und Roulette, mal ist sie in sehr begrenztem Ausmaß vorhanden wie bei Kartenspielen und Sportwetten. Mit dem suchtartigen Spekulieren mit Aktien begegnet uns im klinischen Alltag bisweilen ein interessanter Hybrid aus Glücksspiel-, Kauf- und Arbeitssucht. Das suchtartige Erarbeiten, Ausgeben und Verspielen von Geld geriert hier zu einer kruden und fiebrigen Melange.

In der Neuauflage der Internationalen Klassifikation der Erkrankungen (ICD-11) der Weltgesundheitsorganisation (WHO), die jedoch in Deutschland noch nicht eingeführt ist, werden die Verhaltenssüchte zwar erstmalig als solche anerkannt und mit den substanzbezogenen Suchterkrankungen wie Alkoholismus in einem gemeinsamen Kapitel erfasst. Jedoch taucht die Arbeitssucht dort nicht auf – übrigens ebenso wenig wie die Kaufsucht, die schon vor über hundert Jahren entdeckt und beschrieben wurde.[28] Vielmehr findet im ICD-11 neben der Glücksspielsucht allein die Computerspielsucht erstmalig eine offizielle Anerkennung. Über die Anwendung von Onlinespielen hinaus wird vermutlich auch die Internetsucht im Allgemeinen bald folgen. Die beiden bekannten körperbezogenen Verhaltenssüchte finden sich schon in anderen Kapiteln der Klassifikationssysteme wieder, die Sportsucht bei den Essstörungen und Körperschemastörungen, die Sexsucht bei den sexuellen Störungen.

Die bislang beschriebenen sechs Verhaltenssüchte mögen sich in unterschiedlichen Stadien ihrer Anerkennung befinden. Allen gemeinsam ist, dass sie durch die Digitalisierung eine neue Dynamik bekommen. Jeder von uns kann sich beispielsweise jederzeit und allerorten einen Sexpartner, ein Kaufobjekt oder eine spannende Sportwette im Netz besorgen, um sich in gespannter Dopamin-vermittelter Erwartung auf die ersehnte endorphine Klimax zu freuen. Mit dem Smartphone können wir wie mit einer omnipotenten Fernbedienung praktisch alles bestellen, was wir uns wünschen, und bald auch per Drohne, Roboter oder autonomem Fahrzeug schnellstmöglich liefern lassen. Mit dem Internet und seinen digitalen Endgeräten, die uns wohl kaum mehr loslassen werden, erreicht die unmittelbare Bedürfnisbefriedigung als Motor des Kapitalismus, die wir mit ernsthafter Betriebsamkeit verfolgen, einen vorläufigen Höhepunkt. Davon wird natürlich auch das Arbeitsleben erfasst.

Je nach Branche kann man uns mit unseren mobilen Computern – schon ein leistungsfähiges Smartphone reicht dafür aus – für längere Zeit einsperren, ohne dass uns je die Arbeit ausgehen würde. Dass wir überall und jederzeit mit unseren Laptops und Tablets erreichbar sind und arbeiten können, mag in Pandemiezeiten und auch für viele andere Lebenssituationen ein Segen sein, aber es ist gleichzeitig ein Fluch. Sich vom Arbeitsleben abzugrenzen wird dadurch ungleich schwieriger. Dank der digitalen Medien zu jeder Zeit rund um die Uhr und damit in allen Zeitzonen verfügbar zu sein, von jedem Ort aus, auch im Bett und im Urlaub, arbeiten zu können, in jeder Situation auch beim Essen und auf der Toilette seine Mails checken zu können, erhöht für viele Berufstätige den Arbeitsdruck. Und es führt vermutlich zunehmend häufiger zu süchtigem Arbeitsverhalten. Diejenigen Menschen, die süchtig nach Anerkennung durch die Arbeit sind oder die aus Versagensangst nicht aufhören können zu arbeiten, sind besonders gefährdet. Eine Arbeitssucht aber kann eben ein direkter Weg in den Burn Out sein oder eben – wenn sie im Sinne eines dauerhaften Missbrauchs krankhaft kontrolliert bleibt – in den Burn On.

Obwohl nicht unumstritten, unterscheidet man bei Suchterkrankungen je nach Ausprägung des Suchtverhaltens und der negativen Folgen zwischen Missbrauch und Sucht. Auch ein langjähriger Missbrauch kann zu gravierenden seelischen und körperlichen Schäden führen. Da Substanzmissbrauch allerdings wesentlich häufiger auftritt als Sucht im engeren Sinne, sind die gesellschaftlichen Schäden insgesamt zumeist ähnlich heftig, wenn nicht noch umfangreicher. Analog hierzu könnte man die Hypothese aufstellen, dass die Arbeitssucht eher in einen Burn Out und der missbräuchliche Umgang mit Arbeit eher in einen Burn On mündet, hier also schon einmal ein Kriterium zur Unterscheidung der beiden Phänomene. Arbeitssucht mag vielleicht die verbreitetste der so oft verborgen bleibenden Verhaltenssüchte sein, weil sie in der zivilisierten Welt ubiquitär, das heißt allgegenwärtig geworden ist. Der missbräuchliche Umgang mit Arbeit und den Krankheitsfolgen eines Burn-On-Syndroms dürfte jedoch längst deutlich größere, ja globale Ausmaße angenommen haben. Burn On bedroht uns alle.

Kehrseiten der Medaille: Hikikomori und andere Phänomene

In unserer Klinik haben wir tatsächlich mehrmals beruflich erfolgreiche Patient*innen mit einem Burn On behandelt und festgestellt, dass deren erwachsene Kinder als Jugendliche oder junge Erwachsene an einer Internetsucht erkrankt sind. In der Regel handelte es sich bei den Kindern der Betroffenen um junge Männer mit einer Online-Computerspielsucht, die auf dem Weg in ein selbstbestimmtes Erwachsenenleben gestrauchelt oder gescheitert sind und im Netz den Helden spielen, den sie in ihrem eigentlichen analogen Leben nicht darstellen. Diese *Digital Junkies*[29] sind meistens noch im Elternhaus verblieben oder nach abgebrochenem Studium, Ausbildung oder Job zurückgekehrt. In Abhängigkeit von der Erwachsenenwelt, den Eltern und der Computerspielindustrie harren sie zumeist in ihren ehemaligen Kinderzimmern aus, von wo aus sie die Nächte durchsurfen und -zocken. Am Tage schlafen sie, um den Eltern nicht zu begegnen, wenn diese brav weiter zur Arbeit gehen. Wer von beiden, Eltern oder Kinder, ärmer dran ist, kann man bisweilen nur schwerlich ausmachen. Letztlich repräsentieren sie zwei Seiten ein und derselben Medaille. Die computerspielsüchtigen Jungen und jungen Männer rebellieren zumeist unbewusst gegen die überangepasste und übereifrige Arbeitshaltung der Eltern, insbesondere die der Väter. Deren berufsbedingte Abstinenz und Vernachlässigung gegenüber den Söhnen ist in der Regel ein entscheidender Faktor bei der Entwicklung der Verweigerungshaltung, die sich hinter dem Rückzug in die verspielte virtuelle Welt verbirgt. Epidemische Ausmaße hat die Onlinesucht gerade in denjenigen Ländern angenommen, in denen eine besonders permissive Haltung gegenüber den digitalen Medien herrscht, bei denen die Herstellung von digitaler Technologie für die Wirtschaft eine besondere Rolle spielt, wo der Leistungsdruck besonders hoch ist und wo im Zusammenhang damit Ellbogenmentalität und Ausgrenzungserfahrungen schon für Heranwachsende im Übermaß vorkommen. Global gesehen wird hier gerne das Land Südkorea als Negativbeispiel genannt. Dort gibt es besonders viele Betroffene, aber auch entsprechende Kliniken, wo man auch schon mithilfe von erstaunlich restriktiven Präventionsmaßnahmen gegensteuert. Aus kapitalistischer Sicht mögen die südkoreanischen Lebensbedingungen vordergründig vielversprechend sein. Psychotherapeut*innen beobachten jedoch gravierende gesundheitliche Gefahren. Diese führen dort einerseits zu Überangepasstheit gegenüber entsprechenden Normen und damit der erhöhten Gefahr, an Burn Out und Burn On zu erkranken. Andererseits können sie sich aber auch im genauen Gegenteil manifestieren, beispielsweise in einer pathologischen Weigerung, an den Gesellschaftsspielen des Neoliberalismus teilzunehmen und erwachsen zu werden. Die ausgebrannten Mütter und Väter als erste Vertreter der Erwachsenenwelt dienen ihren Sprösslingen dann eben nicht als gute Vorbilder, sondern vielmehr als abschreckende Beispiele.

Was seit Beginn des neuen Jahrtausends Südkorea und heute die gesamte digitalisierte Welt beschäftigt, hatte zuvor in Japan schon einen spannenden Vorlauf. Seit Ende des letzten Jahrtausends ist in dem Land, dessen Bevölkerung einige Jahrzehnte als Inbegriff von Ehrgeiz und Fleiß galt, ein anderes Syndrom entdeckt worden, welches man ebenfalls als Gegengewicht zum Burn On verstehen kann. Das mittlerweile nicht nur in Japan weithin bekannte Hikikomori-Syndrom[30] betrifft vor allem junge Männer aus eher ambitionierten Familien, die sich in ihren Zimmern für Monate oder gar Jahre fast komplett einschließen und sich vor der Welt da draußen, besser gesagt gegenüber der Gesellschaft und ihren Ansprüchen, völlig verschließen. Sie begehen nicht – wie erschreckend viele Manager in Japan – Harakiri[31], weil sie im Konkurrenzkampf zu versagen glauben, sondern aus Angst davor, im Geschäftsleben unter die Räder zu kommen. Vermutlich fühlen sie sich gegenüber den überaus harten Spielregeln einer Gesellschaft, in der fast nur der berufliche und ökonomische Erfolg zählt, nicht gewachsen und überflüssig. In stiller Opposition wird ihnen so das genaue Gegenteil, das Nichtstun, zur Hauptbeschäftigung. Was diese wie Geister lebenden jungen Männer genau hinter verschlossenen Türen tun, wenn sie nachts wach sind und tagsüber schlafen, kann man nicht genau wissen. Vieles spricht dafür, dass sie exzessiv im Internet unterwegs sind und Computerspiele spielen. Insofern dürfte es kein Zufall sein, dass es einen zeitlichen Zusammenhang zwischen der Entdeckung des Hikikomori-Syndroms und der Geburt des Internets gibt[32].

Japan mag irgendwann seinen Vorsprung verspielt haben, aber es war zunächst ganz vorne dabei, als es um die Unterhaltungsindustrie inklusive Computerspiele und digitale Medien ging. Das Land erscheint heute insgesamt als seltsam ausgebrannt[33]. Vielleicht leidet es an einem kollektiven Burn Out. Und vielleicht hat sich mit dieser Vorerfahrung nun Südkorea in einen kollektiven Burn On hineinmanövriert[34]. Vermutlich können auch ganze Nationen unter Erschöpfungssyndromen leiden.

Auf jeden Fall weisen uns Hikikomori-Jungs und Digital Junkies gemeinsam darauf hin, dass in den modernen Gesellschaften im Westen wie im Osten etwas schiefläuft, wenn die Krankheitsfolgen der Selbstausbeutung in die eine und andere Richtung pandemische Ausmaße annehmen. Die Verweigerung gegenüber der übermäßigen Anpassung an eine fragwürdige Arbeitsmoral der Elterngeneration, entsprechende Werte und Ansprüche hat ja auch etwas Gesundes und Vitales. Aber die beobachteten Phänomene ähneln in ihrer Gegenläufigkeit auch anderen Diagnosen, beispielsweise der Neurasthenie und der erwähnten chronischen Erschöpfungsdepression. Hinter Passivität beziehungsweise gehemmter Aggressivität, Desinteresse und Langeweile oder einer quälenden Teilnahmslosigkeit können sich eben auch Varianten depressiver Störungen verbergen.

Auf unserer Reise durch die Erschöpfungssyndrome kommt zum Schluss dieser Einleitung noch ein weiteres kehrseitiges und vielleicht auch etwas abwegig erscheinendes Krankheitsbild zur Sprache, der bereits kurz erwähnte Bore Out.

Antwort auf sinnentleerte Arbeitswelten?: das Bore-Out-Syndrom

Eine andere hypothetische Erklärung, wie sich psychische Erkrankungen vornehmlich depressiver Natur noch entwickeln können, liefert uns das Bore-Out-Syndrom. Der Begriff des Bore Out wurde um das Jahr 2007 durch Werder und Rothlin geprägt[35]. Im Gegensatz zum bereits beschriebenen Burn Out geht man beim Bore Out davon aus, dass die Betroffenen weniger durch eine Überforderung aufgrund von zu viel Arbeit krank werden, als vielmehr durch eine Unterforderung angesichts zu wenig oder zu wenig anspruchsvoller Arbeit. Zudem schaffen es die Betroffenen aus unterschiedlichsten Gründen nicht, an ihrer Situation etwas zu verändern. Das heißt, die Betroffenen verbleiben in einer beruflichen und privaten Situation, die sie langweilt, die sie nicht interessiert und zudem noch unterfordert.

Zu den besonderen Herausforderungen unserer modernen Gesellschaften zählt für viele Menschen der industrialisierten Welt, in der körperlich existenzielle Grundbedürfnisse weitestgehend gestillt werden können, die Suche nach sinnvollen und sinnstiftenden Tätigkeiten. Wird ein Großteil des Lebens – und in der Arbeit verbringen wir berufstätigen Menschen nun einmal einen großen Teil – nicht ansatzweise als sinnhaft und im positiven Sinne als Herausforderung erlebt, kann das kaum ohne Folgen bleiben. Dass beim Andauern dieser Empfindungen manchmal Symptome wie Schlaflosigkeit, Antriebslosigkeit, depressive Verstimmungen und körperliches Unwohlsein auftreten, überrascht daher nicht wirklich. Das Erleben von Sinnhaftigkeit im Alltag ist für uns Menschen existenziell[36]. Der Mensch lebt eben nicht vom Brot allein. Genau das unterscheidet uns im Wesentlichen vom Tier.

Wie auch der Burn Out, findet sich der Bore Out nicht im Sinne einer Krankheit im internationalen Klassifikationssystem der Krankheiten der WHO. Dennoch bietet es einen für Betroffene sehr wichtigen Erklärungsansatz für ihr Leiden. Viele Menschen, die sich mit obengenannten Symptomen professionelle Hilfe suchen, tun dies, um endlich Auslöser und Gründe für ihre Situation zu finden. Sich einzugestehen, dass nicht Über-, sondern Unterforderung der Grund dafür sein könnte, fällt den Betroffenen nachvollziehbar schwer. Im Gegensatz zum Burn Out wäre man schließlich nicht aufgrund von zu viel Arbeit, sondern aufgrund von zu wenig Arbeitsbeanspruchung krank geworden. Die Angst, dass andere denken könnten, man wäre schlichtweg faul, begleitet Bore-Out-Patient*innen auf Schritt und Tritt. Dass das einen Krankheitswert darstellen kann, mag befremdlich sein. Vor allem zeigt sich darin aber der Grad an Entfremdung, mit dem viele Menschen zur Arbeit gehen.

Sich nicht mehr mit der eigenen Arbeit verbunden zu fühlen, ist aber auch ein charakteristisches Symptom im Endstadium des Burn Out. Burn-On-Patienten erleben ihre Arbeit dagegen typischerweise sehr lange als sinnvoll und erfüllend, was eben dazu beiträgt, eine tiefgreifende Erschöpfung, die sie plagt, nachhaltig zu verdrängen.

Die Daueranspannung und der Zusammenbruch: die Abgrenzung des Burn On vom Burn Out

Was ein Burn Out ist, das meinen wir wohl alle verstanden zu haben. Die Medien warnen, ja, es ist auch Thema in Schule und Büro. Landläufig wird ein Burn Out am ehesten als Vorläufer einer entstehenden oder als eine Erschöpfungsdepression selbst betrachtet. Aus unserer Sicht steht der Burn Out für eine akute und fulminante Form der Erschöpfungsdepression. Ein Burn-On-Syndrom ist im Gegensatz dazu die chronische Form der Erschöpfungsdepression, die bislang individuell und kollektiv im Verborgenen geblieben ist.

Es gibt Millionen von Menschen, die unter der einen oder anderen Form der psychischen Belastung depressiver Art leiden, und sie alle haben nachvollziehbarerweise das Bedürfnis, sich und ihr Leiden zu verstehen und einordnen zu können. Fast alle psychisch Erkrankten, die einer Behandlung bedürfen, erfüllen die Kriterien für ein depressives Syndrom. Es wird Zeit, hier deutlich differenzierter hinzuschauen, nicht nur hinsichtlich der Phänomene als solche, sondern auch um Ursachen, Entstehungsbedingungen oder Veranlagungen sowie aufrechterhaltende Faktoren zu definieren. Es ist an der Zeit, endlich für alle arbeitsbezogenen Störungen diagnostische und damit auch rechtliche Klarheit zu schaffen.

Wie gesagt, bislang sind nicht einmal das bereits bekannte Burn-Out-Syndrom, geschweige denn das Bore-Out-Syndrom als eigenständige Diagnosen anerkannt und als solche zu behandeln. Es dürfte nicht weit hergeholt sein, dass die Kostenträger der Kranken- und Rentenversicherungen – und mit ihnen auch der Staat – nachvollziehbar kaum ein Interesse an einer solchen Anerkennung haben dürften.

Wir sind allerdings überzeugt davon, dass das Burn-On-Syndrom ein in unserer Gesellschaft existierendes, krankheitswertiges Phänomen darstellt, das es weiter zu entdecken und zu beschreiben gilt. Nimmt man die wissenschaftlichen Erkenntnisse über arbeitsbezogene Krankheitsphänomene[37] zur Gänze in den Blick, dann erschließt sich einem zwangsläufig, warum es notwendig ist, jenseits der akuten Erschöpfungsdepression eine Diagnose zu stellen. Unsere Fachdisziplin, die psychosomatische Medizin und Psychotherapie, ist von ihrem Wesen her und aus ihrer Tradition heraus diejenige Disziplin, die am ehesten dazu in der Lage ist, individuell wie kollektiv im Verborgenen gebliebene Krankheitsbilder zu entdecken, verständlich zu machen und zu behandeln. Wir möchten uns in der Folge und von Ihnen begleitet auf den Weg machen, das Burn-On-Syndrom zu erklären und zu etablieren. Wir greifen dabei vor allem auf die Berichte von Patient*innen[38] zurück, auf unsere psychotherapeutischen Erfahrungen mit ihnen, auf unsere persönlichen Erlebenshorizonte sowie auf die begrenzte Auswahl an Forschungsergebnissen, die unseren Vorstoß begründen können.

Die Diagnose

To-do-Listen – Kraftmangel – Performen – Aktionismus – Handlungslähmung – Professionelle Fixierung – Eskapismus – Selbstoptimierung – Selbstschädigung – Entspannung – Aggressionen – Angst – Anspannung – Selbstkontrolle – Hirndoping – Scham – Stolz – Freudlosigkeit – Perfektionismus

Wie fühlt sich so ein Burn On an? Im Burn On zu sein bedeutet, permanent unter Spannung zwischen zwei Polen zu stehen. Das ist ein Zustand, den man mit einem Spagat über einen Abgrund vergleichen kann – ein bedauerlicherweise ziemlich schmerzhafter und beängstigender Zustand. Doch das Bild kann helfen, das Burn-On-Syndrom zu verdeutlichen.

Bevor wir dieses Bild weiter ausführen, wollen wir Ihnen hier über unseren Patienten 0 berichten. Indexpatienten oder Patienten 0 nennt man in der Medizin denjenigen Patienten, bei dem eine Erkrankung ihren Ausgang nimmt. Nun ist das Burn-On-Syndrom natürlich nicht im engeren Sinne ansteckend, daher passt der Begriff nur bedingt. Für uns jedoch beschreiben die Symptomatik und die Art und Weise, wie Herr L. sich fühlt und durchs Leben geht, eindrücklich, was es mit dem Burn On auf sich hat.

Herr L. ist ein freundlicher und sympathischer Mann mittleren Alters, der eine liebevolle Ehe führt und gemeinsam mit seiner Ehefrau eine Familie mit zwei Kindern hat. Er ist im mittleren Management tätig und beruflich sehr erfolgreich. Steht also irgendwie mitten im Leben. So weit, so gut, könnte man sagen. Alles in Ordnung. Er habe das auch lange gesagt und noch länger sagen wollen. Als er bei uns in der Klinik aufgenommen wird, ist er erschöpft, sagt, dass er nicht mehr könne und nichts mehr gut sei. »Im Außen performe ich immer noch.« Zu Hause prokrastiniere er, bekomme nichts mehr hin und mit. Alles fühle sich inzwischen wie eine Verpflichtung an, auch die Dinge, die er immer genossen habe. Er fühle sich mehr und mehr wie eine leere Hülle, die inzwischen jedoch ohne eigenen Inhalt völlig fremdgesteuert und automatisiert funktionierend durchs Leben geht. Rückblickend habe er das Gefühl, dass er eigentlich schon seit zehn oder mehr Jahren vieles verpasse und eigentlich nur noch funktioniere. Er verspüre keine Lebensfreude mehr, frage sich, was er eigentlich wolle und wie sein Leben so an ihm vorbeiziehen konnte. Er habe immer geglaubt, dass es nicht anders ginge, als sich zwischen Arbeit und Familie aufzuteilen und aufzuopfern und alles irgendwie unter einen Hut zu bekommen. Eigentlich habe er immer den Eindruck gehabt, dass er das gut hinbekommen habe. Heute bemerke er, dass er das infrage stellen müsse und einen immensen Preis dafür gezahlt habe. Entfremdet von den Dingen, die ihn früher einmal ausgemacht hatten, entfremdet von sich selbst, blickt er auf sein Leben, und er beschreibt weiter: Es sei nicht so, dass er nicht auch für Dinge dankbar sein könne. Er habe eine großartige Frau und großartige Kinder, fühle sich geliebt und geschätzt. Dennoch frage er sich wieder und wieder, ob er nicht doch irgendwo eine falsche Abzweigung genommen habe. Er befinde sich in einer veritablen psychischen Lebenskrise.

Die Menschen in seinem Umfeld nähmen ihn bis heute als kompetent, verlässlich und umgänglich wahr, als jemanden, der immer zu hundert Prozent bei der Sache sei. Gerade auch in seiner Rolle als Führungskraft habe er immer wieder rückgemeldet bekommen, wie integrierend er wirke. In schwierigen Situationen sei er wie ein »Hustenlöser«, der das Eis breche und sowohl für eine angenehme als auch konstruktive Atmosphäre sorge. Das tue er immer noch, allerdings fühle sich sein Leben inzwischen an vielen Stellen wie ein Schauspiel an. Gerade vor den derzeit allgegenwärtigen Videokonferenzen, die er größtenteils zu leiten und moderieren habe, bemerke er, wie er vorher tief Luft hole: »Kamera an, Action, los geht's.« Als wäre er ein Charakterdarsteller, der unter größter Anstrengung versucht, innerhalb des vorhandenen Systems mit all seinen Regeln, inneren wie äußeren Ansprüchen und Werten, eine gute Leistung aufs Parkett zu legen. So gehe er als inhaltslose Hülle durchs Leben. Im Rahmen der Videokonferenzen sehe er sich dann manchmal selbst und bemerke seine Leere, seine ausdruckslosen Augen. Er könne und wolle sich dann eigentlich nicht mehr anschauen und sei dennoch mehr denn je mit sich konfrontiert. Als würde ihm die Webcam permanent den sinnbildlichen Spiegel vorhalten und fragen, wie es nur so weit habe kommen können.

Die absolut wichtigsten Tätigkeiten ringe er sich auch heute noch ab, sie gelängen ihm mit vermutlich ordentlicher Qualität. Von Kollegen und Vorgesetzten bekomme er dafür positives Feedback. Gebe es jedoch keinen Zeitdruck oder kein Kriterium der höchsten Wichtigkeit, könne er selten Kraft oder Energie aufbringen. Er bemerke dann, wie diese To-dos langsam, aber sicher unter immer neuen Anforderungen untergingen. »Das fühlt sich furchtbar an, zu wissen, dass ich das nie erledigen werde.« Auf eine Mail zu antworten, Projekte, die er aus eigener Initiative heraus eigentlich gerne angehen würde. Das Schlimme sei, dass er diese Aufgaben trotz der Klarheit, dass er sie nie erledigen würde, nicht vergessen könne. So habe er eine lange To-do-Liste mit unerledigten Aufgaben, die ihm ein permanentes Schuldgefühl vermittelten. An manchen Punkten habe er inzwischen vor seinem eigenen Anspruch kapituliert. An anderen Stellen fordere er sich mehr denn je.

Und auch wenn er selbst wisse, dass er nicht mehr so leistungsfähig sei wie früher, manches Mal geradezu so tue, als würde er arbeiten, sei er im Beruf noch nie auf einen Leistungsabfall irgendeiner Art angesprochen worden. Seine Vorgesetzten seien regelrecht vom Glauben abgefallen, als er sie über seine psychische Krise ins Bild gesetzt habe. »Was? Du? Gerade du? Bei dir hätte ich als Letztes daran gedacht. Du hast doch immer alles im Griff, bist gut gelaunt.« Er empfinde es so, als würde er seit langer Zeit von seiner vormals guten Leistungsfähigkeit zehren. Als hätte er sich über viele Jahre hinweg einen Bonus erarbeitet und aufgebaut, der nun dazu führe, dass er nicht ertappt werde. Als sei er zum Hochstapler geworden. Ein gewisses Schuldgefühl habe ihn bei der Arbeit eigentlich immer schon begleitet. Mit einer Mischung aus Irritation und schlechtem Gewissen habe er auf andere Führungskräfte geschaut, die mehr Zeit im Büro verbracht hätten. Er sei einer derjenigen Väter gewesen, die sich bereits zu einer Zeit »Elternzeit« genommen habe, als es diese noch gar nicht offiziell gab. Er bereue das nicht, im Gegenteil, die Beziehung zu seinen Kindern sei ihm wichtiger als alles andere auf der Welt. Dennoch habe er nie das Gefühl abschütteln können, eigentlich zu wenig intensiv gearbeitet zu haben. So befinde er sich seit Jahrzehnten in einer Situation, in der er es weder sich noch seinem Umfeld recht mache. Überall habe er den Eindruck, nicht genug zu leisten, überall erlebe er Defizite. Er könne für sich und seine Lebensleistung selten Anerkennung aufbringen, erlebe oft intensive Gefühle von Scham und Schuld. Gleichwohl befinde er sich nicht an einem Punkt, an dem er sagen könne, dass er irgendetwas an seinem Leben verabscheue oder zynisch betrachte. Er liebe seinen Beruf, wolle diesen möglichst schnell und möglichst gut wieder aufgreifen.

Wir befragen ihn weiter und erfahren, dass unser Patient L. sich stark mit seinem Beruf identifiziert, dass er diese Identifikation mit der Arbeit, das ständige Verfügbarsein – ob im Geiste oder mit körperlicher Präsenz – bereits aus seinem Elternhaus kennt. Es sei ihm vorgelebt worden, dass Arbeit auch an Wochenenden zur Normalität gehöre. Er selbst sei schon früh als Sonnenschein bezeichnet worden, also als jemand, der sich trotz hoher Belastung und Belastbarkeit seine Unbekümmertheit nicht nehmen lässt. Jemand, der vielleicht gerade unter Druck besonders gut funktioniert und durchhält. So steht Herr L. für viele andere, denen ihre schier unerschöpflichen Ressourcen irgendwann zur Falle werden. Die sich von Ehepartner*innen zum Urlaubnehmen überreden lassen müssen. Es sei so weit gekomme, dass er zur Aufrechterhaltung seiner Rolle im Außen sogar die Kraftressourcen seiner Ehefrau ausgesaugt und dadurch seine Ehe gefährdet habe.

Zum Zeitpunkt der Entstehung dieses Textes steht die Behandlung mit Herrn L. noch am Anfang. In vielen seiner Äußerungen finden auch wir uns wieder. Schnell stellt sich heraus, dass es nicht den einen Weg zur Besserung geben kann. Als Erstes aber möchte Herr L. wieder mehr Energie für seine Beziehung und menschliche Kontakte haben. Dabei wollen wir ihm helfen. Um die Behandlung geht es im zweiten Teil dieses Buches. Nun wollen wir Sie erst einmal auf den Weg mitnehmen, damit Sie das schmerzhafte Spannungsfeld des Burn On besser verstehen und einordnen können.

Der Spagat über dem Abgrund

Wie beginnt diese Spannung? Und wie kommt so ein Spagat zustande? Es beginnt auf festem Grund. Wer sich vor aller Augen so strecken kann, wer so viel zu erreichen und auszuhalten vermag, der wird von einem Stolz erfüllt, der ihn den Dehnungsschmerz zunächst vergessen lässt. Wir als Betroffene bemerken dann nicht, wie es unter uns rissig wird und zu bröckeln beginnt, wie wir den Boden unter unseren Beinen verlieren und wie sich schließlich unter uns ein Abgrund auftut. Wie stolze Kunstturner verharren wir in diesem schmerzhaften Spagat, während sich unter uns die Schlucht weitet. Unsere Füße mögen sich beidseits noch auf zwei Felsvorsprüngen halten, aber wir müssen längst mit unglaublicher Kraft für die nötige Anspannung sorgen, um nicht in die Tiefe zu fallen. Dieser Spagat wird zum Dauerzustand. Und während wir beim Burn Out abstürzen, lässt sich so ein Spagat über dem Abgrund im Burn On schrecklich lange aufrechterhalten. Der Preis, den wir mit unserer Gesundheit zahlen, ist allerdings immens.

Es ist die Anspannung zwischen zwei Polen, bisweilen auch das

Hin- und Herpendeln zwischen ihnen, welche die Angestrengtheit in einer chronischen Erschöpfungsdepression ausmacht. Dies zeigt sich auf allen drei Ebenen, auf denen wir psychische Erkrankungen beschreiben: behavioral, also am Verhalten; kognitiv, beim Denken; aber auch emotional, also auf der Gefühlsebene.

Beim Burn On ist unser Verhalten geprägt davon, dass wir gleichzeitig hyperaktiv sind und uns wie gelähmt fühlen bei Handlungen im beruflichen wie privaten Alltag. Im Spagat verbrennen wir viel Energie, obwohl unsere Handlungsspielräume irgendwann gegen null gehen. Kein Wunder also, dass wir auf kognitiver Ebene eine Mischung aus gedanklicher Überwachheit und zerstreuter Unachtsamkeit erleben. Während wir voll konzentriert sind, um uns in Position zu bringen und zu halten, bemerken wir nicht, dass wir über dem Abgrund längst in Gefahr geraten sind. Der eiserne Wille, der uns in diese Situation gebracht hat, lässt uns weiter an dem Gedanken festhalten, dass wir das schon noch schaffen werden. Und auf der affektiven, also unsere Gefühle betreffenden Ebene zeigt sich ein Widerstreit zwischen verbissenem Optimismus und matter Freudlosigkeit. Um im Bild zu bleiben: Während wir weiter schmerzverzerrt zu lächeln versuchen, steht der gequälte und ermüdete Körper bereits kurz vor der Kapitulation.

Die permanente Anspannung schlägt sich natürlich auch körperlich nieder. In unserem Bild gipfelt sie beim Spagat in einer massiven muskulären Verkrampfung, wenngleich sie dafür sorgt, dass wir uns überhaupt noch halten können. Auch für die Burn-On-Patient*innen erscheint es letztlich als existenziell, ihre Funktionsfähigkeit zu erhalten. So geraten sie leicht in eine Pattsituation von Kampf- und Fluchtreaktion, Fight or Flight, Aggression und Angst – das ist purer Stress, der chronisch geworden auch körperlich seine Spuren hinterlässt.

Vielleicht fragen Sie sich, warum wir den Zustand dennoch so lange aushalten? Für viele Betroffene sind beide Pole auf offensichtliche oder versteckte Art und Weise stets gegenwärtig, sodass sie einander ausgleichen beziehungsweise neutralisieren. Dadurch wird dieser Zustand der permanenten Anspannung lange als erstrebenswert erlebt und kultiviert. So eine chronische Erschöpfungsdepression schleicht sich ein. Man ist stolz auf seinen Spagat, empfindet die Spannung anfangs noch als reizvoll, dehnt ihn immer weiter aus, nimmt alles mit, meint jeden Berg erklimmen, noch mehr Bälle jonglieren zu können, wird maßlos, vielleicht sogar etwas gierig, um am Ende feststellen zu müssen, dass sich unter den alltäglichen Höhenflügen längst die gähnende Leere des Abgrunds aufgetan hat.

Wer seinen Zustand erkennt, kann aber nicht einfach aufspringen und ganz normal weitermachen, denn es ist zu dem Zeitpunkt nicht mehr möglich, sich von allein aufzurichten, aufzustehen, wegzugehen und neu anzufangen. Um in dem Bild zu bleiben: Dann gelingt es uns nicht mehr, uns zu entspannen. Sich einmal fallen zu lassen wäre ja auch gefährlich, weil unsere Muskeln längst verhärtet sind bei dem Versuch, unseren Körper wie einen Baumstamm fest über dem Abgrund zu verankern. Psychosomatisch gesehen, manifestiert sich dies eben auch in den bisweilen irreversiblen Verhärtungen der Muskeln des Körpers, die beim Burn On häufig zu beobachten sind. Bei der Skelettmuskulatur führt dies zu schmerzhaften chronischen Verspannungen und Verschiebungen der Statik. Und bei der Gefäßmuskulatur entsteht eine Tendenz zu Bluthochdruck und infolgedessen zu Herz- und Hirninfarkten. Insofern kann ein Burn On unbehandelt tödlich sein.

Das Schlimme am Burn On ist sein schleichender Verlauf, diese unheimliche Diskretion, hinter der er seine Maßlosigkeit und Gefährlichkeit kaschiert. Der Exzess, der einem fulminanten Burn Out vorausgeht, spricht dagegen eine deutlichere Sprache und ist vorhersehbarer. Die akute Erschöpfungsdepression ist deshalb einfacher zu erkennen und zu behandeln. Die chronische Variante, das Burn-On-Syndrom, welches wir hier beschreiben, erinnert vielmehr an eine »larvierte Depression«, das ist eine Form von Depressivität, die »verpuppt« ist, die sich also maskiert. Ein Burn On ist nicht selten von einer eigentlich positiven Grundhaltung verdeckt und zeigt sich dann häufig in Form von unerklärlichen körperlichen Symptomen. Wie Kunstturner, die im Spagat noch über den schlimmsten Schmerz hinweglächeln, um ihren Erfolg nicht zu gefährden, ihre Gesundheit aber umso mehr. Die beiden Standfüße, auf die die Betroffenen sich stützen, bilden ein pathologisches Gleichgewicht, eine unheilige Allianz, die allein dazu dient, die (un)menschliche Funktionstüchtigkeit auf hohem Niveau aufrechtzuerhalten.

Darf man sich über diesen folgenreichen Kraftakt beklagen? Darf man sich helfen lassen, wenn man sich so weit und hoch hinaus gestreckt hat? Man ist doch selber schuld daran, oder nicht? Solche Fragen kennen wir von unseren Patienten zur Genüge, denn beim Burn On liegen Stolz und Scham sehr nahe beieinander. Der erste Schritt zur Besserung ist es, sich einzugestehen, dass man erkrankt ist und eine Therapie braucht. Denn das ist die einzige Lösung, um buchstäblich nicht nur auf die Füße, sondern wirklich wieder ganz auf die Beine zu kommen. Für eine Behandlung braucht es allerdings zuallererst eine Diagnose.

Dimensionen des Burn-On-Syndroms

Nachdem wir die wichtigsten Symptome eingangs mithilfe einer Metapher eingeführt und umrissen haben, werden wir nun versuchen, dieses neuartige Krankheitsbild systematisch zu erfassen und Ihnen zu verdeutlichen. Die hier aufgeführte Unterteilung der Symptome in die Ebenen Verhalten, Emotionen und Gedanken beruht auf der gängigen klinischen Praxis. Diese drei symptomatischen Dimensionen sind, neben der körperlichen Dimension, auf die wir im Kapitel über die Folgeerkrankungen des Burn On noch gesondert eingehen, die wichtigsten Bereiche in der Beschreibung psychischer Belastungszustände. Jede Dimension ist noch einmal in drei Ebenen unterteilt. Die erste umfasst jeweils die zentralen Symptome, die auf jeden Fall vorhanden sein müssen, um aus unserer Sicht die Diagnose eines Burn On zu rechtfertigen. Die zweite und dritte Ebene beschreibt jeweils den Umgang mit der Umwelt und mit sich selbst. Die nachfolgende Tabelle gibt einen Überblick über die Symptome des Burn On und ihre Einordnung in Symptomdimensionen und Ebenen.

	Dimensionen der Symptomatik		
	Verhaltens-Dimensionen	**Emotionale Dimensionen**	**Mentale Dimensionen**
Zentrale Symptomatik	Aktionismus versus Handlungs-lähmung	Positivismus versus Anhedonie	Perfektionismus versus Unzulänglichkeits-erleben
Umgang mit dem Außen	Professionelle Fixierung versus Eskapismus	Aggression versus Angst	Hyperfokussierung versus Unachtsamkeit
Umgang mit sich selbst	Selbst-optimierung versus Selbst-schädigung	Stolz versus Scham	(Selbst-) Überhöhung versus (Selbst-) Entwertung

Sie werden beim Lesen feststellen, dass sich durch die matrixartige Struktur des Burn On Parallelen über die Ebenen und Dimensionen hinweg ergeben.

Die Dimension des Verhaltens

Aktionismus versus Handlungslähmung

»Dir steht die Welt offen« ist nicht weit entfernt von »Dir liegt die Welt zu Füßen«, als könnte man alles sein und alles bekommen. Wir sollten es besser haben als unsere Eltern, und man könnte hinzufügen: noch besser. Mach etwas aus deinem Leben! Verwirkliche dich selbst! Sei jederzeit du selbst, was immer das heißen mag! Sei aber auch, der du sein willst! Du kannst alles sein, immer anders, immer neu, immer mehr du selbst.

Was hier nach narzisstischem Futter für eine allzu verwöhnte Generation von Heranwachsenden klingt, funktioniert aber auch als schrecklicher Imperativ. Wir sollen (erfolg)reich und gechillt, tough und soft, reif und jung sein. Wir sollen am besten auch noch maskuline und feminine Seiten in uns vereinen, gleichermaßen als Berufstätige und als Eltern erfolgreich sein. Die Liste an Vorstellungen, die es zu erfüllen gilt, ist lang. Was für ein Anspruch. Abgesehen davon, dass es schier unmöglich und am Ende auch beliebig ist, alles und nichts zu sein, ist es vor allem wahnsinnig anstrengend. Denn es stellt eine Überforderung dar. Illusorischen Zielen nachzujagen, permanent auf der Suche nach der Perfektion und auf der Flucht vor dem Stillstand zu sein, das bedeutet Dauerstress.

Dabei bemerken wir nicht einmal, dass unsere Ansprüche maßlos sind. Wir verspüren sie nicht, die Gier, auf die unser Trachten doch irgendwie zurückzuführen sein muss. Im Zweifelsfall tun wir uns selbst noch dafür leid, dass wir so hart für die Erfüllung möglichst all unserer Bedürfnisse kämpfen. Im Burn On werden wir zuallererst Opfer unserer eigenen überzogenen Ansprüche.

Handlungslähmungserscheinungen

Wann antworte ich auf die Nachricht eines Freundes? Wann lade ich ein befreundetes Paar zum Essen ein? Irgendwann, heute nicht,

nicht diese Woche. Menschen mit Burn On schieben Tätigkeiten und Aktivitäten ohne Terminfrist auf und schaffen es dennoch oder vielleicht gerade dadurch, Aufgaben mit Terminfrist noch zu erledigen. Anhand dieses Unterschieds lässt sich die gefährliche und schleichende Pathologie des Burn On erschreckend deutlich machen. Dadurch lässt sich lange, bei vielen Menschen sehr lange, der Schein wahren, dass doch alles in Ordnung ist.

Es gibt wenig messbare Kriterien für die Freuden und die Wichtigkeit der individuellen Belange und Bedürfnisse des Privatlebens. Während im Beruf im Zweifelsfall bemerkt wird, wenn Aufgaben nicht erledigt sind, werden uns gute und langjährige Freunde auch einmal eine Durststrecke verzeihen, in der das gegenseitige Sichmelden eine gewisse Einseitigkeit bekommt. Zumindest werden im Regelfall nicht sofort negative Konsequenzen folgen. Darin liegt die Gefahr. Aktivitäten, die bei Nichterledigung nicht sofort sanktioniert werden, lassen sich leichter aufschieben. Erinnert uns die Vorgesetzte per Mail an eine noch nicht abgeschlossene Aufgabe, ist der entstehende Druck gleichzeitig auch Motivator für viele Menschen. Unsere Hobbys haben jedoch nicht die Fähigkeit, uns mit derselben Vehemenz an sich zu erinnern. Wir können ihr Rufen in uns verdrängen. So verlieren wir schleichend den Bezug zu ihnen, verlieren den viel zitierten Ausgleich für die Dinge, die sich eben nur mit Ergebnissen messen lassen.

Achten Sie einmal selbst bei sich darauf. Welche Aktivitäten verschieben Sie? Kommen Sie den wesentlichsten Pflichten noch nach und verspüren an vielen anderen Stellen des Lebens dennoch, dass Ihre To-do-Listen länger und länger werden? Dass damit das Gefühl verbunden ist, nicht mehr, um nicht zu sagen nie mehr, hinterherzukommen, eigentlich irgendwie immer im Rückstand zu sein? Das hinterlässt ein schleichendes, aber stetig stärker werdendes Gefühl der Lähmung: Ich schaffe es ja doch nicht, werde am Ende nichts und niemandem gerecht, geschweige denn mir selbst.

Geschäftigkeit als Selbstzweck

Das permanente Unter-Strom-Stehen gehört für viele Berufstätige dazu, diese professionelle Betriebsamkeit, die nicht mehr abgelegt werden kann. Wir erleben viele Menschen, die nach Aufnahme in die Klinik zunächst einmal große Schwierigkeiten mit bewusst gesetzten Lücken im Therapieplan und therapieärmeren Wochenenden haben. Darauf angesprochen, geben viele Betroffene an, dass sie sich so ein Abschalten mit Zeit nur für sich eigentlich seit Langem herbeigesehnt haben. Nun aber wüssten sie nichts damit anzufangen. Sich mit sich selbst zu beschäftigen und auseinanderzusetzen, so auf sich selbst zurückgeworfen zu sein, erscheint kaum aushaltbar.

Das erinnert an das Verhalten von Kindern, die nicht mit ihrer Langeweile umgehen können und ständig auf der Matte stehen und sagen: Mama, mir ist langweilig. Mit dem Unterschied, dass wir es in der Praxis mit psychisch stark belasteten Erwachsenen zu tun haben, die sich zum Teil noch am Tag vor der Aufnahme in die Klinik mit letzter Kraft in die Arbeit geschleppt haben und in der Regel auch noch eine ganze Ladung zu bearbeitender E-Mails mitbringen. Das sind Menschen, die gelernt haben, nie abzuschalten. Sie sind es gewohnt, sich immer im Arbeitsmodus zu befinden, egal, was sie tun. Damit meinen wir, dass sie stets ergebnisorientiert denken, nach Verbesserungen streben, effizienter werden wollen. Und nun dies: ein Moment der Ruhe und Besinnung. Kein Wunder, dass die Betroffenen damit völlig überfordert sind. Überträgt sich nämlich diese Haltung auf das Privatleben, haben wir ein Problem. Wir sind nahezu gezwungen, uns in unserer Freizeit Tätigkeiten zu suchen, mit denen der Arbeitsmodus weiterbetrieben werden kann.

In unserer Klinik versuchen wir, das bewusst zu machen – und zu ändern. Eine häufig durchgeführte Übung aus der Achtsamkeitspraxis heißt 5–4–3–2–1-Übung und bei ihr geht es, vereinfacht gesagt, darum, mit allen fünf Sinnen Kontakt zur Umgebung aufzunehmen, später wird davon noch die Rede sein. An dieser Stelle des Buches geht es nicht darum, Ihnen schon erste Übungen zu präsentieren, wie Sie einen möglichen Burn On in den Griff bekommen, wir wollen auf etwas ganz anderes hinaus: auf die innere Einstellung, diese Arbeitshaltung unserer Patienten, denen manchmal sogar die Wahrnehmung für den Reichtum und die Schönheit der Umgebung abgeht.

In unserer Klinik finden derlei Übungen in den etwas wärmeren Jahreszeiten zumeist draußen statt. Die Natur um die Klinik herum mit ihren alten Obstbäumen und einem romantischen Bachlauf bietet so vieles für alle fünf Sinne, dass wir uns die Freude machen, dies bewusst mit den Patienten zu erleben oder wieder erlebbar zu machen. In dieser Umgebung könnte man das gut mal wieder tun: bewusstes Wahrnehmen dessen, was uns im geschwindigkeitsreichen und aktionistischen Alltag nicht mehr auffällt. Doch so leicht ist das für die Betroffenen eben nicht, und das wird uns gerade bei dieser einen Übung immer wieder bewusst. Es geht hier darum, einmal kein vordefiniertes Ziel erreichen zu müssen, Erfolg oder Misserfolg nicht über das Erreichte zu definieren. Es geht darum, einfach im Hier und Jetzt zu sein. Achtsamkeit nennt man das.

Dass auch die Aufgabe, die Umgebung aktiv wahrzunehmen und in dieser Wahrnehmung zu verweilen, ad absurdum geführt werden kann, zeigt die Aussage einer Patientin, die, während die anderen Patient*innen ihrer Therapiegruppe noch bei der Übung waren, mit unüberhörbarem Stolz rief: »Fertig. Je häufiger ich das mache, desto schneller werde ich.« Genau das ist hier nicht Ziel der Übung. Aber wir alle sind es nicht mehr gewohnt, bei einer Sache zu verweilen und etwas zu tun, ohne damit schnellstmöglich fertig zu werden. Umso mehr befremdet es die Betroffenen zunächst, wenn sie Dinge tun sollen, bei denen es überhaupt nicht darum gehen kann, ein Ziel zu erreichen und fertig zu werden. Hier ist eben der Weg das Ziel. Die Übung will nicht mehr, aber auch nicht weniger, als den jeweiligen Moment bewusst und achtsam wahrzunehmen. Das kann länger dauern, das kann kürzer dauern, doch das eine ist nicht besser oder schlechter als das andere. Darin liegt so viel Magisches, und dennoch findet es immer seltener statt.

Sie werden sicher zustimmen, dass einige der schönsten und wertvollsten Dinge des menschlichen Lebens nicht durch ihre Messbarkeit oder Optimierbarkeit überzeugen, sei es ein Abend mit alten Freunden, Soul Food, Musik oder das Ausleben der Sexualität. Schneller, höher, weiter ist hier nicht gleich besser. Wer dieses Streben nach Effizienz vom Arbeits- auf das Privatleben überträgt, der verliert vieles. Neben Genuss und Müßiggang vermissen wir ganz besonders die Fertigkeit, aus uns selbst heraus eigenen Wertvorstellungen nachzugehen und im Einklang damit zu handeln. Wer Langeweile schwer erträgt, der genügt sich selbst nicht mehr. Sind wir einmal in diese Falle getappt, brauchen wir tatsächlich Übung, um das wieder zu erlernen: dass das Verweilen im Moment, im sogenannten Hier und Jetzt, eine Qualität für sich ist.

Listenweise viel zu tun

Warum wir das zunächst nicht wahrnehmen, wie effizient wir geworden sind? – Wenn wir unser Privatleben wie Arbeit gestalten, dann gewinnen wir auch etwas: Das gute Gefühl, das uns bei erfüllten Aufgaben oder bei abgearbeiteten To-do-Listen durchströmt, ist nicht zu verachten. Da nehmen wir die Schuldgefühle bei nicht ausreichend gut oder nicht schnell genug erfüllten Tätigkeiten in Kauf. Das führt dazu, dass die Waage zwischen Eu- und Distress aus dem Gleichgewicht gerät.

Im Englischen gibt es die Redewendung »to make something work«. Damit ist letztlich gemeint, dass wir alles in der eigenen Macht Stehende tun sollen, um etwas zu schaffen. Wörtlich übersetzt könnte es jedoch auch bedeuten, sich »etwas zur Arbeit zu machen«. Diese Doppeldeutigkeit führt das ganze Prinzip der Geschäftigkeit als Selbstzweck gut vor Augen[39]. Gerade dann, wenn diese Haltung eben längst nicht mehr nur im Arbeitsleben gilt.

Bei manchen Menschen fängt es schon vor dem Aufstehen an. Weil sie so überspannt sind, wachen sie auf, bevor der Wecker klingelt. Um niemanden zu wecken, bleiben sie liegen. Schon fängt es an, in ihnen zu arbeiten. Um Gedanken an die Arbeit abzuwehren, werden erst einmal die privaten To-do-Listen durchgegangen, was man noch alles einkaufen und aufräumen sollte, wen man noch alles anrufen oder besuchen wollte, um wen oder was man sich endlich mal wieder kümmern müsste. Wer davon dann irgendwann genervt ist, wendet sich dann doch lieber mental der Arbeit und den »Tasks« zu, die es noch zu erledigen gilt. Die Arbeitslisten der Burn-On-Patient*innen sind endlos. Diese allmorgendlich durchzugehen wird irgendwann zur Qual. Dann doch lieber gleich und im Zweifelsfall noch früher mit der Arbeit beginnen.

Anders scheint das Leben für viele Menschen auch nicht mehr zu bewältigen zu sein. Ohne diese Haltung kommt allzu schnell der Eindruck auf, sich im sinn- und wertlosen Leerlauf zu befinden. Wir stehen also immer unter Strom, halten nicht mehr inne und geben unserem Geist kaum mehr Möglichkeiten, auf entspannte Art und Weise (durchs Leben) zu wandern oder uns und unsere Bedürfnisse zu ergründen. Wir funktionieren einfach nur noch. So weit, so schlecht. Dieses Streben nach Effizienz hat alle Bereiche – und auch (fast) uns alle erfasst. So würden auch wir uns als Personen einschätzen, die die uns gesetzten Fristen im Wesentlichen einhalten. Wir reichen unsere Steuererklärungen pünktlich ein, schließen Arbeitsaufträge zumeist dann ab, wenn sie abgeschlossen sein sollen. Wir funktionieren also und führen ein »funktionierendes« Leben, was auch immer das heißen mag. Das trifft im Wesentlichen für Aufgaben und Erledigungen mit Terminfrist und/oder ausreichender Wichtigkeit zu. Alles vermeintlich Unwichtige, das für uns aber persönlich äußerst wertvoll sein könnte, fällt dabei hintenüber.

Immer. Alles. Zu viel.

Wenn einem eigentlich immer alles zu viel geworden ist und man über einen langen Zeitraum trotzdem irgendwie einfach weitermacht, dann leidet man vermutlich unter einem Burn On. Das ist gerade dann der Fall, wenn sich die entsprechenden Symptome nicht allein in unserem professionellen, sondern auch in unserem privaten Alltag finden. Das Gefühl der latenten Überforderung hat sich längst eingeschlichen in die persönliche Grundhaltung, in diese Einstellung, mit der wir uns auch privat bewegen. Wie das für den Einzelnen aussehen kann? Ein Betroffener würde das vielleicht so erzählen:

»Entspannung finde ich nur noch in ganz wenigen räumlichen und zeitlichen Reservaten, im Grunde ist mir nur noch die Bettzeit geblieben. Abends bin ich zu müde, um noch ordentlich zu lesen. Dann schlafe ich etwa sieben Stunden. Unter der Woche gönne ich mir morgens noch eine Tasse Kaffee im Bett, meist mit der Zeitung vom Vortag, zu der ich bislang nicht gekommen bin. Am Wochenende bleibe ich länger im Bett und gönne mir mal ein Mittagsschläfchen. Das wird dann zelebriert. Denn sobald ich aus dem Bett bin, komme ich in einen Betriebsmodus, der sich wie ein Arbeitsmodus anfühlt. Unter der Woche geht es abends mit der Arbeit sowieso meist zu Hause weiter, da ich zur Bearbeitung meiner E-Mails und zum Lesen von wichtigen Schriftstücken während meiner Arbeitszeit nicht komme. Außerdem hat man ja auch noch seinen privaten Bürobedarf für Bank, Steuer etc. Auch dafür vereinbare ich Termine mit mir, weil ich es sonst nicht schaffe. Was der Haushalt benötigt, kommt dann fast ausschließlich am Wochenende dran. Manchmal kann ich das genießen, aber meistens empfinde ich es einfach nur als anstrengend. Um die freie Zeit in meiner Freizeit auskosten zu können, versuche ich, alles so schnell wie möglich zu machen. Ich bemühe mich, so etwas wie das Zusammenlegen der Wäsche als Achtsamkeitsübung anzugehen, aber das gelingt mir nicht. Vielmehr jage ich selbst am Wochenende durch den Tag und bemerke verzweifelt, wie die Zeit im Flug verrinnt. So eilen die Wochenenden an mir vorbei, die erste schlechte Laune meldet sich am Samstagnachmittag, und der große Katzenjammer stellt sich am Sonntag ein. Dann werden schon wieder E-Mails bearbeitet, und damit bin ich innerlich gedanklich dabei, den ersten Arbeitstag vorzubereiten, und komme vorab in den Arbeitsmodus. Von wegen entspanntes Wochenende, war da was? Dann kann man gleich durcharbeiten, oder? Im Grunde ist es eine Erlösung, dem permanenten inneren Arbeitsmodus mit der Wiederaufnahme der eigentlichen Arbeit am Montag wieder meiner Entsprechung gerecht zu werden.«

Doch die Wochenenden haben ja einen Zweck. Wer erinnert sich noch an das Gebot: Am Sonntag sollst du ruhen? Wer macht sich bewusst, dass ein Urlaub nicht allein dem »Erhalt der Arbeitskraft« dient, sondern einen Selbstzweck haben darf, nämlich eine Zeit lang ohne verbindliche Ziele und Regeln zu leben, die einem von außen gesetzt werden? Diese Auszeiten sind eigentlich dazu da, auch etwas spontan zu tun, vorausgesetzt, man ist dazu in der Lage, eigene Bedürfnisse, Sehnsüchte und Wünsche überhaupt zu erkennen. Wer das im Zuge eines Burn On verlernt hat, kann sich nur noch an Aufgaben und Verpflichtungen orientieren und schiebt am Ende auch die schönen Dinge des Lebens auf. Immer alles zu viel: Das gilt dann auch für das, was wir eigentlich lieben und dessen wir bedürfen.

Schwer entspannt bei der Sache

Wie sieht es denn bei Ihnen mit der Fähigkeit, sich wirklich um Ihrer selbst willen zu erholen, aus? – Einer von uns beiden Autoren beantwortet die Frage wie folgt: »Abends oder am Wochenende einfach mal gepflegt und entspannt die Beine hochzulegen, das gelingt mir so gut wie nie. Mir erscheint es schon als ein Genuss, meine beruflichen E-Mails auf dem Sofa liegend, den Laptop auf dem Schoß, bei etwas ruhiger Musik und einer Tasse Tee im privaten Rahmen bearbeiten zu können und im Anschluss zum Ausklang des Abends vielleicht noch eine Fachzeitschrift zu lesen. So weit ist es gekommen. Mich privat auf dem Sofa auszustrecken, das geht höchstens noch mit einem spannenden Film oder einer fesselnden Serie. Anders komme ich kaum runter. Ich gehöre zwar nicht zu den Menschen, die Serien staffelweise durcharbeiten, weil man die eine oder andere gesehen haben ›muss‹, aber ich kann nachvollziehen, warum manche Menschen auch hier mit einer Art Arbeitshaltung an die Sache herangehen. In verschiedenen Situationen mache ich absurderweise vor, dass entspanntes Arbeiten schon eine Erholung ist. Ich freue mich auf lange Zugreisen, weil ich dann endlich ungestört und in Ruhe viele E-Mails und Schreibaufgaben wegarbeiten kann, die liegen geblieben sind. Ich schaffe es dann, viele Stunden zu arbeiten, ohne ein einziges Mal entspannt aus dem Fenster in die Welt geschaut zu haben, und rede mir dabei ein, dass das vergleichsweise erholsam ist. Wenn ich mich so in ICEs umschaue oder in meinem Freundeskreis umhöre, dann geht es vielen so, dass sie entspanntes und ungestörtes Arbeiten schon als eine Art Geschenk empfinden.« – So oder so ähnlich kann man sich auch das Homeoffice in Grund und Boden schönreden.

Nicht bei sich, nicht beim anderen

Für viele Betroffene ist der Gedanke, etwas sofort zu tun, überwältigend. Auch das beschreiben sie uns lebhaft in unserer klinischen Praxis. Da heißt es dann: »Nicht dass ich viel im Haushalt gebacken kriegen würde. In den Schränken sieht es schlimm aus, und wenn es mal neue Geräte oder Fahrzeuge gibt, komme ich nicht einmal dazu, die Gebrauchsanweisung zu lesen. Ich mache einfach irgendwie drauflos und bin dabei alles andere als achtsam. Irgendwie muss ich wohl zugeben, dass ich mich den Dingen des Lebens gegenüber allgemein unachtsam verhalte. Mit mir zusammenzuleben muss schrecklich sein. Ja, ich schäme mich richtig dafür, weil ich mich nachlässig und respektlos verhalte, ärgerweise gerade auch gegenüber den Menschen in meiner persönlichen Lebensumwelt, die mich glücklich und zufrieden sein lassen. Ich überstrapaziere ihre Güte und Geduld, bin oft eine schmerzliche Enttäuschung. Aber irgendwie kann ich nicht anders, gehe mit mir selbst ja auch nicht gut um.«

Finden Sie sich in solchen Beschreibungen wieder? Haben auch Sie das Gefühl, dass Sie weder sich selbst noch Ihren Mitmenschen ausreichend gerecht werden? Sich so zu fühlen kann viele Gründe haben, es können allerdings auch die ersten Alarmzeichen eines Burn On sein.

Betroffene haben da oft ein schlechtes Gewissen, wenn sie sich anvertrauen. Dann erzählen sie: »Ganz schlimm wird es, wenn ich in diesem Zusammenhang über meinen Umgang mit Freunden nachdenke. Ich habe den Eindruck, dass der fortwährende Ausnahmezustand, den mir meine ach so tolle Arbeit bietet, längst zur Dauerausrede geworden ist, warum ich dies oder jenes nicht hinkriege. Ich fürchte, dass ich den Geduldsfaden meiner Freunde und Angehörigen langsam überstrapaziere. Ich laufe permanent mit einer Liste im Kopf herum und denke daran, wen ich mal wieder anrufen, einladen oder besuchen muss. Die Frage, wen ich überhaupt anrufen möchte, wen ich vielleicht sogar gerade brauche, stellt sich bei meinem permanent schlechten Gewissen gar nicht. Ich komme kaum dazu, ordentlich auf Nachrichten, Briefe und Glückwünsche zu reagieren. Derzeit schiebe ich drei ausstehende Beileidsbekundungen in Form von Trauerkarten vor mir her. Mir dies bewusst zu machen, dies hier auszusprechen, empfinde ich als beschämend, insbesondere den Menschen gegenüber, die mir lieb und teuer sind.«

An diesem Punkt des Eingeständnisses angekommen, beginnen viele unserer Patienten zu verstehen, dass sie wirklich etwas in ihrem Leben ändern wollen und müssen, dass sie aus dem Dauerstress des Burn On herauswollen, nicht nur für sich selbst, sondern ihren Angehörigen zuliebe. So markiert dieser Tiefpunkt einen

Wendepunkt, einen Neuanfang, denn in diesem Moment der Selbstreflexion angekommen, hören wir oft: »So kann es nicht bleiben. Also brauche ich Hilfe.«

Professionelle Fixierung versus Eskapismus

Wenn wir den Kopf nicht mehr frei bekommen, dann reden wir in der Regel von der Arbeit, die uns nicht mehr loslässt. Die gedankliche Fixierung auf das Professionelle ist ein zentrales Symptom des Burn On. Arbeit und Arbeitsfähigkeit werden von den Betroffenen übermäßig in den Mittelpunkt des Lebens gerückt. Alles andere und alle anderen müssen sich dem unterordnen oder weichen.

Fixierung auf den Beruf

Psychopathologisch gesehen, sprechen wir hier auch von einer gedanklichen Vereinnahmung, die zwanghafte oder geradezu suchtartige Züge aufweisen kann. Wenn man permanent Angst hat, dass etwas Schlimmes passieren könnte, weil man seine Arbeit nicht richtig gemacht haben könnte, wenn man sich selbst und seine Arbeit unentwegt kontrolliert und überprüft, auch wenn man weiß, dass es irrationale Züge angenommen hat, dann hat die professionelle Fixierung den Charakter einer Zwangsstörung. Aus der Suchtmedizin kennen wir aber auch die gedankliche Vereinnahmung durch ein Suchmittel oder Suchtverhalten. Im Falle des Workaholism, der Arbeitssucht, ist es eben die Arbeit, die uns nicht mehr aus dem Kopf geht und die wir impulsiv immer weitertreiben. So oder so, beim Burn On arbeiten wir unaufhörlich, egal, was wir tun oder wo immer wir sind. Permanent entweder zu arbeiten oder an die Arbeit zu denken ist purer Stress. Dann arbeitet es in uns, ohne dass wir noch eine Kontrolle darüber haben. Es mag hart klingen, aber es geht hier wirklich um einen geistigen Kontrollverlust zugunsten einer gedanklichen Monopolisierung durch den Arbeitsmodus.

Während wir unsere professionellen Ziele unbewusst zur kriegsentscheidenden Maxime erklärt haben, werden unsere Bedürfnisse nach Entlastung und Entspannung natürlich immer drängender und bisweilen auch radikaler. Die inhaltliche und zeitliche Fixierung auf das Arbeitsleben lässt die Zeiten und Räume schrumpfen, in denen man sich noch erholen kann.

Der Druck auf diese ohnehin schon arg reduzierten Zeiträume erhöht sich bei Burn-On-Patienten auf zwei Arten. Einerseits wird nun auch die Freizeit generalsstabsmäßig durchgeplant und gerät damit ebenfalls unter Druck. Andererseits müssen die Freizeitaktivitäten – man sollte vielleicht eher sagen: die Freizeitpassivitäten – eine Extremform der Entspannung bieten, um überhaupt noch irgendeinen erholsamen Effekt aufweisen zu können. Diese beiden Wege der Funktionalisierung von Freizeit werden im Folgenden näher erläutert.

To do and not to be

Burn-On-Patienten können die ihnen noch verbliebene freie Zeit nicht nur deshalb kaum genießen, weil sie den Kopf kaum von der Arbeit frei bekommen, sondern auch weil sie mit ihrem Arbeitsmodus an die Freizeit herangehen. Das gilt natürlich insbesondere für die Dinge des privaten Alltags, die nicht unbedingt immer Freude machen, wie zum Beispiel die Versorgung des Haushalts und die Erledigung von Reparaturen, aber auch die Pflege von sozialen Beziehungen, Hobbys und Haustieren kann dazugehören. All dies muss generalstabsmäßig durchgeplant werden, weil es ja gemacht sein will oder muss. Wie bereits beschrieben, pflegen Burn-On-Patienten häufig unzählige, unendlich erscheinende und unmöglich zu bewältigende To-do-Listen, sei es im Kopf per Erinnerung oder auch niedergeschrieben in Notizbüchern und digitalen Kalendern. Wie bei der Arbeit türmen sich auch die privaten To-do-Listen innerlich zu einem großen Berg auf, der unüberwindbar auf ihnen lastet. Die erschöpfungsbedingte depressive

Stimmung trägt dann dazu bei, dass sich die privaten ähnlich belastend wie die professionellen To-do-Listen anfühlen. Am Ende werden davon auch noch die letzten Bastionen des Privatlebens erfasst und eingenommen, dann wird einfach alles zu viel, auch das lange geplante Essen mit der Ehefrau, der Spieleabend mit den Kindern, der Besuch von Freunden oder die Teilnahme am Sport.

Alles, was man eigentlich gerne möchte und macht, wird zu einem einzigen dunklen Müssen, wird abgearbeitet und damit vom Dauerstress-Modus vereinnahmt. Am Ende fühlt sich fast gar nichts mehr frei und gut an. Einfach nur einmal zu *sein* steht gar nicht mehr zu Debatte, ist zur Unmöglichkeit geworden.

Das Geschäft mit der eskapistischen Regression

Die ganz wenigen Momente und Zeiträume, die dann vielleicht noch übrig sind, müssen ultimativ genutzt werden. Wir müssen dann in kürzester Zeit runterkommen, und wenn wir das nicht mit Alkohol und Drogen tun, dann brauchen wir andere Mittel, die eine Instant-Entspannung versprechen. Für die Inszenierung gezielter Blitz-Regression haben sich längst ganze Industriezweige etabliert. Aus einer großen Auswahl möchten wir drei Eskapismus-Branchen besonders hervorheben.

Erstens gibt es da vielfältige Regressionsmöglichkeiten, die in Form von Kinderspielen für Erwachsene angeboten werden. Dazu gehören Spieleparks für Erwachsene mit Bällebädern, Laserpistolen und anderem herrlichen Quatsch sowie der extrem wachsende Markt an Computerspielen, die längst nicht mehr hauptsächlich nur von Kindern und Jugendlichen bedient werden, um nur einige Beispiele zu nennen. Überhaupt, die neue Verspieltheit, der Anspruch, alle Lebensbereiche spielerisch zu gestalten, was mit dem Begriff Gamification belegt wird, ist nicht nur ein Zeichen von Regressivität, sondern gerade auch ein Versuch, uns Arbeit als Spiel zu verkaufen. Oder glaubt noch jemand, dass die Tischfußballspiele in Großraumbüros von IT-Start-ups jemanden darüber hinwegtäuschen können, dass es hierbei vor allem um sehr, sehr viel Arbeit geht? Auch im Bereich Bildung wird durch spielerisches Lernen allerorten vermittelt, dass das Pauken von Vokabeln oder Formeln Spaß machen müsse. Sicher, je jünger die Schüler*innen sind, desto sinnvoller ist der pädagogische Einsatz spielerischer Elemente. Aber irgendwann müssen sie auch lernen, dass das Lernen nicht immer Spaß machen kann. Was gut gemeint ist, führt letzten Endes häufig zum gegenteiligen Effekt. So kann es nämlich auch entlastend sein, wenn Lernende, oftmals Kinder, das, was sie da gerade tun, auch aus vollem Herzen heraus anstrengend oder mühsam finden dürfen. Dass jede Arbeit spielerisch sein und Spaß machen soll, ist ein verführerischer Irrglaube. Gegen das Spielen für Erwachsene als Freizeitspaß ist aber natürlich nichts zu sagen. Nur wenn das die einzige Möglichkeit ist, sich vom schrecklich anstrengenden Ernst des Lebens runterzuholen, dann läuft vermutlich etwas schief.

Auch jenseits der Computerspiele liefern uns die nicht mehr ganz so neuen Informationstechnologien im Zuge der Digitalisierung vielfältige Möglichkeiten, sich rasch und tief in epische, romantische, spannende, erotische Parallelwelten zu verziehen. Manchmal ist das interaktive Spielen schon zu anstrengend und es muss einfach die passive Berieselung her. Gegenüber dem herkömmlichen Fernsehen ist am Streaming neu, dass wir uns das zu jeder Zeit und an jedem Ort organisieren können, dass wir uns von festen Programmen frei machen und je nach Persönlichkeit und Stimmung immer das Passende finden können. Netflix und Co. machen es möglich. Das Binge-Watching von Serien – die mediale Alternative zum Koma-Saufen – erfreut sich wachsender Beliebtheit. Manchmal braucht es die volle Dröhnung Streaming, um uns Arbeitstiere runterzubringen. Dass man auch davon süchtig werden kann, muss wohl an dieser Stelle nicht ausdrücklich betont werden.

Andererseits und noch viel mehr geht es um die ganze Wellness-Industrie, die auf die verschiedensten Arten und Weisen mit viel Brimborium und Gedöns in Spas, Wellness-Tempeln und -Hotels sofortige Entspannung verspricht. Möglichst viele Saunagänge und Massagen sollen dann ganz schnell ganz viel bringen, um innerhalb von einem oder weniger Tage wieder fit und funktionstüchtig für den professionellen Nahkampf zur Verfügung zu stehen. Nur die Holzhammermethode schafft noch mehr Entspannung. Dafür werden zum Teil Unsummen ausgegeben, für die man erst einmal richtig viel gearbeitet haben muss, um sie sich leisten zu können.

Das beschreibt noch so einen verflixten Teufelskreis: Wenn Freizeit allein dem einen Zweck dient, die Arbeitsfähigkeit aufrechtzuerhalten, wenn das Privatleben kein Eigenleben, in sich selbst keine Berechtigung und keinen Sinn mehr hat, dann steht auch das, was uns entspannen soll, am Ende im Zeichen des Dauerstresses. Es hält den unhaltbaren Zustand des Burn On auf absurde und perfide Art und Weise aufrecht, ohne dass wir es bemerken. Auf beiden Seiten weniger ist mehr.

Selbstoptimierung versus Selbstschädigung

Wenn wir uns in unserem Trachten und Tun permanent selbst perfektionieren wollen, dann laufen wir Gefahr, über das Ziel hinauszuschießen, sogar Gegenteiliges zu bewirken und uns am Ende selbst zu schädigen.

Selbstkontrollwahn

Menschen im Burn On handeln im Arbeits- und Privatleben in der Regel mit äußerst hohen Ansprüchen an ihre »Performance«, auch wenn sie das selbst nicht selten weit von sich weisen, zumal zur Perfektion bestenfalls auch noch das Zurschaustellen von Bescheidenheit und Lässigkeit gehört. Die Betroffenen sind in der Regel selbst ihre schärfsten Kritiker*innen und Richter*innen. Sie gehen sehr streng mit sich um, neigen dazu, alles zu beurteilen und zu bewerten. Die überhöhten Maßstäbe, die sie an sich haben, sind allerdings in der Regel unerfüllbar. Sie sind vielmehr ein Garant dafür, dass der Alltag zu einer einzigen Sisyphosaufgabe wird und nie die ersehnte Erfüllung bringt. Sich permanent zu Höchstleistungen anzutreiben und diese permanent zu kontrollieren ist unglaublich anstrengend.

Mit den vielen digitalen Tools, die uns Menschen dabei »helfen«, uns selbst immer mehr zu überwachen, zu analysieren und zu bewerten, um uns in der Folge noch mehr anzutreiben, wird es nur noch schlimmer. Das gilt nicht nur für Arbeitsprozesse, die dadurch immer transparenter, aber auch taktbarer sind, sondern genauso für das Privatleben. Wir zählen unsere Schritte, messen unsere Schlafqualität und unseren Körperfettanteil, schreiben auf, was wir essen, und so weiter. Wenn aber nichts mehr einer Laune oder dem Zufall, der Natur und der Zeit überlassen wird, wenn wir gar nicht mehr loslassen können, weil wir alles zwanghaft kontrollieren und suchtartig forcieren müssen, dann drohen Überanstrengung und Erschöpfung.

Dies kann sehr negative Auswirkungen auf Körper und Seele haben, wie bei Leistungssportlern, die, wenn sie nicht dazu in der Lage sind, ein ausgewogenes Gleichgewicht zwischen Training und Ruhe, zwischen Anspannung und Entspannung zu finden, Erschöpfungsbrüche und andere Verletzungen erleiden. Wenn bei Burn-On-Patienten der gesamte Alltag zum Höchstleistungssport wird, tun sich ebenfalls Gefahren auf. Durch die nicht wahrgenommene Erschöpfung kommt es zu Unachtsamkeiten, die zu Unfällen führen können, ob nun am Arbeitsplatz, zu Hause oder beim Sport.

Manchmal wird eine körperliche Erkrankung zum entscheidenden Weckruf. Immer wieder behandeln wir Patient*innen in unserer Klinik, die durch eine schwerwiegende körperliche Erkrankung aus dem Alltag gerissen wurden und dann erst für sich reflektieren, wie sehr sie sich über viele Jahre hinweg ausgebeutet und von ihren früheren Werten und Zielen entfremdet hatten.

Hirndoping

Andere wieder können sich nur dadurch entschleunigen, dass sie Stoffe konsumieren, die sie zur Ruhe bringen. Legale und illegale Suchtmittel sind aber natürlich ebenfalls eine Gefahr für die Gesundheit, wenn sie eingesetzt werden, um sich am Tage bei der Stange und bei Laune zu halten und Sie am Abend vom Trip des Tages wieder herunterholen müssen. Längst werden hierfür Medikamente verwendet, beispielsweise Amphetamine wie Methylphenidat zur Leistungssteigerung und Benzodiazepine wie Lorazepam zur Entspannung, nicht selten sogar auf Rezept. Die chemischen Highs und Lows sind natürlich auch mit legalen und illegalen Drogen zu haben, tagsüber zum Beispiel mit Nikotin und Kokain und abends mit Alkohol und Cannabis. Selbstverständlich ist es gefährlich, die eigene Erschöpfung chemisch zu überschreiben, indem man sich tagsüber künstlich aufputscht und abends dämpft. Auf diese Weise verliert man jegliches Gespür für seine natürlichen Bedürfnisse und Motivationen. Vor allem aber riskiert man dadurch natürlich, eine Sucht zu entwickeln und die dazugehörigen seelischen und körperlichen Folgeschäden des Substanzmissbrauchs zu erleiden.

Exitfantasien

Ein Leben im Dauerstress kann aus der medizinischen Perspektive schlichtweg als Risikoverhalten verstanden werden. Die Angst vor gravierenden Folgen und irreparablen Schäden mag groß sein, die Angst davor, sich und seinem Leben nicht mehr genügend Leistung abzuringen, ist jedoch bei Burn-On-Patienten größer. Manch einer nimmt sogar den körperlichen GAU oder Super-GAU mehr oder weniger bewusst in Kauf. Das Risikoverhalten folgt dann einer inneren Notwendigkeit und wird als unbewusste Exitfantasie sogar forciert.

Die milde Variante kennt vermutlich jede/r von uns. Wir wagen zu behaupten, dass die meisten Menschen schon mal insgeheim den Wunsch hatten, ein harmloser, aber ausreichend schlimmer grippaler Infekt möge sie für ein paar Tage aus dem Verkehr ziehen, wenn alles zu viel wird. Endlich ohne Schuldgefühle eine Pause machen.

Beim Burn On können diese morbiden Sehnsüchte eine existenziell bedrohliche Dimension annehmen. Dann muss schon etwas Schlimmeres kommen als eine banale Infektion. Es muss uns ein Herz- oder Hirninfarkt treffen, um uns in die Krankenrolle niederzuringen. Im schlimmsten Fall aber zwingt sie uns in den Sarg. Wer sich so existenziell in Gefahr begibt, spielt wirklich mit dem Feuer. Manchmal ist grenzwertiges Verhalten dann nicht nur als selbstverletzendes Verhalten zu werten, sondern als versteckte Lebensmüdigkeit aufzufassen. Auf diese Weise kann eine zu schnelle Autofahrt zum Kamikaze und ein Drogenrausch zum Harakiri werden. Die ultimative Entspannung kommt mit dem Tod.

Die emotionale Dimension

Positivismus versus Anhedonie

Einleitend sei hier die Geschichte von Frau X. berichtet. Frau X. befand sich vor einigen Jahren bei uns in stationärer Behandlung. Denn neben ihren depressiven Symptomen, die sich in einer massiven Schlaflosigkeit und einer chronischen Freudlosigkeit äußerten, zeigten sich nicht ausreichend erklärbare körperliche Beschwerden: ein massiv hoher Bluthochdruck, wiederkehrende Kopfschmerzen und muskuläre Verspannungen. Im Verlauf der Therapie stellte sich schnell heraus, mit welch unerbittlicher Kompromisslosigkeit Frau X. seit Jahrzehnten mit sich umgegangen war. Halbe Sachen waren nicht ihr Ding, mit Ruhe und Rast hatte sie ihre Schwierigkeiten, denn sie machten sie erst recht rastlos und ließen ihre körperliche wie geistige Anspannung steigen und steigen. Entspannung? Nicht auszuhalten!

Über die gesamte Dauer der aus unserer Sicht zu kurzen Behandlung von knapp sechs Wochen gab es ein Thema, das Frau X. wiederholt zu Tränen rührte: die große Sehnsucht nach ihrer langjährigen Freundin, einem Menschen, den sie wie kaum einen anderen schätzte, dessen Gesellschaft sie genoss. Diese Freundin konnte ihr das Gefühl vermitteln, in Ordnung zu sein, sich nicht für sie verändern oder gar verbessern zu müssen. Allein sie schien ihr ein Gefühl bedingungsloser Akzeptanz zu vermitteln. Bei ihr durfte sie so sein, wie sie wirklich ist.

Kaum eine Sitzung verging, in der Frau X. nicht darüber sprach, wie sehr sie sich darauf freute, sie zu besuchen. Mehrere Monate nach Behandlungsende erreichte uns eine Nachricht. Frau X. hatte ihre Freundin immer noch nicht besucht. Stattdessen hatte sie kurz nach ihrem Wiedereinstieg in den herausfordernden arbeits- und dadurch reiseintensiven Alltag einen Schlaganfall erlitten. Vier Wochen später hatte sie bereits wieder eine Radtour mit dem Rennrad von über 120 Kilometer Distanz absolviert.

Ihr Beispiel verdeutlicht unserer Ansicht nach die Gefährlichkeit und die Hartnäckigkeit eines Burn On. Beeindruckend, mag man sagen: welch ein Wille, welch ein Kämpferherz. Unverbesserlich, mag man sagen: was für eine Selbstkasteiung, was für eine Unvernunft. Wir konnten mit dem Behandlungsergebnis jedenfalls nicht zufrieden sein.

Wer jahrzehntelang so mit sich umgeht, wie es die beschriebene Patientin tat, braucht in der Regel eine längere Behandlung, damit der radikale Schritt gelingt, den Selbstbetrug zu überwinden und Selbstfürsorge walten zu lassen.

Der optimistische Anschein vom Funktionieren

Menschen mit Burn On schaffen es oftmals, sich selbst und anderen zu vermitteln, dass alles in Ordnung sei. Die tiefe Erkenntnis, dass dem nicht so ist, muss häufig regelrecht ausgegraben werden. Die Antwort auf die Frage nach dem aktuellen Befinden kommt zunächst wie aus der Pistole geschossen: Danke, gut. In längeren Gesprächen offenbart sich dann oftmals das Gegenteil.

Die heile Fassade, diese geradezu positivistische Außendarstellung wird mit aller Kraft gegen innere wie äußere Widerstände aufrechterhalten. Der Begriff Positivismus wird in der Philosophie etwas anders verstanden und verwendet, als wir das hier tun. Wir meinen damit, dass der Blick des Betroffenen lediglich auf die Dinge gerichtet wird, die gut sind oder scheinen, während sämtliche Risiken und Gefahren des eigenen Erlebens und Verhaltens auf Distanz gehalten werden. Ja, es gibt ein Zuviel an positivem Denken. Die Betroffenen leugnen entsprechend lange und ausdauernd alle Probleme, innere wie äußere. Anders scheint die Aufrechthaltung des Burn-On-Zustandes kaum möglich.

Dieser Positivismus ist anstrengend und fordert viel Energie. Energie, die dann an anderen Stellen fehlt und die aufgrund ihrer Knappheit zunehmend nur noch für die Dinge eingesetzt werden kann, die mit zeitlichen Begrenzungen (Deadlines) versehen sind und die andere Menschen involvieren. Der äußere Druck scheint die verbleibende Energie regelrecht anzuziehen. Die Dinge, denen man sich aus eigenem Antrieb widmen müsste, Hobbys zum Beispiel oder der im wahrsten Sinne des Wortes ungezwungene Kontakt zu Mitmenschen, bleiben auf der Strecke. Es wird also alles auf eine Karte gesetzt: die des Funktionierens. Jedes Mittel, jeder Zweck und jedes Opfer sind dann recht. Dadurch entsteht jedoch ein unseliges Spannungsfeld, ein Wechselspiel von Positivismus auf der einen Seite und von Anhedonie auf der anderen Seite.

Fremde Freudlosigkeit

Unter Anhedonie versteht man im klinischen Fachjargon einen Zustand, in dem keine Freude oder Lust mehr empfunden werden kann. Das heißt, dass wir hier nicht (nur) von Traurigkeit sprechen, sondern davon, dass gerade die Gefühle, die uns leiten könnten und die uns zeigen könnten, was uns guttut, nicht mehr spürbar oder vorhanden sind. Wir benötigen jedoch gerade auch die negativen Gefühle. Wir brauchen die Fähigkeit, wütend zu werden, damit wir uns gegen Anfeindungen wehren können. Ohne Angst wären wir nicht in der Lage, uns vor Gefahren zu schützen. Und wir brauchen eben auch die Traurigkeit. Sonst könnten wir keine Freude erleben und als solche erkennen. Die Verzweiflung darüber, sich über gar nichts mehr freuen zu können (Anhedonie), ist schlimmer als das Erleben von Traurigkeit. Sich immer alles schön zu denken und zu reden ist deshalb auch keine Lösung, schon gar nicht auf Dauer.

Der Zustand zwischen Positivismus und Anhedonie, in dem Burn-On-Patient*innen leben, ist jedoch geradezu gefährlich. Denn es scheint zeitweise keinen Ausweg zu geben, als weiterzumachen und sich einzureden, dass alles funktioniert, während unbewusst die Gewissheit wächst, dass eigentlich nichts mehr in Ordnung ist. Innezuhalten und sich mit den eigenen persönlichen Werten auseinanderzusetzen ist schmerzhaft und zumeist nicht geübt. Es bleibt einzig und allein, sich an äußeren Strukturen festzuhalten (Arbeit, To-do-Listen) und das Leben danach auszurichten. Das führt im Regelfall zu einer weiteren Distanzierung von persönlichen Bedürfnissen und zu einer noch schmerzhafteren Entfremdung. Dann wird die Anhedonie zu Agonie.

Aggression versus Angst

Was treibt Menschen an, die sich in einen Burn On hineinmanövrieren? Die Energien, mit denen wir heute unsere Verteilungs- und Revierkämpfe professionell austragen, speisen sich in erster Linie aus Emotionen, die wir mittlerweile eher als negativ wahrnehmen und am liebsten ausblenden würden, weil wir uns ja möglichst klug, besonnen und zivilisiert verhalten wollen. Warum gerade in der Verdrängung dieser negativen Gefühle eine besondere Gefahr liegt, wollen wir im Folgenden deutlich machen.

Fight and Flight

Wut und Furcht gehören zusammen, und das nicht nur in Situationen, in denen ein Brüllaffe auf einen Angsthasen trifft, sondern auch dann, wenn beide in einer Person vereint sind. Auf eine Bedrohung durch ein anderes Wesen reagieren Tiere typischerweise mit Gegenangriff oder Flucht. Die berühmte in die Ecke gedrängte Ratte verharrt in Schreckstarre oder beißt zu. »Fight or flight«, heißt es. Allerdings sind starke Wut und Angst hoch aufgeladene Erregungszustände, in denen die betroffenen Lebewesen unglaubliche Energien entwickeln, weil sie letztendlich ums Überleben kämpfen.

Das ist bei uns Menschen nicht anders, nur dass wir bei den Überlebenskämpfen in Gesellschaften wie der unsrigen etwas anderes unter einer existenziellen Herausforderung verstehen. Oft ist es uns nicht bewusst, wenn wir in einen Kampf- oder Fluchtmodus geraten. Aber wenn wir unser täglich Brot verdienen und unsere Kinder großziehen, dann verhalten wir uns noch so, als ginge es um unser Überleben. Das liegt vermutlich in unseren Genen und ist evolutionsbiologisch so angelegt.

An einem Burn On aber ist dieser ursprüngliche Antrieb kaum zu erkennen, denn er ist zivilisatorisch überformt, das heißt, die ursprünglichen Trigger haben sich verändert und sind kaum noch zu identifizieren. Je weiter wir uns jedoch von diesen ursprünglichen Auslösern distanzieren, umso abstrakter werden die Trigger. Wir Menschen sind eben kognitiv und emotional weiter als die Tiere und als unsere Biologie. Trotzdem spüren wir die Auswirkungen der neurophysiologischen und hormonellen Grundlagen des Fight-or-Flight-Geschehens, denn sie sind in uns veranlagt. Aus der Nummer kommen wir nicht raus.

Und zumindest psychologisch gesehen spricht einiges dafür, dass wir Menschen widersprüchliche Gefühle und Impulse in uns vereinen und gleichzeitig erleben können. Bei uns ist dies komplexer als beim Hund, dem nicht klar ist, ob er aus Angst oder Wut bellt. Wir können zum Beispiel gleichzeitig gehemmt-aggressiv und ängstlich-unsicher sein. Das kann sich durchaus in einem mehr als pflichtbewussten, aber eigentlich unwilligen Tätigsein niederschlagen, einer Arbeitswut, bei der wir uns gleichzeitig ängstlich-angepasst fühlen. Dann herrscht in uns ein großer Widerspruch, den wir aushalten – oft zu lange. Wir können als Menschen eben permanent im Kampfmodus sein und trotzdem ständig nackte Angst verspüren. Und gerade der Spagat zwischen zwei widerstrebenden Gefühlen (Ambivalenz) – Habe ich genug Wut oder zu viel Angst? – und widersprüchlichen Impulsen (Ambitendenz) – Soll ich kämpfen oder weglaufen? – zeichnet den Burn On aus. Dann sind wir hin- und hergerissen, ohne uns dessen bewusst zu sein, und das kann unglaublich anstrengend sein.

Dabei wollen wir die ganze Zeit glauben – und halten auch daran fest –, dass uns unser Verhalten guttut. Das kann aber nicht auf Dauer produktiv sein, weil es so schrecklich ungesund ist. Diese Art Stress ist besonders gefährlich, weil er zu einer chronischen seelischen Anspannung führt und darüber hinaus zu großer körperlicher Anspannung, die nicht selten in den Muskeln des Skelettsystems mit entsprechenden Schmerzen und in den Muskeln der Blutgefäße mit entsprechendem Bluthochdruck und Infarktrisiken einhergeht. Noch gefährlicher als der Kampf oder die Flucht ist die dauerhafte Habtachtstellung, ein emsiges Für und Wider zwischen beiden Möglichkeiten, während wir im Hamsterrad brav weiterlaufen.

Im Kampfmodus

Müde Kämpfer sind wir. Dabei meinen wir Menschen doch eigentlich, wir hätten die Überlebenskämpfe hinter uns gelassen, wären zivilisiert. Aber das ist nur die halbe Wahrheit. Wir mögen einander nicht mehr existenziell bedrohen und im Regelfall körperliche Auseinandersetzungen meiden – das Kämpfen aber hat uns nicht losgelassen, es hat sich nur verlagert. Jetzt kämpfen wir an zwei

Fronten, äußerlich in unseren Arbeitsbeziehungen und innerlich infolge innerer Konflikte[40], die nicht selten durch den ursprünglichen Arbeitskonflikt entstanden oder reaktiviert worden sind. Das Kämpfen scheint – wie bei vielen Tieren – zu unserer Natur zu gehören. Es liegt uns im Blut, und das im wahrsten Sinne des Wortes. Wenn wir in Herz und Hirn Botenstoffe wie Adrenalin und Steroide ausschütten, dann ist das nicht nur eine Reaktion auf etwas, sondern es kann auch der Auslöser für etwas sein. Wir brauchen die Aggressivität, um gut für uns einstehen und kämpfen zu können. Aber das kann eben auch zum Selbstläufer werden und ein destruktives Ausmaß annehmen.

Unsere Wirtschaftssysteme beruhen auf der Annahme, dass der Wettkampf zu den besten Ergebnissen führt. Und genauso gestalten wir unser Leben. Da wird meist nicht mehr um existenzielle Sicherheit und Nahrung gerungen, sondern um alles, was wir mit Wohlstand und Bequemlichkeit verbinden. Meist agieren wir im Arbeits-Kampfmodus nicht nur, um etwas zu verdienen, sondern weil der Erfolg bei der Arbeit längst einem Selbstzweck dient, ein inneres Bedürfnis befriedigt. Der Arbeitsalltag hat sich verselbstständigt und uns dem privaten Alltagsleben entfremdet. Denn die Lust am Wettkampf gehört jetzt überall mit dazu – nicht nur im Privatleben, sondern es handelt sich um ein gesamtgesellschaftliches Thema. Wenn der wirtschaftliche Erfolg und der Erhalt und Ausbau unseres Wohlstandes die wichtigsten politischen Ziele sind, dann sollte es uns nicht wundern, wenn so viele von uns arbeiten, als gälte es, unser Leben zu retten, und prompt ackern wir uns fast zu Tode.

In Ländern wie Deutschland arbeiten die meisten Menschen »in der Wirtschaft«. Für viele ist der damit verbundene Wettbewerb selbstverständlich und attraktiv. Er umfasst damit auch die negativen Aspekte wie Ellbogenmentalität, Selbst- und Fremdausbeutung. Gemeinschaftserleben und Solidarität, Empathie und Fürsorge stehen nicht oben auf der Prioritätenliste – ein Blick auf die Bezahlung etwa von sozialen Berufen illustriert das. Wir schätzen unsere Chancen, suchen regelrecht die Möglichkeit, höher und weiter zu kommen, auch wenn der Wettstreit bedeutet, dass es vielleicht dreckiger und schlimmer zugeht, als uns lieb ist.

Den anderen zu übertreffen oder ihn vielleicht sogar auszuschalten ist für viele offensichtlich attraktiver, als sich zur Erreichung gemeinsamer Ziele der Gemeinschaft unterzuordnen. Haben Sie gezuckt? Ja, das Wort »unterordnen« ist überaus unbeliebt, und wir haben kaum noch einen Begriff davon, was »Demut« bedeutet. Davon versprechen wir uns keine Vorteile mehr. Aber auch der Preis für ein (Arbeits-)Leben im Kampfmodus ist hoch. Immer kampfbereit zu sein ist anstrengend. Dauerhaft unter dem Einfluss von Testosteron und Adrenalin zu stehen ist ungesund. Wer permanent kämpft, kann nicht gut für sich sorgen. Müde Krieger können irgendwann gar nicht(s) mehr.

Angst als Motor

Der komplementäre Affekt zur Wut ist die Angst. Auf Aggression reagieren wir mit Furcht. Wer keinen Ärger empfindet, kann nicht kämpferisch für sich einstehen. Wer keine Angst kennt, kann sich nicht ausreichend schützen. So steckt nicht nur im Kampfmodus eine Energie, die uns zu Hochleistungen antreibt. Auch die Angst kann ein starker Motor sein, etwa wenn wir schneller weglaufen, als wir dachten, überhaupt rennen zu können. Auch hier spielen Hormone und Neurotransmitter eine große Rolle – und auf deren Ausschüttung haben wir nur mittelbar Einfluss. Nicht zuletzt deshalb sollten wir das genau im Blick behalten, wann und wie wir reagieren.

Bei der Arbeit begegnet uns diese energetische Angst vor allem, wenn wir permanent fürchten, bestimmten Ansprüchen nicht zu genügen. Viele Menschen treibt nicht so sehr die Kampfeslust um als vielmehr die Angst, im professionellen Überlebenskampf den Aggressoren nichts entgegensetzen zu können. Nur die Aussicht, mit immer mehr Leistung die eigene Position im Team, in der Hierarchie, im Unternehmen halten zu können, verspricht eine gewisse Beruhigung. Diese Art von Stress ist gnadenlos. Arbeitnehmer und Selbstständige, die von Angst getrieben sind, arbeiten häufig sehr sorgfältig und eher mehr als nötig. Die Überstunden häufen sich, weil sie alles unter Kontrolle haben müssen und um sicherzugehen, dass sie immer alles richtig gemacht haben – und das heißt: mehr als hundertprozentig.

Ängstlichkeit als ständigen Begleiter zu haben, kann nicht gesund sein. Das stresst ungemein. Immer auf dem Sprung zu sein vor dem vernichtenden Urteil von Chef*innen und Kolleg*innen, sich am liebsten mithilfe von Übererfüllung der Leistungserwartungen unsichtbar zu machen, das lähmt, schwächt und kränkt. Eine auch uneingestandene Angst ist eine fragwürdige Triebkraft, wenn sie das Steuer übernimmt. Zusammengefasst treibt der Motor Angst uns in die Enge und lässt uns unser Leben im Zweifelsfall vor die Wand fahren.

Stolz versus Scham

Vom weltberühmten französischen Ex-Fußballprofi Thierry Henry[41] wird eine Anekdote aus den Anfängen seiner Karriere berichtet. So sei er nach einem Jugendspiel, in dem er durch zahlreiche Tore letztlich mehr oder weniger im Alleingang für den Sieg seines Teams gesorgt hatte, stolz und freudestrahlend an den Spielfeldrand gelaufen, um sich bei seinem Vater ein Lob für sein großartiges Spiel abzuholen. Stattdessen habe er eine Ohrfeige kassiert. Was war geschehen? Vater Henry hatte den Eindruck, dass sein Sohn nicht genug schwitze, sich also nicht genügend angestrengt habe. Die beachtliche Anzahl an erzielten Toren war für ihn kein Gradmesser. Vielmehr ging es ihm um den Einsatz, das Bemühen, das Beste zu geben. Der junge Thierry Henry habe sich innerhalb von Sekunden nicht mehr stolz, sondern beschämt gefühlt. Seiner Karriere hat dies offenbar keinen Abbruch getan. Vater Henry scheint ein Vertreter der sogenannten Leistungsgesellschaft zu sein. Nur harte Arbeit zahlt sich aus, sie macht erfolgreich.

Erfolge und Niederlagen

Soziologen beschreiben seit einiger Zeit den Wandel von der Leistungs- zur Erfolgsgesellschaft.[42] Es scheint dabei nicht mehr im Kern auf Anstrengung anzukommen, sondern auf messbare Erfolge. Im wirtschaftlichen Kontext bedeutet das, dass nur Zahlen zählen, aber nicht mehr darauf geachtet wird, wie sie entstanden sind. Dazu gehört, dass man vernachlässigt, wie mit Mitbewerbern oder Mitarbeitern umgegangen wird. Im privaten Kontext bedeutet dies, dass beispielsweise für ein Kind nur die nach Hause gebrachte Note zählt, nicht aber, wie sie zustande gekommen ist. Der Zweck heiligt die Mittel. So wird der Erfolg zur norm- und moralbildenden Komponente. Wie er erzielt wurde, ist nicht mehr relevant. Erfolg ist wichtiger als die ihm zugrunde liegende Leistung. Im besten Fall sieht Erfolg lässig aus, geht leicht von der Hand. Bilder von den sogenannten digitalen Nomaden am Strand von Bali tun ihr Übriges. Wir lernen, nicht mehr auf unseren Einsatz stolz zu sein, sondern lediglich auf das Erreichte. Gerade dann, wenn Misserfolge eintreten, kann dies für das Selbstwerterleben fatal sein.

Stolz und Scham liegen gleichermaßen nah beieinander und weit voneinander entfernt. Sie stehen einander als Gegensätze gegenüber, und dennoch liegen zwischen dem Erleben dieser beiden Emotionen oft nur Sekundenbruchteile. Beide Gefühle spielen im sozialen Kontakt zu anderen Menschen eine besonders große Rolle, gelten als sogenannte soziale Emotionen. Insbesondere die Scham wird im Regelfall ja auch durch soziale Interaktionen ausgelöst und nur im Zwischenmenschlichen offenbar.

Die Fähigkeit, Stolz und Scham zu erleben, scheint uns Menschen angeboren. Diese Gefühle sind also bereits in uns angelegt, wenn wir auf die Welt kommen. Das verhält sich zum Beispiel auch bei den Emotionen der Freude, der Traurigkeit oder der Angst so[43]. Worauf wir stolz sind und wofür wir uns schämen, eignen wir uns jedoch größtenteils unbewusst im Verlaufe unseres

Lebens an. Zumeist sind die ersten Lebensjahre bis in unsere Jugend hinein besonders prägend für unser Stolz- und Schamerleben. Die Einflüsse dafür sind vielfältig und reichen von den eigenen Eltern bis hin zu medialen und allgemeinen gesellschaftlichen Faktoren.

Sowohl Stolz als auch Scham können grob in eine konstruktive und eine eher pathologische oder nicht hilfreiche Seite aufgeteilt werden. Das verdeutlicht, dass auch die sehr aversive Emotion der Scham für uns von großem Wert ist. Dabei hält sich hartnäckig die Annahme, dass wir Menschen ohne unangenehme Emotionen besser dran wären. Ein Leben ohne Ängste, Traurigkeit, Ärger oder Scham, wäre das nicht schön? Auch wenn der Wunsch nachvollziehbar ist, aus psychotherapeutischer Sicht könnte die Wahrheit nicht ferner liegen.

Scham und Stolz lassen sich kaum verbergen. Die Scham lässt einen erröten, der Stolz richtet den Körper auf. Diese körperlich sichtbaren Emotionsmarker haben Signalcharakter und eine enorme Wirkung auf unsere Mitmenschen. Manchmal triggern sie geradezu eine Gegenreaktion. Die evolutionspsychologische Forschung, die versucht, die menschliche Psyche mit evolutionären Entwicklungen in Verbindung zu bringen, geht davon aus, dass das Vorhandensein dieser und auch anderer Emotionen einen (emotionalen) Überlebensvorteil ergibt.

Vom Vermeiden der Scham

Das Gefühl der Scham wird im Regelfall sehr früh im Kindesalter zum ersten Mal erlebt. Wissenschaftler vermuten, dass bereits das kindliche Fremdeln ein entwicklungspsychologisch früher Ausdruck der Scham sein könnte[44]. Für die weitere Entwicklung im Umgang mit als unangenehm erlebten Emotionen spielt die Reaktion der engsten Bindungspersonen auf die kindliche Scham eine wesentliche Rolle. Reagieren diese zugewandt, beruhigend und wohlwollend, lernen Kinder, Scham in den richtigen Situationen abzulegen oder gar nicht erst spüren zu müssen. Lassen Eltern ihre Kinder mit dem Gefühl der Scham jedoch allein, entsteht Angst davor. Zudem verfestigt sich der Eindruck, dass man als Mensch nicht in Ordnung wäre. Fast als würde man sich zu Recht für etwas schämen.

Menschen mit intensivem Schamerleben empfinden sich dann teilweise auch bis ins hohe Erwachsenenalter als nicht liebenswert, nicht gut genug, unzulänglich oder einfach nur falsch. Und zwar als gesamte Person in all ihren Facetten. Das ist eine pauschale Form des extremen Selbstzweifels. Eine derart heftige und stabile Überzeugung über sich selbst führt im Regelfall zu schweren Einschränkungen in der sozialen Interaktion und im Leben allgemein.

Menschen, die aufgrund ihres Körpers gehänselt und beschämt wurden, haben häufig Schwierigkeiten damit, sich in ihrem Körper wohlzufühlen.

In einer idealen Welt sollte sich niemand für seinen Körper schämen müssen. Gerade in Bezug auf Vorsorgeuntersuchungen ist das ein großes Problem, Männer wie Frauen gehen bei schambehafteten medizinischen Fragestellungen häufig erst viel zu spät zur ärztlichen Untersuchung oder verweigern diese gänzlich[45]. Scham bewirkt in seiner gefährlichsten Form sozialen Rückzug und Isolation.

Gefährlicher Stolz

Zunächst noch etwas zum Gegenstück der Scham: dem Stolz. Stolz signalisiert eine Zufriedenheit mit sich selbst und kann ebenfalls in gesundem oder aber auch in ungesundem Maße auftreten. Gesund und dienlich wird der Stolz dadurch, dass wir Anerkennung und Achtung für eigene Bemühungen oder Leistungen aufbringen und uns selbst in Ordnung finden können. So kann Stolz ein Wohlgefühl in uns auslösen. Entsprechend streben wir nach Situationen, in denen wir auf uns stolz sein können, sodass dies ein Antreiber für unser Streben und unsere Weiterentwicklung werden kann. Tracy und Robbins[46] nennen diese Form des Stolzes den »authentischen Stolz«. Um uns selbst zu motivieren, ist Stolz also nahezu unerlässlich.

Stolz kann aber problematisch sein, wenn er zum Beispiel ausschließlich von tradierten gesellschaftlichen Normen abhängt, egal, ob sie zu uns passen und wir mit ihnen für unser persönliches Leben einverstanden sind. Das kann dann der Fall sein, wenn ein gering ausgeprägter Selbstwert vorliegt oder eigene Werte und Normen nicht oder nur unzureichend entwickelt wurden.

Die dunkle Seite des Stolzes wird als »überheblicher Stolz« bezeichnet. Damit werden Attribute wie Selbstüberhöhung, Hochmut und Eitelkeit in Verbindung gebracht. Haben wir wenig Möglichkeiten, Stolz aus uns selbst heraus zu erleben, also für eigene Leistungen in uns wichtigen Lebensbereichen, kann die innere Not so groß werden, dass jedes Mittel recht wird – wir schmücken uns dann gern mit fremden Federn. Der Stolz gilt in seiner dysfunktionalsten Ausprägung als eine der sieben Todsünden der christlichen Glaubenslehre.

Im Spannungsfeld von Stolz und Scham

In unserer heutigen Gesellschaft betrachten wir neben Leistung auch Erfolg als normbildend und sozial erwünscht. Das führt dazu, dass Leistungen und Erfolge miteinander verglichen werden, was durch digitale und soziale Medien so einfach ist wie nie. Es gibt vermutlich kaum eine Laufstrecke, für die nicht jemand seine Bestzeit gepostet hat. Kaum eine Frage im Bereich Kindererziehung, bewusste Ernährung, Alltagsstrukturierung oder zum Führen von To-do-Listen, für die nicht jemand suggeriert, dass er oder sie die perfekte Lösung hat.

Damit konfrontiert, erleben wir chronisch Gestressten eine Spielart der Scham. Wir fragen uns, warum wir nicht darauf gekommen sind. Warum wir nicht in der Lage sind, die im Rückblick banalen Probleme zu lösen. Gefühlt vermitteln andere, dass es doch so einfach ist. Ratgeber erklären, was zu tun ist, um glücklich, erfolgreich, weise, entspannt und noch vieles mehr zu sein. Alle scheinen zu wissen, wie es geht. Da kann man sich ob der zahlreichen eigenen Unzulänglichkeiten doch eigentlich nur schämen.

Paul Watzlawik, der weltberühmte Psychotherapeut, hat auf die Flut an gut gemeinten Ratgebern bereits 1983 auf paradoxe Art und Weise mit seiner »Anleitung zum Unglücklichsein« reagiert und stattdessen beschrieben, auf welch ausgetüftelte Art und Weise wir es schaffen, unser Leben geradezu unerträglich zu gestalten[47]. Die Sozialpsychologin Brené Brown[48], die im Übrigen großartige und empfehlenswerte Vorträge hält, spricht in Bezug auf die Scham von einer »sozialen Epidemie«. Ihren Forschungsergebnissen nach nimmt das Schamerleben im Vergleich zu früheren Generationen deutlich zu.

Sicherlich kennen auch Sie das Gefühl, nicht zu genügen, nicht gut genug zu sein, keinen Vergleich zu bestehen. Bin ich eine gute Mutter oder ein guter Vater, bin ich ein guter Freund, werde ich meinen eigenen oder den Ansprüchen meiner Lieben ausreichend gerecht?

Generell werden wir von Annäherungs- und Vermeidungsmotivation gesteuert. Es gibt Dinge, die wir als angenehm und erstrebenswert empfinden, denen wir uns also annähern wollen, und es gibt Dinge, die wir als unangenehm und abschreckend empfinden und vermeiden wollen. Im Falle des Burn-On-Syndroms befinden sich Betroffene im ständigen Spagat zwischen einem vermeintlich attraktiven und wertvollen Pol, hier dem Stolz, und dem als aversiv wahrgenommenen Gegenpol, in diesem Falle der Scham. Dieses permanente und scheinbar unauflösbare Spannungsfeld kennzeichnet den Burn On.

Wie gut wäre es, wenn wir ohne permanentes Vergleichen stolz auf uns sein könnten, etwa weil wir uns für individuell wie gesellschaftlich relevante Werte einsetzen. Wenn wir unsere Energie für die Dinge verwenden würden, die uns etwas bedeuten. Gleichzeitig wäre es angemessen, dass wir uns schämen, wenn wir mit unserem Handeln ebendiese Werte verletzen. Stattdessen schämen sich vom Burn On Betroffene, weil sie sich in einer alles vergleichenden Welt als ungenügend erleben. Weil sie den Eindruck haben, dass sie immer kurz davor sind, den Anschluss zu verlieren. Viele Menschen stellen im Rückblick fest, dass sie zu viel gearbeitet und zu wenig Zeit mit Familie und Freunden verbracht haben. Das hat ganz wesentlich etwas mit den Emotionen Stolz und Scham zu tun. Eine Veränderung im Verhalten kann jedoch nur mit einer Veränderung unseres Stolz- und Schamerlebens gelingen.

Die mentale Dimension

Perfektionismus versus Unzulänglichkeitserleben

So gut wie niemand gibt zu, perfekt sein zu wollen. Und doch spricht einiges dafür, dass viele von uns insgeheim diesen Anspruch verfolgen. Dass dieses Streben aber vielmehr uns verfolgt und wie ein Fluch auf uns lastet, entzieht sich offensichtlich unserem Bewusstsein.

Everybody is perfect

Warum das so ist, darüber lässt sich fabelhaft sinnieren, also warum die Generationen, die in der Mitte ihres Lebens stehen, einen so hohen Anspruch an sich und ihren Alltag stellen. Es wird erst recht dann zum Thema und Problem, wenn mit dem Perfektionsgedanken nicht nur der berufliche Erfolg verfolgt wird, sondern auch das private Glück. Das perfekte Haus und der perfekte Urlaub, das perfekte Dinner und die perfekte Hochzeit, die Liste von dem, wer oder was höchsten Erwartungen zu entsprechen hat, ist immer länger geworden. Das Perfektionsstreben hat sich verselbstständigt, und wir sind getrieben von der Vorstellung, die ultimative Erfüllung zu erreichen[49]. Auf Menschen mit einem Burn On trifft das in besonderem Maße zu, häufig in einem pathologischen Ausmaß.

Sie sind mehr oder weniger bewusst davon überzeugt, dass sie das Ziel in Zukunft erreichen werden, um ihr Leben dann auf dauerhaften – und vielleicht irgendwann sogar einmal entspannten – Erfolgskurs zu bringen. Zumindest sieht das für andere so aus – und es hört sich auch so an, wenn sie auf die Frage »Wie geht's?« stoisch mit »Gut!« antworten. Das tun die Betroffenen wie gesagt auch dann noch, wenn es ihnen eigentlich schlecht geht, und damit ist nicht etwa nur das Aber der Erschöpfung gemeint: »Es geht mir klasse, aber ich bin gerade ziemlich erledigt.« Die Überlastung und die Müdigkeit sind die einzigen Symptome, die sie vor sich und anderen zugeben können, weil sie diese als Zierde empfinden wie die Medaille eines Langstreckenlaufs. Ehrlicherweise müssten sie sich eingestehen, dass es sich innerlich ganz anders anfühlt und es ihnen schlechter geht, als sie wahrhaben wollen.

Gewiss, es ist nicht leicht, zuzugeben, dass nach außen hin alles ganz wunderbar den Anschein macht, als sei das Leben perfekt. Die Bewunderung der anderen trägt dann dazu bei, sich aufzurappeln, überzeugt, dass es die Anstrengung wert ist. Dass die Freude längst vergangen ist, gibt niemand gerne zu, weil man natürlich bescheiden zu sein hat. In der Diskrepanz zwischen Anspruch und Wirklichkeit erleben sich die Betroffenen jedoch als überaus unzulänglich.

Nie genug, nie zufrieden

So jagen Burn-On-Patient*innen unaufhörlich dem Gefühl nach, dass alles gut sein könnte, wenn sie sich nur noch mehr anstrengten. Doch es gelingt ihnen niemals, in diesem Leben anzukommen, also ganz bei sich, versöhnlich mit den eigenen Schwächen und Unzulänglichkeiten zu sein und Zufriedenheit zu verspüren. Jenseits der Höhenflüge tragen sie nach harter Landung nur tiefste Erschöpfung in sich und machen trotzdem weiter. Zufriedenheit ist ein unerreichbarer Zustand, weil sich die Betroffenen notorisch unzulänglich fühlen. Das ist für die Betroffenen nicht nur frustrierend, sondern – aufgerieben im kräftezehrenden Spagat – schrecklich anstrengend.

Tapferkeit und Tüchtigkeit

Kürzlich hat einer von uns beiden Autoren mit leichtem Befremden bemerkt, dass der altmodische Begriff »Tüchtigkeit« zu einem seiner Lieblingsworte geworden ist. Sein bester Freund hat ihn wieder ins Spiel gebracht. Er lobt damit Menschen, insbesondere Selbstständige, wie er selbst es ist, und die er für Mut und Leistung bewundert. In seiner Verneinung benutzt er ihn, um andere zu schelten, die es sich in seinen Augen zu bequem und leicht machen. Der oder die ist »einfach nicht tüchtig«, heißt es dann.

Wir haben uns auch schon dabei ertappt, dass wir Patient*innen dafür gelobt haben, wie »tüchtig« sie sind. Häufiger noch äußern wir uns anerkennend, wenn jemand als besonders »tapfer« erscheint. Wir geben zu, nicht ganz sicher zu sein, ob wir hier immer die nötige therapeutische Distanz wahren oder eigene zweifelhafte Ansprüche einbringen und etwas auf die Patient*innen projizieren, das ihnen selbst nicht guttut[50].

Tüchtigkeit und Tapferkeit, diese herrlich anachronistischen Tugenden, scheinen en vogue zu sein. Das ist zugleich gut und schön, aber damit sind Ansprüche verbunden. Das erleben wir in unseren Generationen und bei unseren Patient*innen: Tapfer und tüchtig zu sein, zumindest es stets zu versuchen, erscheint uns als *alternativlos.* Man arbeitet (und feiert) hart und beschwert sich nicht. Das haben wir verinnerlicht. Immer ein wenig gestresst und erschöpft zu sein, das darf man zugeben, das gehört zum guten Ton. Nur jammern kommt nicht infrage.

Und erst wenn man so richtig heftig krank ist, darf man sich offiziell krank melden und untätig bleiben. Dabei dürfen alle Menschen krank werden und auch wir können durchaus krankheitsbedingt fehlen. Absurderweise sind es aber gerade Ärzt*innen und Therapeut*innen, die besonders schlecht darin sind, für die eigene Gesundheit zu sorgen[51]. Es fällt schwer, das zuzugeben, aber vermutlich sind Ärzt*innen auch noch stolz darauf, weil es Unverletzbarkeit und heroische Opferbereitschaft betont. Das ist alles andere als klug, wenn diejenigen, die an der Quelle für Gesundheit sitzen, nicht selbst davon schöpfen. – Nicht ohne Grund haben wir in unserer Klinik ein Behandlungssetting für psychosomatisch erkrankte Ärzt*innen und Therapeut*innen.

Mit entsprechend gemischten Gefühlen beobachten wir Selbstständige, Manager und Unternehmensberater, für die es vielleicht noch weniger eine Option ist, krank zu Hause zu bleiben. Als wären die obersten Vertreter der Marktwirtschaft am Ende die eigentlichen Eliten und Ikonen unserer Zeit, die wir unbewusst hochhalten und anhimmeln. Unsere Tätigkeit in einer Klinik mag systemrelevant und ehrenvoll sein, am Ende werden wir das Gefühl nicht los, dass das Topmanagement aus der freien Wirtschaft auf Menschen wie uns herabsieht. In unserer irrigen Vorstellung sind ihre Repräsentanten weitaus stärker als wir selbst. Das Geheimnis ihres Erfolgs liegt vielleicht vor allem darin begründet, dass sie sich keine Erschöpfung und keine Schwäche anmerken lassen. – Wie erschreckend, dass wir dieses Minderwertigkeitsgefühl nicht ganz ablegen können, obwohl wir in unserer Klinik häufig gerade solche Menschen mit Burn On behandeln, bei denen sich am Ende die Erschöpfung Bahn bricht.

Hyperfokussierung versus Unachtsamkeit

Wir haben so viel im Kopf zu haben, uns an so vieles zu erinnern und nehmen gleichzeitig die banalsten Dinge nicht mehr wahr. Häufig sind wir mit unseren Gedanken nicht im Hier und Jetzt, sondern bereits bei dem, was wir noch zu erledigen haben. Eine inzwischen bekannt gewordene Beschreibung dieses Phänomens aus der Achtsamkeitspraxis stellt die folgende Geschichte[52] dar:

Einige Schüler fragen ihren Zen-Meister, warum er so zufrieden und glücklich ist.
Der Zen-Meister antwortet: »Wenn ich stehe, dann stehe ich, wenn ich gehe, dann gehe ich, wenn ich sitze, dann sitze ich, wenn ich esse, dann esse ich, wenn ich liebe, dann liebe ich …«
»Das tun wir auch«, antworteten seine Schüler. »Aber was machst du darüber hinaus?«, fragten sie erneut.
Der Meister erwiderte: »Wenn ich stehe, dann stehe ich, wenn ich gehe, dann gehe ich, wenn ich …«
Wieder sagten seine Schüler: »Aber das tun wir doch auch, Meister!«
Er aber sagte zu seinen Schülern: »Nein – wenn ihr sitzt, dann steht ihr schon, wenn ihr steht, dann lauft ihr schon, wenn ihr lauft, dann seid ihr schon am Ziel.«

Überall und jederzeit, nur nicht im Hier und Jetzt

Sie kennen das sicherlich. Eigentlich könnte alles so schön sein, Sie spielen gerade mit Ihren Kindern, schauen mit Ihrem Lieblingsmenschen einen Film, kuscheln auf der Couch. Körperlich sind Sie anwesend, mental jedoch ganz woanders. Ihnen fehlt die bewusste Wahrnehmung des Hier und Jetzt. Damit meint man, mit der Aufmerksamkeit voll und ganz in diesem Moment und an diesem Ort zu sein.

Wenn wir achtsam wären, also bewusst und wach wahrnehmen würden, was in uns und um uns herum im aktuellen Moment gerade geschieht, käme das in unserer heutigen Lebenswelt mit Sicherheit einer Reizüberflutung gleich. Die Fähigkeit, in den Autopilotenmodus überzugehen oder auch zum Eskapismus (siehe oben), dient dazu, uns zu entlasten und zu schützen. Nimmt der alltägliche Autopilot überhand, schenken wir dem Hier und Jetzt jedoch kaum oder keine Aufmerksamkeit mehr. Dann droht uns Schaden. Versuchen Sie einmal, alltägliche Gegenstände wie Ihre Armbanduhr, eine 10-Cent-Münze oder Ihre Zahnbürste in all ihren Qualitäten zu beschreiben. Was ist zu sehen, wo sind Beschriftungen, wie sind die Formen gestaltet? Die meisten Menschen schneiden dabei überraschend schlecht ab. Nun kann man berechtigterweise fragen, welchen Vorteil es haben soll, darin gut zu sein. Letztlich ist die Übung ein Sinnbild für unsere Unachtsamkeit alltäglichen Dingen gegenüber. Das lässt vermuten, dass wir viele andere Dinge unseres alltäglichen Lebens nur mit sehr eingeschränkter Aufmerksamkeit wahrnehmen. Zudem ist es kein Wunder, dass so viele Unfälle im häuslichen Umfeld passieren, also dort, wo wir meistens Dinge tun, die wir schon Hunderte oder gar Tausende Male getan haben. Die Unfälle passieren häufig, weil wir unachtsam sind.

Zerstreut statt achtsam

Einerseits ist unsere Unachtsamkeit ein Segen, denn würden wir alles bewusst und aufmerksam wahrnehmen, wären wir heillos überfordert. Andererseits entgehen uns dadurch auch wichtige, schöne, berührende Dinge. Wie bereits beschrieben, scheint uns durch die Fülle der Reize unserer heutigen Welt kaum eine Wahl zu bleiben, als uns den Dingen mit dem kurzfristig höchsten Appellcharakter zuzuwenden.

Die Herausforderung, seinen Geist einmal ganz bewusst auf Wanderschaft zu schicken, ohne dabei gestört zu werden, scheint immer größer zu werden. Dies nicht zuletzt durch den Segen und Fluch des Internets sowie der Möglichkeit, dieses durch mobile Geräte wie Smartphones oder Tablets immer bei sich zu haben. Wann waren Sie zuletzt ohne Smartphone unterwegs? – Viele Menschen beschreiben ein gewisses Unbehagen, wenn sie bemerken, dass sie ihr Smartphone vergessen haben. Offen gesagt, passiert es vermutlich seltener, dass ein Smartphone vergessen wird, als dass Schlüsselbund oder Geldbörse irgendwo liegen bleiben.

Gleichzeitig müssen wir der Versuchung widerstehen, das Smartphone in die Hand zu nehmen, während wir uns am Rechner sitzend unserer Arbeit widmen sollten. Dazu ist eine besondere Form der Selbstkontrolle nötig, die man als Hyperfokussierung bezeichnen könnte: Wir alle kennen das. Ein Textverarbeitungsprogramm ist geöffnet, am Bildrand ploppt plötzlich die neu eingegangene E-Mail auf. Lesen Sie sie oder bleiben Sie bei Ihrer bereits begonnenen Aufgabe? Haben Sie eine feste Regel dafür oder machen Sie die Entscheidung vom Absender der E-Mail abhängig? Tun Sie das Letztere, müssen Sie bereits mehr Aufmerksamkeit von Ihrer bisherigen Tätigkeit abziehen, um zu einer Entscheidung zu kommen. Andererseits haben wir möglicherweise derselben Versuchung zu widerstehen, während wir eigentlich in der Hängematte liegen und einfach nur Zeit für uns verbringen sollten und wollten. Es könnte so schön sein, wenn wir nur nicht gestört würden. Oder besser: wenn wir uns nicht von uns selbst stören ließen.

Im Burn On befinden wir uns ständig inmitten dieses Spagats. Hyperfokussierung einerseits, Unachtsamkeit andererseits. Wir müssten voll bei der Sache sein, sind häufig jedoch alles andere als im Hier und Jetzt.

Tatsächlich finden sich zahlreiche Berichte über die immer kürzer werdende Aufmerksamkeitsspanne des Menschen[53]. Menschliche Aufmerksamkeit ist in digitalen Zeiten zur am meisten umkämpften Ressource überhaupt geworden[54]. Negativ betrachtet, scheint unsere Konzentrationsfähigkeit zu schwinden. Positiv betrachtet, scheinen Menschen besser darin zu werden, in kürzester Zeit viele relevante Informationen zu erfassen und einzuordnen[55]. Eine Pause sehnen trotzdem die meisten herbei.

Unsere Patient*innen stellen immer wieder mit Erstaunen und auch Dankbarkeit fest, welche Kraftquelle es beispielsweise sein kann, wieder mehrere zusammenhängende Seiten eines Buches zu lesen. Das ist vielen im Alltag kaum mehr möglich gewesen. Ständig schweift die Aufmerksamkeit ab. Möglicherweise gelten deshalb geradezu klischeehaft anmutende, repetitive körperliche Tätigkeiten wie das Holzhacken oder die Gartenarbeit als meditative

Inseln für gestresste Großstädter. Wir sind mit der Mehrzahl unserer fünf Sinne bei der Sache und sehen relativ schnell Ergebnisse. Schon Albert Einstein[56] pries das Holzhacken, indem er sagte, dass »[es] deshalb so beliebt [ist], weil man bei dieser Tätigkeit den Erfolg sofort sieht«. Dies machen wir uns in der natur- und tiergestützten Therapie in unserer Klinik für unsere Patient*innen zunutze.

Überhöhung versus Entwertung

Den letzten Aspekt des schmerzhaften Spannungsfeldes zu beschreiben, den der Spagat des Burn On ausmacht, ist uns seltsam schwergefallen. Vielleicht kommt uns das Thema Auf- und Abwertung zu nah, vielleicht sind wir davon selbst zu sehr belastet. Bewertungen spielen auch in unserem Alltag eine besondere Rolle, gerade jetzt, wo wir mit unserer Klinik in der Aufbauphase stehen. Um unserer Verantwortung gegenüber den Patient*innen und Mitarbeiter*innen gerecht zu werden, geht es nicht ohne Bewertungen. Aber was sagen Gehälter wirklich aus über den Wert einer Arbeit?

Eine besonders wichtige Informationsquelle sind für uns die Bewertungen der Patient*innen.

Die Bewertungs(un)kultur hat im Netz erschreckende Ausmaße angenommen. Alles und jede/r wird nach Punkten, Sternen oder was auch immer bewertet. Das nicht persönlich zu nehmen – als Therapeut, Arzt, Lehrer, Restaurantinhaber oder Anwalt – ist gar nicht so einfach. Uns sind persönliche Gespräche lieber, in denen wir nachfragen können, um wirklich zu verstehen, was wir besser machen können. Aber wir müssen zugeben, dass wir uns vom Blick auf die Bewertungen im Netz nicht ganz frei machen können. Ihren Einfluss kann man nur schwer beurteilen, aber im Zweifelsfall sind auch wir als Klinik darauf angewiesen, dort ein positives Echo zu finden.

Zwischen oben und unten nur das Nichts

Viele unserer Patient*innen mit Burn On bewerten gedanklich ununterbrochen sich selbst und andere. Manche verstehen uns erst gar nicht, wenn wir ihnen erklären, dass es nicht notwendig ist, immer alles einer Bewertung zu unterziehen. In ihren Augen erscheint es als völlig natürlich, die Welt in gut oder schlecht einzuteilen und alles zu benoten. Wir finden das erschreckend.

Denn wir befürchten, dass gerade die Tatsache uns Menschen beeinflusst, denn auch wir werden auf einmal ständig bewertet. Das gilt längst nicht mehr nur für Menschen, die Hilfe- oder Dienstleistungen anbieten, sondern gerade auch für Privatpersonen, ob nun in ihrer »Funktion« als Freund*in, Date oder Sexualpartner*in. Sich permanent aneinander zu messen, Daumen hoch oder runter, das ist uns in Fleisch und Blut übergegangen. Das stresst und hinterlässt Fragezeichen und damit eine Irritation, wenn mal kein bewertendes Feedback kommt. Der Wert eines Menschen aber und das, was wir eigentlich unter menschlichen Werten verstehen, lässt sich gerade nicht in Zahlen ausdrücken. Diese Werte sollten wir über das stellen, was wir momentan ziemlich plump als Wertmaßstäbe ansetzen.

Am Ende geht es dabei natürlich wieder um das Thema Leistung. Ich werde bewertet dafür, was ich Tolles leiste beziehungsweise was ich mir Tolles leisten kann, um es im Netz vorzuzeigen, oder dafür, wie gut ich aussehe, wie sportlich und fit ich bin. Die sogenannten Influencer haben als moderne Role Models daraus ein Geschäftsmodell gemacht. Die Anzahl der Follower, Likes und Sternchen ist bares Geld wert. An dieser Stelle wird deutlich, dass die zunehmende Bewertungstendenz der Menschen natürlich etwas mit der geldwerten Währung namens Aufmerksamkeit zu tun hat. Dazu passt die gute alte Regel des Medienzeitalters, die mittlerweile nicht mehr nur für Prominente gilt: dass es keine schlechten Nachrichten gibt, sondern dass es nur schlecht ist, wenn es keine Nachrichten gibt.

Wer geradezu süchtig nach Bewertungen ist, kann meist besser damit leben, eine negative Bewertung zu erhalten als gar keine. Einfach gesehen zu werden, wie man ist, können viele kaum aushalten. So begeben sie sich von selbst nicht nur im Beruflichen, sondern auch im Privaten in Situationen, in denen sie bewertet werden. Auch die therapeutischen Begegnungen werden von ihnen bisweilen so gestaltet.

Burn-On-Patient*innen sprechen viel über die Ziele, die sie sich setzen, oder sie erwarten, dass wir ihnen welche vorgeben. Sie sitzen nicht selten mit gespitztem Bleistift vor uns und notieren alles, was sie als Ziel, Aufgabe oder Rat möglichst konkret umsetzen können. Wie bei Zielvereinbarungsgesprächen mit den Vorgesetzten soll alles messbar sein. Es ist nicht einfach, diese Patient*innen davon zu überzeugen, nicht mit Notizbuch und Stift bewaffnet in die Therapiesitzungen zu kommen. Sie fühlen sich dann geradezu nackt. Außerhalb von Bewertungssystemen verlieren sie den Halt.

Zerrissen zwischen Auf- und Abwertung

Wir haben den Eindruck, dass Burn-On-Patient*innen eher dazu neigen, ihr Licht unter den Scheffel zu stellen. Wie schon beim emotionalen Pendant zu diesem Spannungsfeld, also beim Thema Stolz und Scham deutlich gemacht wurde, beobachten wir hier eine starke Ambivalenz. Insgeheim empfinden die Betroffenen durchaus manchmal Stolz und bewerten sich gedanklich positiv. Offen ausgesprochen wird das aber nicht. Man könnte es auch als falsche Bescheidenheit bezeichnen, wenn sie sich stattdessen klein oder sogar schlecht machen. Wer sich in seiner professionellen Rolle offiziell permanent duckt, sich aber insgeheim auf den obersten Rängen sieht, die oder der muss sich pausenlos strecken und besonders anstrengen für Anerkennung. Dann läuft man Gefahr, stets kleingehalten, ausgenutzt und enttäuscht zu werden. So kann es zu Selbst- und Fremdausbeutung kommen, die nicht selten in die ultimative Erschöpfung mündet. Denn irgendwann »bringt« man es nicht mehr.

Im Burn-On-Spagat gefangen, siegt am Ende das Gefühl der Abwertung. Viel schlimmer noch als das der Arbeitgeber*innen und Kollegen*innen wiegt dann wieder das eigene Urteil der Selbstentwertung. Für unsere diagnostische Einschätzung ist es aber wichtig, auch den heimlichen Größenideen nachzuspüren, nicht nur als Kehrseite der Medaille von Minderwertigkeitsgefühlen, sondern auch weil wir so den Resten eines positiven Selbstwertgefühls auf die Spur kommen. Wir entdecken verschüttete Ressourcen, Wünsche und Träume, an die sich in der Therapie gut anknüpfen lässt.

Alles wollen müssen

Nicht zu wissen, was man wirklich will – das ist eines der größten Probleme für Burn-On-Patient*innen. Ganz häufig sagen sie uns, dass sie gedacht haben, dass sie das, was sie so beharrlich tun, unbedingt wollten. Die Diagnose stellt nicht selten sehr viel, wenn nicht alles infrage. Habe ich den richtigen Beruf? Ist das die Partnerschaft, die ich wirklich wollte?

Auch hier gibt es ein letztes Paradox zu entdecken: Die Patient*innen wissen zwar eigentlich nicht, was sie wollen, aber das mit großer Willensstärke. Mit eiserner Disziplin ziehen sie alles durch, was sie sich in den Kopf gesetzt haben beziehungsweise was sich ihnen in den Kopf gesetzt hat, während Herz und Bauch geflissentlich übergangen wurden. Ihr Wollen hat sich verselbstständigt.

Es gibt gute Gründe, warum wir Menschen bewundern, die einen starken Willen haben, aber das hat überhaupt keinen – Achtung! – Wert, wenn es nur um den bloßen Erfolg, die kalte messbare Leistung geht und nicht um einen Inhalt, der etwas mit einer Person selbst zu tun hat. Es ist erschreckend, wie sehr den Betroffenen ein innerer Kompass fehlt und wie orientierungslos sie sich selbst gegenüberstehen.

Das Diktat des reinen Wollens und das Regiment der Bewertungen sind das genaue Gegenteil von dem, was wir unter Achtsamkeit verstehen. Achtsam mit sich umzugehen, bedeutet vor allem, für einen Moment alles Wollen und Tun zugunsten des Seins sein zu lassen und sich vorbehaltlos anzunehmen. Diese Achtsamkeit, mit sich und der Welt gut und gütig umzugehen, werden wir im zweiten Teil einüben, wenn wir uns der Therapie und Vorbeugung des Burn On widmen.

In a nutshell: Diagnosestellung des Burn-On-Syndroms

Aufgrund der vorangegangenen Beobachtungen erlauben wir uns gegen Ende dieses Kapitels einen ersten Versuch, die Symptomatik des Burn On in einer komprimierten Form auf den Punkt zu bringen. Dabei orientieren wir uns an den diagnostischen Klassifikationssystemen für psychische Erkrankungen. Dies ist gleichsam unser Vorschlag für diagnostische Kriterien, um ein Burn-On-Syndrom medizinisch einzuordnen und zu erforschen.

Das Burn-On-Syndrom kann als eine arbeitsbezogene Störung definiert werden, bei der es durch eine kontinuierliche Stressbelastung zu einer chronischen Erschöpfung mit charakteristischen Symptomen kommt, die sich aus dem Spannungsfeld widersprüchlicher Emotionen und Impulse ergeben. Für die Diagnose eines Burn On schlagen wir vor, dass alle drei folgenden Kriterien über einen Zeitraum von mindestens zwölf Monaten erfüllt sein müssen:

1. Auf der Verhaltensebene verselbstständigt sich für Arbeitsprozesse ein geschäftiger Aktionismus, während es bei aufschiebbaren alltäglichen Aufgaben zunehmend zu einer Handlungslähmung kommt.
2. Auf der emotionalen Ebene zeigt sich vordergründig ein angestrengter Positivismus, der im Widerspruch zu einer tatsächlich erlebten Freudlosigkeit steht.
3. Auf der kognitiven Ebene dominiert ein Perfektionismus, der einem tief empfundenen Unzulänglichkeitserleben kompensatorisch gegenübersteht.

Die in den drei Hauptsymptomen zum Ausdruck kommende Differenz zwischen äußerem Anschein und innerem Erleben manifestiert sich vor allem in einem ambivalenten Bezug zu sich und zur Außenwelt: Der Umgang mit sich selbst ist von einer übermäßigen Neigung zu Bewertungen gekennzeichnet, die sich im Verlauf zunehmend zu einer Tendenz zur Selbstentwertung entwickelt. Der Umgang mit der Außenwelt ist geprägt von übermäßiger Anspannung, die zu immer größerer Unachtsamkeit führt.

Die Diagnosestellung setzt einen signifikanten Leidensdruck bei den Betroffenen voraus. Im Gegensatz zum Burn-Out-Syndrom kommt es beim Burn-On-Syndrom typischerweise nicht zu einem akuten psychischen Zusammenbruch. Der Übergang von einem Burn On in einen Burn Out ist allerdings möglich.

Wir verstehen diese Aufstellung von diagnostischen Kriterien als einen ersten Vorschlag, der als Diskussionsgrundlage dienen kann und auf dessen Basis sich das neuartige Störungsbild des Burn On weiter erörtern und erforschen lässt. Damit haben wir in unserer Psychosomatischen Klinik Kloster Dießen begonnen. Es würde uns freuen, wenn andere Kolleg*innen sich uns anschließen wollten.

Dem Leiden einen Namen geben

Apropos Selbstwert: Es braucht schon ein wenig Chuzpe dazu, im Rahmen eines solchen Buches mit dem Vorschlag an die Öffentlichkeit zu treten, ein neuartiges Krankheitsbild anzuerkennen und zu etablieren, für das es naturgemäß noch gar keine konkreten Forschungsergebnisse geben kann. Sooft uns auch die Angst vor der eigenen Courage befallen hat, umso überzeugter wurden wir durch unsere Beobachtungen, Recherchen und Diskussionen während des Konzipierens und Schreibens, dass wir es hier mit diagnostischem Neuland zu tun haben.

Auch was das Nachdenken über die Bezeichnung angeht, haben wir es uns nicht leichtgemacht. Uns war es dabei wichtig, dem aus unserer Sicht sehr stimmigen Begriff Burn Out für die akute Erschöpfungsdepression unsere Reverenz zu erweisen und mit unserer Begriffswahl daran anzuschließen. Der von uns sogenannte Burn On als chronische Erschöpfungsdepression impliziert, dass es weder sinnvoll noch gesund ist, für eine Arbeit dauerhaft zu brennen. Es ist schön, wenn man auch mal Feuer und Flamme ist für seinen Job. Ansonsten erscheint uns das Brennen als eine Metapher, die vor allem Gefahr signalisiert. Wer einen Menschen, der einen Burn Out erlitten hat, explizit mit dem Ziel behandelt, für seine Arbeit weiterbrennen zu können, hat unserer Meinung nach etwas nicht verstanden. Immer weiterzubrennen, das kann nicht mehr unser Ziel sein. Im Zweifelsfall geht sonst der Burn Out eben in einen Burn On über.

Ein anderes, vielleicht positiver besetztes Element als das brennende Feuer kann hier als Metapher dienen: das fließende Wasser. In den letzten Jahrzehnten hat sich das Flow-Erleben als ein erstrebenswertes Ziel gerade auch im Hinblick auf Arbeitsprozesse etabliert[57]. Das sich verzehrende Feuer für die Arbeit hat als positive Metapher ausgedient. Der Moment, in dem wir uns als eins erleben mit einem kreativen und produktiven Arbeitsfluss, wird demnach als Flow-Moment bezeichnet. Man geht davon aus, dass das Flow-Erleben nicht nur als eine Ressource für zufriedenes und erfolgreiches Arbeiten zu verstehen ist, sondern dass es auch im Sinne von Resilienz vor arbeitsbezogenen Störungen schützt[58]. Kein Wunder: Mit Wasser kann man Brände löschen.

Arbeitsbezogene Störungen nicht nur in der Pandemie

Lassen Sie uns gegen Ende des ersten Teils dieses Buches mit einem Blick auf die aktuelle Situation die Unterschiede zwischen Burn Out, Bore Out und Burn On illustrieren. Die Differenzen lassen sich vereinfacht sehr schön mit den zu erwartenden arbeitsbezogenen Störungen in der COVID-19-Pandemie erläutern. Wir erleben das bereits in unserer Klinik.

Wir behandeln immer wieder Menschen mit einem Burn Out, bei denen es sehr offensichtlich um Überlebenskämpfe geht. Das betrifft vor allem Ärzt*innen und Pflegekräfte, die aufopferungsvoll und weit über ihre körperlichen und seelischen Belastungsgrenzen hinaus COVID-Patient*innen behandeln[59]. Das gilt aber auch manchmal für Menschen, die aufgrund der ökonomischen Folgen um die berufliche und damit auch um ihre finanzielle Existenzgrundlage kämpfen. Viele haben monatelang bis zur völligen Erschöpfung weitergemacht, um schließlich im finalen Burn Out regelrecht in sich zusammenzubrechen.

Diskreter und weniger auffällig ist der Bore Out, der im Rahmen der Pandemie jedoch ebenfalls häufiger auftreten dürfte. In so reichen Ländern wie Deutschland, wo doch einige Härten abgefangen und ganze Konzerne mithilfe der Kurzarbeit am Leben gehalten werden, gibt es nun für viele Menschen viel Leerlauf und wenig Aufgaben, während das Freizeitverhalten sehr eingeschränkt ist. Sinnvolle Tätigkeit entbehren zu müssen, sich als »systemirrelevant« zu erleben oder sich gar überflüssig zu fühlen, kann ebenfalls krank machen. Sicher mag uns eine krankhafte Langeweile wie ein Luxusproblem vorkommen, aber auch dies ist ein Weg in die Depression. Das Beste, was man dagegen tun kann: sich sinnvolle Aufgaben zu suchen, auch und gerade jetzt, wo wir Menschen einander mehr denn je brauchen und uns durch die neuen Technologien tatsächlich nahe sein können. Soziales Engagement, sei es persönlich oder politisch, ist eines der besten Antidepressiva[60]. Dass sich so viele Menschen in dieser Zeit zur Untätigkeit verdammt sehen und ihnen kaum einfällt, wie sie die Zeit sinnvoll und kreativ nutzen könnten – abgesehen von sozialem Engagement könnte man ja im Homeoffice ein digitales Start-up-Unternehmen gründen –, mag übrigens auch daran liegen, dass so viele erst einmal ihre globale Erschöpfung, ihren jahrelangen Burn On auskurieren müssen.

Wie aber manifestiert sich der Burn On in Zeiten der Pandemie? Der überwiegende Teil der Bevölkerung lässt sich alles andere als gehen, sondern reißt sich mächtig zusammen. Wer nicht beruflich unmittelbar von COVID-19 betroffen ist, wird sich dem kollektiven Schicksal fügen und seine Arbeit im Beruf oder als Elternteil, so gut es geht, erledigen, um nicht zur Last zu werden. Wir selbst bemühen uns auch immer wieder um Haltung und Demut, weil wir ja nicht an vorderster Front der Behandlung von Infizierten stehen und weil wir uns glücklich schätzen, überhaupt Arbeit zu haben und noch dazu eine Arbeit, die uns überaus sinnvoll erscheint und zudem als systemrelevant anerkannt wird. Wir müssen doch dankbar sein! Damit halten wir uns bei Laune und bei der Stange, wenn die Arbeit mal wieder ganz schön viel wird, zum Beispiel weil wir ständig die Hygieneregeln überarbeiten und neu kommunizieren müssen. Weil die Psychotherapie hinter den Masken schwieriger und mühsamer ist. Weil wieder einmal eine Reihe von Mitarbeiter*innen oder wir selbst nicht zur Arbeit kommen können. Weil die Kinderbetreuung und das Homeschooling zu einem kräftezehrenden Ding der Unmöglichkeit neben der Arbeit werden. Und weil wir manchmal selbst Angst haben, dass wir uns und unsere Familien mit dem Virus infizieren könnten. So oder so ähnlich dürfte es sehr vielen Menschen gehen.

Entsprechend haben wir Durchhalteparolen im Kopf, weil es uns doch gut geht, und so machen wir stramm weiter, achten darauf, nicht »zusammenzuklappen«, denn das wäre peinlich und beschämend für uns als Ärzte. Diese Art zu denken und zu handeln führt allerdings mit großer Wahrscheinlichkeit in den Burn On. Und so steht zu befürchten, dass die endlos erscheinende Pandemie eine Welle an chronischen Erschöpfungsdepressionen hervorbringen wird. Für uns steht das leider außer Frage. Mehr als Burn Out und Bore Out erwarten wir unzählige Opfer von Burn On, wenn sich der dunkle Nebel über dem Schlachtfeld der Pandemie zu lichten beginnt.

Das gesellschaftliche Umfeld: von der Ausbeutung durch sich selbst und andere

Konkurrenz – Globalisierung – Neoliberalismus – Bewältigungsstrategien – Millennials – Körperbild – Selbstdisziplin – Wettbewerb – Karoshi – Kompetitivität – Präsentismus – Workaholism – Künstliche Intelligenz – Digitaler Burn Out – Lernpsychologie – Entwicklungspsychologie – Konditionierung – Selbstwertkonflikte – Leistung – Homeoffice – Stress – Angst – Phobie – Alkohol – Doping

Wie alles in unserer hochgezüchteten Welt sind auch die Gründe, die uns zur Arbeit motivieren, immer abstrakter geworden. Das hat viel mit dem technischen Fortschritt, der Arbeitsteilung und den gesicherten Existenzbedingungen zu tun, zumindest in den vermeintlich hoch entwickelten Gesellschaften. Wir arbeiten in der Regel nicht mehr, weil wir Angst davor haben, zu verhungern. Wir leben nicht mehr wie die Sammler und Jäger von der Hand in den Mund. Unsere Lebensbedingungen und damit gleichsam unsere Bedürfnisse sind komplexer geworden, ebenso wie unsere Arbeitsbedingungen und deren Anforderungen an uns.

Nur weil unsere Bedürfnisse nicht mehr lebensentscheidend sind – und, von außen betrachtet, ganz schön übersteuert wirken –, heißt das noch lange nicht, dass wir es nicht als dramatisch erleben, wenn wir sie uns nicht erfüllen können. In hungriger Verfassung können wir zivilisierten Menschen nach wie vor zum Tier werden. Und wenn wir berufliche Ziele voller Inbrunst verfolgen, kommen immer noch unsere ursprünglichen Jagdinstinkte zum Vorschein. Wenn es um die mehr oder weniger abgesteckten Areale von Jägern und Sammlern geht, bricht nicht nur aggressives Kampfgebaren durch, sondern es kommen auch ängstliche Fluchtreflexe zum Tragen. »Fight or Flight«, Kampf oder Flucht, Wut oder Angst; dass wir diesen Zwiespalt keineswegs hinter uns gelassen haben, wurde ja zuvor schon thematisiert. Bestenfalls haben wir diese heftigen Gefühle sublimiert, das gilt für das Privatleben und seine Revierkämpfe ebenso wie für die ökonomischen Verteilungskämpfe des Berufslebens.

Wir zivilisierten Menschen mögen unser biologisches Erbe immer weiter überformt haben. Aber die Biologie darunter, das Animalische, Hormonelle und Instinkthafte, wirkt in uns fort. Es kommt nur anders zum Ausdruck, zum Beispiel und nicht zuletzt in der Arbeitswelt. Und wenn die Arbeit wie einstmals das Sammeln und Jagen als Überlebenskampf betrieben wird, dann kann dies eben bedrohlich werden. Dies gilt nicht nur für die eventuell auf der Strecke bleibenden Opfer, sondern auch für diejenigen Kämpfer, die alle Grenzen auf Kosten von Sicherheit und Selbstschutz überschreiten.

Das Ganze hat sowohl kollektive als auch individuelle Dimensionen, die eng miteinander verwoben und in ihrer Gesamtheit zu betrachten sind, wenn man der Komplexität der Problematik gerecht werden will. Die gesellschaftlichen Bedingungen prägen ganz selbstverständlich die Vorstellungen und Handlungen jedes Einzelnen von uns, gerade auch was das Thema Arbeitshaltung angeht. In diesem Kapitel sind zunächst die kollektiven Bedingungen für die Entstehung des Burn-On-Syndroms beschrieben, und anschließend widmen wir uns den individuellen Ursachen.

Eine Frage der Generation: von B bis Z und den Millennials dazwischen

Als wir begannen, dieses Buch zu schreiben, hatten wir zunächst den Eindruck, dass wir zu einem großen Teil über die sogenannte Generation Y, auch die Millennials genannt, berichten würden. Sie schienen uns vom Burn-On-Syndrom auf besondere Art und Weise betroffen zu sein. Im weiteren Verlauf wurde uns dann deutlich, dass sich das Auftreten des Burn On nicht auf diese Generation beschränkt.

In der öffentlichen Diskussion werden den verschiedenen heute erwerbstätigen Generationen teilweise gegensätzliche Einstellungen gegenüber Arbeit und Privatleben sowie deren Vereinbarkeit miteinander zugeschrieben. Doch welche Attribute werden mit den Vertretern der jeweiligen Generationen verbunden – als da sind die Babyboomer, hier Generation B genannt (in etwa die Geburtenjahrgänge 1946–1964), die Generation X (etwa 1965–1980), die Generation Y oder auch Millennials (etwa 1981–2000) sowie, ganz neu mit von der Partie, die Generation Z, Digital Natives (etwa 2000–2010) genannt?

Uns ist es wichtig festzuhalten, dass es eine Vielzahl von Studien gibt, die die Unterschiede zwischen den verschiedenen Generationen stark infrage stellen[61]. Insbesondere was die Beschreibung der jeweils aktuellen Generation junger Erwachsener angeht, muss sich die Außenperspektive vor vorschnellen Umschreibungen hüten und die Binnenperspektive davor, nicht mit pauschalen Befindlichkeiten zu nerven. Demnach gibt es große Zweifel, ob solche Abgrenzungen statthaft sind. Dennoch halten sich in der öffentlichen Wahrnehmung bestimmte Annahmen, man könnte sie auch Vorurteile nennen, über die Angehörigen der einzelnen Geburtenjahrgänge.

In der allgemeinen Wahrnehmung stehen einander ganz besonders die Babyboomer und die Millennials gegenüber. Diese beiden umrahmen mit jeweils etwa einem Drittel Anteil an der arbeitenden Bevölkerung die Generation X, die ebenfalls etwa ein Drittel ausmacht. Vorangehende und nachfolgende Generationen – wie die Weltkriegsgeneration (etwa 1928–1945) und die Generation Z – machen derzeit entweder kaum noch oder noch kaum eine zahlenmäßig erhebliche Arbeitnehmer*innengruppe aus.

Die Generation X kann in Bezug auf die ihr zugeschriebenen

Attribute gewissermaßen als eine Übergangsgeneration beziehungsweise als eine Generation des Wandels betrachtet werden. Sie sortiert sich ein im Spannungsfeld zwischen Individualismus und Kollektivismus, zwischen Globalisierung und Isolationismus, zwischen digitalem und analogem Leben. Kein Wunder daher, dass in der öffentlichen Diskussion der letzten Jahre besonders die Babyboomer und die Millennials aufeinanderprallen. Auch wir wollen uns hier besonders auf die Gegensätze zwischen diesen zwei Generationen konzentrieren.

Der Generation der Babyboomer wird nachgesagt, nach beruflichem Erfolg zu streben, klassische Statussymbole wie Autos, Häuser und teure Uhren zu schätzen und ihr Leben der Arbeit zu widmen oder gar zu opfern. Damit geht aus psychotherapeutischer Sicht eine gewisse Härte gegen sich selbst einher, dazu eine eher geringe Toleranz gegenüber negativen und leidenschaftlichen Gefühlen sowie relativ klare und damit auch eher unflexible Rollenbilder von Frau und Mann. Die Babyboomer werden immer wieder auch als Wohlstandsgeneration bezeichnet.[62] Ein Leitsatz der Generation könnte heißen: »Harte Arbeit zahlt sich aus.« Und das trifft auf viele zu. Aber genau das hatte und hat auch immer seinen Preis.

Wir erleben das im klinischen Kontext nicht selten bei Vertreter*innen der Babyboomer, die die Arbeit überhaupt nicht loslassen können, auch wenn sie längst das Rentenalter überschritten haben. Gerade der Übertritt ins Rentenalter ist bei Menschen, die sich jahrzehntelang erfolgreich bis zur Erschöpfung beruflich engagiert haben, eine sehr gefährliche Phase, nicht nur emotional, sondern vor allem körperlich. Manchmal bricht dann die chronische Erschöpfungsdepression erst richtig durch, weil die Befreiung vom Leistungsdruck und die eigentlich ersehnte Entspannung unerträglich sind, nicht zuletzt, weil dem einen oder anderen dämmert, was er/sie alles vernachlässigt und verloren hat.

Die Generation der Millennials wird als der Gegenentwurf schlechthin dargestellt. Ihr wird gerne nachgesagt, sich egoistisch in erster Linie um das eigene Wohl zu sorgen, Selbstverwirklichung und Flexibilität großzuschreiben – und ein permanentes »Sich-nicht-festlegen-Wollen« zu leben oder sich unpolitisch und auf den eigenen Vorteil bedacht durchs Leben zu mäandern. »Mach, was dich glücklich macht«, das haben viele Kinder dieser Generation von ihren Eltern gehört. Und das wird ihnen von der Nachfolgegeneration bereits zum Vorwurf gemacht.[63]

Die Generation Z, die inzwischen prototypisch von Greta Thunberg vertreten wird (daher auch »Generation Greta« genannt), zeichnet sich dadurch aus, dass sie sich für gesellschaftliche Themen wie den Umweltschutz leidenschaftlich einsetzt. Doch gleichzeitig ist dies auch die Generation der Digital Natives, die ins Internet(zeitalter) hineingeboren worden sind. Vielleicht wird man einmal die Widersprüchlichkeit dieser Generation in den Mittelpunkt rücken, um sie zu beschreiben: einerseits ein Großteil der Lebenszeit in der digitalen Welt zu verbringen und sich gleichzeitig mit Nachdruck für den Erhalt der analogen Welt einzusetzen. Es bleibt sicherlich spannend, in welcher Form uns diese und die weiteren nachfolgenden Generationen mit unangenehmen Wahrheiten konfrontieren werden.

Interessanterweise haben wir in unserer Klinik bereits des Öfteren eindrückliche familiäre Gegenüberstellungen erlebt, Vertreter geradezu klischeehafter Extrempositionen: Frau K., die nach oben beschriebener Klassifikation zur Generation der Babyboomer zählt, befand sich mit einer Burn-On-Symptomatik in unserer Behandlung. Sie war von ihr Nahestehenden mit großer Sorge um ihr Wohlergehen regelrecht zu einer stationären Behandlung gedrängt worden und hatte bereits verschiedene psychische und körperliche Beschwerden entwickelt. Trotzdem hatte sie zu einem gewissen Teil noch kein Problembewusstsein für ihre Tendenz, sich selbst auszubeuten und permanent über eigene Grenzen zu arbeiten und zu agieren. Im Verlauf der Behandlung kam es zu einem Angehörigengespräch, bei dem wir ihren Sohn, einen waschechten Millennial, kennenlernen durften. Er stellte unser Bild vom Umfeld der Patientin auf den Kopf, das wir uns als ebenso zielstrebig und genauso ambitioniert ausgemalt hatten. Er war betont desinteressiert daran, sein Leben über Arbeit und beruflichen Erfolg zu definieren. Im Gegenteil schien er, trotz des wohlwollenden Umgangs der beiden miteinander, unbewusst gegen das Lebenskonzept seiner Mutter zu rebellieren. Das ließ er dadurch erkennen, dass er seine Zeit zu großen Teilen mit dem verbrachte, was man Müßiggang nennt. Wie kann das sein?

Diese Konstellation begegnet uns immer wieder: Die Eltern sind erfolgreiche, perfektionistische, doch gleichzeitig erschöpft-depressive Manager*innen, und die eigentlich längst erwachsenen Kinder sind eher nach Lust und Laune freischaffend tätig mit viel Anspruch an eine gute Work-Life-Balance und/oder mit einer Mediensucht beschäftigt.

Natürlich sehen wir darin auch eine Bewältigungsstrategie, mit der die Beteiligten auf unterschiedliche gesellschaftliche Prozesse und Herausforderungen antworten. Wichtig ist aus unserer Sicht, dass jede Generation und die ihr zugehörigen Menschen vor anderen Herausforderungen stehen und diese bewältigen müssen. Das erfordert enorme Anpassungsleistungen.

Bei allen Unterschieden zwischen den Generationen geht es weniger um die persönliche Einstellung, sondern vielmehr um die Reaktion auf die jeweiligen Lebensumstände. Das mit großem Fleiß und kollektivem Pflichtbewusstsein verbundene Streben nach beruflichem Erfolg und damit auch materieller Sicherheit der Babyboomer ist unter anderem als Reaktion auf das Erbe ihrer Eltern zu verstehen, die die Entbehrungen und Härten des Zweiten Weltkrieges erlebt und ihre Arbeitsmoral an die Kinder weitergegeben haben. Ebenso sind die Millennials nicht einfach nur aus sich heraus hyperflexibel oder – anders gedeutet – entscheidungsschwach. Sie sind zeitgleich Opfer befristeter Arbeitsverträge, beruflich bedingter Umzüge und von verstärktem Berufspendeln. Sie haben in prägenden Jahren ihrer Jugend den Terror von 9/11 und die Weltfinanzkrise ab 2007 miterlebt. Ihnen bleibt kaum ein anderer Weg, als aus der Not eine Tugend zu machen. Auf einen dauerhaften Verbleib bei einem Arbeitgeber kann man sich schließlich nur einstellen, wenn dieser das zulässt. Die finanzielle und berufliche Sicherheit und Stabilität ist nicht nur vom eigenen Arbeitseifer abhängig. Genau genommen könnten die Millennials die erste Generation seit dem Zweiten Weltkrieg sein, der es möglicherweise nicht besser gehen wird als den Eltern.

Von unseren eigenen Eltern haben wir, die beiden Autoren, zwar einen hohen Leistungsanspruch vorgelebt bekommen, aber wir erinnern uns auch an die klare Botschaft, dass es mit dem permanenten Wachstum eigentlich nicht immer so wird weitergehen können. Uns wurde vermittelt, dass wir uns noch mehr als sie selbst anstrengen müssten, um den Lebensstandard der Familie auch nur zu halten. Das hat gesessen und wirkt heute noch in uns nach.

Der Internationale Währungsfonds hat errechnet, dass Millennials etwa 40 Prozent weniger Vermögen besitzen als die Generation ihrer Eltern zu ihrer Zeit[64]. Das Durchschnittsalter beim Immobilien-Ersterwerb liegt heute bei ca. 48 Jahren. Im Jahr 1999 betrug die Wohneigentumsquote der 25- bis 34-Jährigen 23 Prozent – im Jahr 2017 waren es nur noch zwölf Prozent[65]. Tatsache ist außerdem, dass Millennials weniger optimistisch in die Zukunft blicken, als es ihre Vorgänger getan haben[66]. Um sich dennoch bei Laune und die Hoffnung hoch zu halten, dass alles bald besser wird, bleibt ihnen offenbar wenig anderes übrig, als durchzuhalten. Weitermachen lautet die Devise.

Die Millennials schweben folglich quasi im luftleeren Raum. Ihnen wird eine erhöhte Toleranz gegenüber dem Gratifikationsaufschub abverlangt, weil sie in einer schier ewigen Warteposition gehalten werden. Sie sind es nicht gewohnt, radikal zu rebellieren, sondern sie hoffen brav, dass alles besser wird.

Das Warten gelingt dann besonders gut, wenn man es schafft, lange auf die Belohnung zu verzichten. Sind wir dazu in der Lage? Halten wir durch, weil die Möhre am Ende der langen Fahnenstange hängt? Der Umgang mit modernen Medien lässt anderes vermuten. Und doch: Entgegen der allgemeinen Annahme, dass früher alles besser war und besonders Kinder heutzutage viel ungeduldiger seien, zeichnet die Forschung Walter Mischels ein anderes Bild[67]. Mischel untersuchte mittels seines berühmt gewordenen Marshmallow-Experiments die Fähigkeit zur Selbstkontrolle und zum sogenannten Gratifikations- oder auch Belohnungsaufschub. Die Forschungsversuche von Mischel laufen inzwischen über Jahrzehnte und konnten belegen, dass sich Unterschiede, die sich im Experiment zwischen Kindern im Alter von drei bis fünf Jahren zeigen, auch Jahrzehnte später noch auswirken. Der Versuchsaufbau sieht vor, dass vor den Kindern beliebte Süßigkeiten platziert werden, zum Beispiel eine Schale mit einem Schokokeks, eine andere Schale mit zwei Schokokeksen. Die Kinder bekommen dann mitgeteilt, dass sie sich einen Keks sofort nehmen dürften, dass sie jedoch zwei Kekse bekommen, wenn sie warten, bis der Versuchsleiter wieder zurück ist, der kurz darauf den Raum verlässt.

Mittels dieses Versuchsaufbaus wurden nun Kinder dreier Generationen miteinander verglichen.[68] Der Vergleich offenbarte Erstaunliches: Die viel gescholtenen Kinder der aktuellen Generation schnitten am besten ab, was die Fähigkeit zum Bedürfnisaufschub angeht. Die Teilnehmer rekrutierten sich aus den Geburtenjahrgängen zwischen 1998 und 2009 und waren zum Zeitpunkt der Untersuchung wie im Originalexperiment drei bis fünf Jahre alt. Sie waren in der Lage, signifikant länger durchzuhalten als ihre Altersgenossen aus den 1960er-Jahren.

Mischel selbst beschreibt als besonders wesentlich an seiner Studie, dass wir die Fähigkeit zur Selbstkontrolle erlernen und verbessern können. Und wer in der Lage ist, ein hohes Maß an Selbstkontrolle auszuüben – Mischel nennt das Willensstärke –, der hat Vorteile im weiteren Leben. Warum sind nun Kinder aus den 2000ern dazu wohl besser in der Lage als ihre Altersgenossen vergangener Generationen?

Eine Hypothese der Forscher lautet, dass Kinder heutzutage

deutlich früher Kindertagesstätten und institutionalisierte Betreuungseinrichtungen besuchen. Diese wiederum haben pädagogische Konzepte und verstehen sich als Bildungseinrichtungen. Das sollen sie auch sein, man stelle sich den Furor der Eltern vor, die ihr Kind in eine Einrichtung schicken sollen, in der nichts gelernt würde. Die Kinder könnten die Fähigkeit zum Bedürfnisaufschub, der ja auch eine Grundlage für individuelle Bildung und kollektive Zivilisation bildet, dort schlichtweg gelernt haben. Millennials wurden außerdem von einer Elterngeneration aufgezogen, bei der die Arbeit als solche als eher positiv besetztes Konzept galt. Sie haben verinnerlicht, dass sich Bedürfnisaufschub und Fleiß auszahlen und auf Dauer belohnt werden.

In diesem Sinne haben wir auch das Motto des Buches gewählt: »We didn't try to break the system, since that's not how we'd been raised. We tried to win it.« Es entstammt dem furiosen Artikel »How Millennials Became The Burnout Generation« von Anne Helen Petersen. Sie beschreibt, wie die Generation der Millennials an dieser Überzeugung zu scheitern scheint. Wir machen die Erfahrung, dass die Beobachtung nicht nur auf die Millennials zutrifft.

Die Rebellion von Greta Thunberg und ihren Altersgenoss*innen scheint die Geschäftigkeit der Generation der Millennials hinter sich lassen und durch Engagement ersetzen zu wollen. Der Druck, der auf ihnen lastet, geht mit der Erkenntnis einher, es mit einem Wettlauf gegen die Zeit zu tun zu haben, da ihre Existenzgrundlage, der Planet Erde, angezählt ist.

Währenddessen versuchen die Millennials emsig und eifrig, innerhalb des Systems zu funktionieren, in das sie hineingeboren wurden. Offenbar jedoch mit Annahmen, die nicht mehr zum System passen. Die Welt hat sich in den letzten 50 Jahren weiterentwickelt – mit allen Vor- und Nachteilen auch in psychologischer Hinsicht.

Manche der bisherigen Bewältigungsmechanismen scheinen nur noch unter größter Anstrengung und mit gravierenden Folgen zu funktionieren. Und das hat natürlich Einfluss auf alle Generationen, nicht nur auf die Millennials. Das alltägliche Leben spielt sich glücklicherweise nicht auf separaten Generationeninseln ab. Die Erfahrungen der Millennials im Berufsleben machen natürlich auch Nicht-Millennials. Auf diese Art und Weise flexibel sein und sich mit immensen Unwägbarkeiten herumschlagen zu müssen ist auch die Aufgabe älterer Menschen. Im Leid sind hier alle vereint.

Sozialdarwinismus reloaded: zur Konkurrenz erzogen

Szenenwechsel: Kaum eine Veranstaltung kann eine derart harmlos daherkommende Begeisterung und Faszination hervorrufen wie die in Köln stattfindende Gamescom, die weltgrößte Computerspielmesse. Dort kann man mit der VR-Brille auf der Nase erst gegen putzig animierte Skelette antreten und gleich darauf gegen endlose Horden ziemlich realistisch aussehender Untoter. Kampf und Krieg sind wie immer die Hauptmotive auf der Gamescom, Spielehersteller werben auf der Messe mit dem Slogan »Total War«. Und die Bundeswehr versucht auf ihrem Stand, mit Shootern Nachwuchs zu begeistern, also mit Computerspielen, bei denen Schießen die treibende Mechanik ist. Deutlicher kann man einen Trend zum Thema »Überleben des Stärkeren« kaum veranschaulichen. Aber uns geht es nicht darum, Computerspiele zu verteufeln oder immer nur die Aggressionspotenziale darin auszumachen. Und doch kommen wir nicht umhin festzustellen, dass es in unserer Gesellschaft heutzutage ein Thema gibt, das Auswirkungen auf die Familien und damit auf die Psyche jedes Einzelnen hat: das Überleben des Stärkeren[69]. Dies wollen wir zunächst einmal an einem Fallbeispiel demonstrieren.

Eine unserer Patientinnen, nennen wir sie hier Frau R., zum Zeitpunkt der Behandlung Anfang 20, berichtete uns, dass sie sich von Aussagen von Gymnasiallehrer*innen und Hochschuldozent*innen zu Beginn ihres Psychologiestudiums nachhaltig beeinflusst gefühlt habe. In der Schule sei ihr vermittelt worden, dass sie, gerade wenn sie einen zugangsbeschränkten Studiengang wählen wolle, nicht umhinkäme, besser als die anderen zu sein. Es gehe um ein knappes Angebot an verfügbaren Plätzen. Das Grundgefühl der Konkurrenz unter Gleichen sei bei ihr auf fruchtbaren Boden gefallen, so habe sie in ihrer Familie immer mit ihren Geschwistern um die Anerkennung der Eltern buhlen müssen. Auch hier seien es im Wesentlichen gute Noten gewesen, mit denen sie den Eltern besondere Zuneigung abgerungen habe. Bei weniger guten Noten sei sie auf abfällige Art und Weise mit ihren Geschwistern verglichen worden: »Warum bist du nicht so clever wie deine Schwester?« Im Studium dann habe sich der von ihr erlebte Konkurrenzdruck nochmals gesteigert. So habe sie von einem ihrer Professoren im ersten Semester gehört: »Schauen Sie sich Ihre Sitznachbarn gut an, die Hälfte von ihnen wird hier ohnehin keinen Master-Studienplatz erhalten.« Es sei dann so weit gekommen, dass sie, und damit sei sie nicht allein gewesen, in der Bibliothek ihrer Fakultät Exemplare von prüfungsrelevanten Büchern versteckt habe – so sehr habe sie Angst gehabt, nicht zu denjenigen zu gehören, die es »in den Master schaffen«. Sie habe auf keinen Fall versagen dürfen. Gleichzeitig habe sie sich in Grund und Boden geschämt, sich gefragt, wie es mit ihr so weit habe kommen können. Sie wünsche eigentlich niemandem etwas Schlechtes, ihre eigenen Versagensängste hätten sie jedoch dermaßen im Griff gehabt, dass sie sich nicht anders helfen konnte. Heute werte sie sich dafür ab, empfinde sich als schlechten Menschen. Sie habe es eigentlich nicht verdient, überhaupt irgendetwas zu erreichen.

Das Beispiel von Frau R. zeigt, welch immensen Druck junge Menschen heutzutage erleben können, wenn sie einerseits dem entsprechenden sozialen Druck ausgesetzt sind, andererseits durch ihre Ursprungsfamilie wenig Vertrauen in eigene Fertigkeiten entwickeln konnten oder sehr unsicher sind und schnell unter Konkurrenzdruck geraten[70]. Entweder ich oder die anderen. Immer geht es ums (emotionale) Überleben.

Ist man erst einmal darauf aufmerksam geworden, entdeckt man überall den Einfluss dieses Grundgedankens des »Survival of the fittest«, der naturgemäß auf die Entwicklung eines Burn On einwirkt.

Dass der Sozialdarwinismus wieder ein so großes Thema in unserer Kultur geworden ist, dass uns der individuelle und kollektive Atavismus stark beschäftigt, ist beunruhigend. Das »Überleben des Stärkeren« im Sinne des von Darwin formulierten Naturgesetzes findet sich als Motiv derzeit überall wieder. Sei es in der erfolgreichen Filmserie »The Hunger Games«, der den Verfilmungen zugrundeliegenden Romantrilogie »Die Tribute von Panem«[71], der vor allem Jungen faszinierenden Battle-Royale-Spiele an PCs oder Spielekonsolen[72] wie Fortnite oder bei den vielen Castingshow-Formaten, bei denen überwiegend junge Mädchen und Frauen zuschauen, wenn die attraktivste und durchsetzungsstärkste Kandidatin gewinnt. Es kann nur eine oder einen geben. Im Bereich der Model-Castingshows sind das häufig diejenigen, die sich selbst perfektionistisch disziplinieren können, makellose und schlanke Körper haben und es verstehen, sich in Szene zu setzen. Das hat Auswirkungen auf das Körperbild junger Menschen. In einer Studie des Internationalen Zentralinstituts für das Jugend- und Bildungsfernsehen[73] gaben knapp drei Viertel der befragten jungen Menschen mit einer Essstörung (hauptsächlich Frauen und Mädchen) an, dass es Fernsehsendungen gab, die sie auf besondere Art und Weise in der Entwicklung ihrer Essstörung beeinflusst hätten. Dabei bestehen nicht unbedingt direkte Einwirkungen auf das Untergewicht vieler Betroffener. Stattdessen wird das überkritische Verhältnis zum eigenen Körper befeuert, worunter wiederum das Selbstwertgefühl leidet. So kommen Mädchen und junge Frauen auch ohne medizinische Notwendigkeit auf die Idee einer Diät. Diese steht bei vielen Patient*innen mit Essstörung am Beginn ihrer Leidensgeschichte.

So war das auch bei der oben beschriebenen Frau R., die neben ihrer depressiven Symptomatik an einer Essstörung litt. Sie habe immer wieder versucht, sich über das Formen und Kontrollieren des Körpers ein Gefühl von Selbstbestätigung zu holen. Gerade dann, wenn sie sich im Studium als unzulänglich oder nicht konkurrenzfähig erlebt habe, sei sie besonders tief in ihr restriktives Essverhalten gerutscht. Wenigstens das habe sie im Griff gehabt. Auch sie habe, wie vermutlich viele Gleichaltrige, mit einer Mischung aus Bewunderung und Selbstabwertung die scheinbar spielerische Leichtigkeit der Kandidatinnen von GNTM betrachtet, während ihr dabei ständig das eigene Scheitern vor Augen gehalten worden sei.

Das K.-o.-System ist bei Jugendlichen zum Dauerthema geworden und damit vielleicht auch zum (Über-)Lebensprinzip. Wenn man sich umschaut, dann kann es einem vorkommen, als würde der Neoliberalismus gerade erst richtig bei den jungen Menschen ankommen: Stärke zelebrieren, bloß kein Opfer sein und die Eltern mit pompösen Abifeierlichkeiten schocken, für die man mindestens drei Outfits benötigt, um überhaupt mithalten zu können.

Ist doch alles nur ein Spiel, mag man da einwenden. Aber die Kämpfe auf den Schlachtfeldern in Casting- und Realityshows, in sozialen Medien und bei Computerspielen sind wenig subtil. Die Aggression soll vor allem fantasievoll verbrämt, aber effektiv steuerbar sein, bald bitte schön alles auch in Virtual-Reality-Qualität. Bei dieser Art von Schlammschlachten und Gladiatorenkämpfen und der schieren Masse, mit der sie in den Kinder- und Jugendzimmern landen, kann einem angst und bange werden. Der Sozialdarwinismus schleicht sich so bereits in die Kinderzimmer der heute Heranwachsenden.

Was aber hat das mit der einzelnen Familie zu tun? Wir Eltern und die Erwachsenenwelt im Allgemeinen vermitteln der nachwachsenden Generation, dass unsere Welt genau auf diese Weise funktioniert. Diese Botschaft wirkt auf gravierende Art und Weise auf das Leben der Jüngsten in unserer Gesellschaft. In Nordamerika gibt es für den Typus der Eltern, die ihren Ehrgeiz auf ihre Kinder übertragen, seit geraumer Zeit eine populäre Beschreibung. Das Klischee der amerikanischen Soccer Mom – oder auch Hockey Mom, wie man in Kanada zu sagen pflegt – steht beispielhaft für Mütter, die sich enthusiastisch (über-)engagiert für den (sportlichen) Erfolg der eigenen Kinder einsetzen und dabei eigene Bedürfnisse hintanstellen. Die zu zweifelhaftem Ruhm gekommene amerikanische Politikerin Sarah Palin sagte einmal: »Eine Hockey Mom ist ein Pitbull mit Lippenstift.«[74] Dem Stereotyp der Soccer Mom nach ist dieser Art Mutter jedes Mittel recht, um ihr Kind zu einer Höchstleistung anzuspornen, kaum eine Grenze wird akzeptiert. Damit sind bei den Heranwachsenden Grenzverletzungen vorprogrammiert, mit deren Folgen für die Psyche auch des zukünftigen Erwachsenen wir als Psychologen es dann zu tun bekommen. In diesen Familien ist alles dem Erfolg und dem Vorankommen untergeordnet. Analog dazu gibt es Soccer Dads. Nicht nur Mütter leben ihren familiären Ehrgeiz aus, sondern natürlich auch Väter. Man kann sich vorstellen, wie das dann für die Kinder ist, wenn beide Eltern ein Streben nach Erfolg derart ausleben. Dann sind die Kinder nicht selten nur noch eine narzisstische Erweiterung ihrer Eltern. Damit ist gemeint, dass Kinder dazu dienen, die eigenen Interessen und Ziele zu verfolgen beziehungsweise weiterzuverfolgen und stellvertretend Dinge zu erreichen, die die Eltern selbst nicht erreichen konnten. Letztlich werden Kinder so zu Erfüllungsgehilfen elterlicher Träume, bei denen sich alles um Erfolg, Exzellenz, Reichtum, Macht und Ruhm dreht.

All diese Ziele können im Regelfall nicht ohne ein gehöriges Maß an Selbstdisziplin und Kompetitivität erreicht werden. Der Gedanke »Mein Kind soll erreichen, was ich nicht erreicht habe« findet sich in solchen Familien häufig. Sie haben diesen Satz in einer kleinen Abwandlung an einer früheren Stelle des Buches bereits einmal gelesen: »Du sollst es einmal besser haben als ich.« Darin mag Wohlwollen liegen und auch der Wunsch, dass es den Kindern gut geht, keine Frage.

Wir befürchten allerdings, dass eine solche transgenerationale Delegation heute ganz besonders junge Frauen hart treffen könnte, die aufgefordert sind, endlich und möglichst schnell die letzten Schritte der weiblichen Emanzipation in die Tat umzusetzen. Das ist sicherlich ein großartiges Ziel, aber es entsteht auch ein großer Druck, weil es so viele Bedürfnisse und Rollen zu erfüllen gilt.

In dem, was sich die vorangehenden Generationen für ihre Kinder wünschen, stecken Imperative, die massiven Druck erzeugen. Wenn Eltern wollen, dass ihre Kinder in einem bestimmten Bereich erfolgreich sind, weil sie das selbst gerne wären oder gewesen wären, muss das noch lange nicht bedeuten, dass Kinder dies auch wollen. Die elterliche Zuneigung den Kindern gegenüber ist bei narzisstischen, also an ihren eigenen Ansprüchen oft gescheiterten Eltern jedoch von deren Leistung abhängig. Arm dran ist, wer nur für seine Erfolge geliebt wird.

Globalisierung, Neoliberalismus und das Primat der Wirtschaftlichkeit

Ein Großteil der Bevölkerung hat den Zusammenbruch des Eisernen Vorhangs und damit auch den vermeintlichen Untergang des Kommunismus noch erlebt. Wenn jemand zuvor im Westen mal mit linken Thesen ankam, hieß es gleich: Dann geh doch in den Osten. Sozialismus und Kommunismus würden nichts zustande bringen, hieß es. Da herrsche nur Stillstand. Volkswirtschaftliches Wachstum und individueller Fortschritt seien entgegen allen Behauptungen der entsprechenden Volksorgane nicht möglich. Mit dem vermeintlich ultimativen Sieg der freien Marktwirtschaft wurde jedoch eine neoliberale Goldgräberstimmung entfesselt, deren Auswirkungen wir noch heute zu spüren bekommen. Mit Sätzen wie »Endlich zählt Leistung wieder etwas« stimmten sich Gesellschaftssegmente wie beispielsweise das der Westdeutschen auf eine neue marktwirtschaftliche Ära ein, die (etwas) weniger sozial werden sollte.

Heute zählt das Primat der Wirtschaftlichkeit jenseits der Erfüllung unserer existenziellen Grundbedürfnisse, und um die geht es in so reichen Ländern wie Österreich, der Schweiz und Deutschland längst nicht mehr. Inzwischen zählt vorrangig die Arbeitsleistung, denn sie ist die Voraussetzung des Primats der Wirtschaftlichkeit. Das setzt Maßstäbe, und das setzt Menschen unter Druck, die den herrschenden Ansprüchen nicht gerecht werden können, zum Beispiel weil sie physisch oder psychisch erkrankt oder behindert sind.

Wenn eine Gesellschaft jedoch über einen längeren Zeitraum ihren Wert hauptsächlich an ihrem wirtschaftlichen Wachstum bemisst, dann ist das für jeden Einzelnen ein Ansporn zu stetiger Leistungssteigerung. Das führt unausweichlich zu Bürgern, die sich selbst und andere permanent überfordern. Der Philosoph Byung-Chul Han spricht in diesem Zusammenhang von einer »Müdigkeitsgesellschaft«[75]. Immer weiter wachsen zu wollen ist letztendlich eine kindliche und kindische Illusion. Beharrlich unerreichbaren Zielen nachzujagen ist der pure Stress, auch und gerade wenn alle daran glauben, sie erreichen zu können.

Obendrein bestärkt uns die Globalisierung in diesem Streben, denn wenn von ihr die Rede ist, dann denken wir eben nicht an eine globale Gemeinschaft, die zusammenhält und miteinander teilt, um sich zuallererst um die Hungernden, Kranken und Schwachen zu kümmern sowie um die Fortexistenz unseres Planeten. Sondern wir denken an eine wortwörtlich grenzenlos freie Marktwirtschaft, die den ungehinderten Warenaustausch ermöglicht und die nicht notwendigerweise dem internationalen kulturellen Austausch der Menschen, der Völkerverständigung und letztendlich dem Weltfrieden dient. – Traurig ist das. Natürlich verdanken wir der Globalisierung auch viele positive Dinge, wegen ihrer Ökonomielastigkeit aber ist der Begriff heute eher negativ konnotiert, man könnte auch sagen: vergiftet. Wir verbinden damit die

Konzentrierung von Macht innerhalb riesiger Großkonzerne, die zum Teil mehr politischen Einfluss ausüben als einzelne Staaten. Wir denken an die Global Player der IT-Branche, die disruptiv – ein schönes Wort, um nicht »destruktiv« sagen zu müssen – eine analoge Branche nach der anderen vernichten und dabei selbst kaum Steuern zahlen, sich quasi doppelt asozial verhalten. Und wir müssen erkennen, dass wir mit Menschen und Unternehmen in aller Welt konkurrieren, die unter ganz anderen Bedingungen leben und arbeiten. Gerade Letzteres setzt uns im wohlhabenden und saturierten Europa individuell mächtig unter Druck – und die Folgen sehen wir in unserer Praxis.

Die Angst geht um als eine Folge der immer dynamischeren, auf grenzenloses Wachstum abzielenden Globalisierung, bedeutungslos und schließlich im Zweifelsfall arbeitslos zu werden. Das gilt nicht nur für ganze Branchen und einzelne Firmen, sondern für einen Großteil der Arbeitnehmer*innen. Die wachsende Zahl an prekären Arbeitsverhältnissen ohne ausreichende soziale Absicherung, die vielen sogenannten geringfügigen Beschäftigungsverhältnisse, Mini- und Mikrojobs, bringen ein Klima der latenten Unsicherheit mit sich, ein Klima der Angst, die uns umtreibt und antreibt. Denn am Ende könnte es im globalen Konkurrenzkampf tatsächlich an unsere Substanz, an die eigene Existenz gehen.

Der Kapitalismus und das damit einhergehende Diktat der unmittelbaren Bedürfnisbefriedigung sowie das Gesetz des Stärkeren tragen in letzter Konsequenz zu einem Individualismus bei, der zwar ein großes Potenzial für Selbstverwirklichung, Innovation und Prosperität mit sich bringt, aber eben auch Selbst- und Fremdausbeutung fördert. Dass unter diesen Bedingungen sowohl die Krankheitsbilder des Burn On als auch des Burn Out besonders gedeihen, muss wohl nicht eigens betont werden.

Und was ist die Alternative? – Der Kommunismus schränkt individuelle Gestaltungs- und Entwicklungsspielräume gerade in der Arbeitswelt zugunsten eines Kollektivismus ein und damit auch die Produktivität, dies aber vorgeblich zugunsten eines stärkeren Gemeinwesens und solidarischen Zusammenlebens. Den Bürger*innen droht wohl eher das Leiden an einem kollektiven Bore Out. Längst aber sind die Grenzen zwischen kapitalistischem Individualismus und kommunistischem Kollektivismus durchlässig, und damit sind die Auswirkungen auch auf den Einzelnen viel komplexer geworden. Dies lässt sich gut an der Entwicklung in einigen asiatischen Ländern ablesen.

Individualismus versus Kollektivismus

Von Europa aus werden Länder wie China, Japan oder Südkorea ob ihrer jeweils vollkommen andersgearteten Durchmischung von kapitalistischem Individualismus und kommunistischem Kollektivismus zwar mit Anerkennung und vielleicht sogar Neid betrachtet, doch eine gewisse Irritation überwiegt. Schließlich wären der wirtschaftliche Erfolg oder aktuell eine erfolgreiche Bekämpfung der COVID-19-Pandemie ohne Eingriffe in die in Europa als selbstverständlich erlebten Persönlichkeitsrechte nicht möglich. Geht es um den Zugriff auf Nutzer- und Bewegungsdaten von Smartphones, gibt es bei uns eine stabile Front an Gegnern solcher Maßnahmen. So oder so beeinflussen sich die in ungekanntem Maß vernetzten Kulturen inzwischen weltweit, sodass Auswüchse wie das aus dem asiatischen Raum stammende Konzept des Kaizen längst auch in deutschen (Groß-)Unternehmen Einzug gehalten haben. Kaizen steht für eine Philosophie, die das dauerhafte und unbegrenzte Streben nach Verbesserung ins Zentrum des Handelns stellt. Man könnte auch von (Selbst-)Optimierung sprechen. So attraktiv und wichtig die Verbindung von Gemein- und individuellem Wohl ist, so sehr kann sie zur unerreichbaren Herausforderung werden.

Der sogenannte Karoshi, japanisch für »Tod durch Überarbeitung«, ist wohl die extremste Ausprägung einer kollektivistischen

Arbeitshaltung. Und gleichzeitig finden wir hier die gefährlichsten Auswirkungen des Burn On am Werk. Karoshi ist in Japan seit den 1970er-Jahren als Berufskrankheit anerkannt[76]. Konkrete Todesursache sind häufig kardiovaskuläre Erkrankungen infolge von andauerndem und übermäßigem berufsbezogenem Stress, wie er zum Beispiel durch Hunderte von Überstunden, lange Arbeitszeiten ohne Pause und häufige Dienstreisen verursacht wird. Es wird vermutet, dass eine hohe Dunkelziffer erheblich mehr Todesfälle durch Überarbeitung verschleiert. Dennoch hat es das traurige Phänomen in Japan bereits zur »Anerkennung als Krankheit« geschafft. Erst im Jahr 2019 hat die japanische Regierung als Reaktion auf das wachsende Phänomen die Anzahl der zulässigen Überstunden auf maximal 100 Stunden im Monat und 720 Stunden im Jahr begrenzt.

Aus europäischem Blickwinkel sind das immer noch absurd hohe Zahlen. In Deutschland liegt die Anzahl der durchschnittlich abgeleisteten Überstunden pro Woche bei ca. drei Stunden, was schon sehr viel ist, doch es ist zu vermuten, dass die Dunkelziffer nicht angegebener Überstunden hoch sein dürfte[77]. Auch wurde vom japanischen Gesetzgeber festgelegt, dass Arbeitnehmer nun eine Verpflichtung haben, mindestens fünf Urlaubstage zu nehmen. Bisher ist es in Japan gang und gäbe, ca. 50 Prozent des Urlaubsanspruchs verfallen zu lassen.

Kollektivistisch geprägte Kulturen, wie sie in ostasiatischen Ländern wie China, Nord- und Südkorea oder Japan zu finden sind, definieren sich besonders stark über das Gemeinschaftsbewusstsein, die Gruppenidentität und eine hohe Aufopferungsbereitschaft für das Gemeinwohl.

Im Umkehrschluss können Scham- und Schuldgefühle so groß werden, dass auch sie Krankheiten verursachen, aus Angst, es könnte der Eindruck entstehen, dass sich jemand übermäßig um das individuelle Wohl kümmert statt um den Erfolg der Gemeinschaft. Gibt es dort Burn On? Wir meinen, dass diese Lebensart prädestiniert ist, einen krankhaften Burn On zu verursachen, wenn wir uns an den schmerzhaften Spagat zwischen Anspruch und eigener Kraft erinnern.

Selbstverwirklichung und Überforderung: der Preis des Individualismus

In unserer individualistischen Kultur hier in Europa sind es andere Themen, die sich negativ auf unsere Burn-On-Anfälligkeit auswirken, als da sind: Selbstverwirklichung und Selbstbestimmung, eine Verpflichtung gegenüber sich selbst und damit auch Schuldgefühle gegenüber sich selbst, wenn der Eindruck entstehen könnte, die eigene Entwicklung nicht ausreichend vorangetrieben zu haben, also individuell nicht erfolgreich genug zu sein[78]. Der Anspruch an sich selbst ist hier höher als anderswo. Besonders stark ausgeprägt ist der Individualismus in den USA, Großbritannien oder Australien. Deutschland liegt im vorderen Mittelfeld, wird aber auch als tendenziell individualistisch eingeordnet.

Wenn wir die Wahl hätten, eine Lebensart zu empfehlen, die asiatisch-kollektive oder die westlich-individualistische, wird deutlich, dass beide Gesellschaftsformen für die Individuen eigene Herausforderungen mit sich bringen. Die Orientierung am Gemeinwohl kann die Selbstverwirklichung hemmen und erschweren. Gleichzeitig ist es bei Entscheidungen leichter, das Gemeinwohl als Richtschnur zu nehmen. Individualismus hingegen bietet unglaubliche Freiheiten und Möglichkeiten – und gerade das kann Individuen maßlos überfordern. Tatsächlich sehen wir besonders häufig junge Menschen in unserer Klinik, die sich mit der Wahl eines Studiengangs oder der ganz grundsätzlichen Gestaltung des Übergangs in das Erwachsenenleben über die Maßen quälen. Sie beschreiben diese große Hilflosigkeit, aus sich selbst heraus entscheiden zu müssen, was sie denn nun werden wollen und wie sie das am besten anfangen. Die Fülle an Möglichkeiten macht Angst.

Ist man nicht geübt im Entscheiden, kann dies zu einem »Sich-treiben-Lassen« und zu einem Gefühl des »Gelebt-Werdens« statt des aktiven Lebens führen.

Immer parat: die Folgen des Präsentismus

Kollektivismus und Individualismus können wie zwei Kehrseiten ein und derselben Medaille gleichsam in eine Verausgabung münden. Unabhängig davon, ob ich mich also mit der Arbeit überidentifiziere, mich mit den Leistungsansprüchen einer Gesellschaft selbst unter Druck setze beziehungsweise einem Unternehmen ein möglichst effizienter und erfolgreicher Mitarbeiter sein will – oder ob ich mich wegen überzogener eigener Ansprüche zu oft, zu lange und auch noch im kranken Zustand zur Arbeit schleppe: Es gibt eine gemeinsame Endstrecke: die schier endlose Erschöpfung im Burn On.

Über beide Kulturen hinweg spielt ein weiteres Phänomen eine große Rolle bei der Entwicklung, aber auch der Aufrechterhaltung eines Burn On, der sogenannte Präsentismus. Der Präsentismus beschreibt das Erscheinen am Arbeitsplatz von eigentlich erkrankten und damit arbeitsunfähigen Arbeitnehmern. Die Gründe dafür sind vielfältig, die Gefahren ebenso. Die Präsentismus-Raten sind in Asien besonders hoch,[79] jedoch finden sich auch in Deutschland Berichte über das Vorhandensein und die großen individuellen, betrieblichen sowie gesellschaftlichen Kosten.[80]

Muss ein/e Arbeitnehmer*in negative Konsequenzen wie den Arbeitsplatzverlust im Falle von krankheitsbedingten Fehlzeiten befürchten, vergrößert sich das Problem. Auch eine leistungsabhängige Vergütung kann den Druck verstärken, krank zur Arbeit zu erscheinen.

Die DAK hat im Rahmen ihres Gesundheitsreports aus dem Jahr 2014 errechnet,[81] dass nahezu zwei Drittel aller Arbeitnehmer krank auf der Arbeit erscheinen. Besonders ausgeprägt ist dieses Verhalten demnach bei Menschen zwischen 30 und 40 Jahren. Da gerade auch Eltern von Kindern vermehrt anfällig für Präsentismus sind, dürfte dieses Problem ganz besonders Frauen mit kleinen Kindern betreffen; sie tragen schließlich weiterhin den Großteil der Doppelbelastung in dem Bemühen um die Vereinbarkeit von Arbeit und Kinderbetreuung auf ihren Schultern. Vergleichsweise stark verbreitet ist der Präsentismus zudem im Bereich der personenbezogenen Dienstleistungen, zum Beispiel bei Lehrerinnen und Lehrern sowie bei Beschäftigten im Gesundheitswesen.[82]

Es finden sich jedoch auch bei niedrigen Arbeitslosenzahlen und stabilen Arbeitgeber-Arbeitnehmer-Verhältnissen individuell nachvollziehbare Gründe für Präsentismus. »Gerade heute habe ich eine wichtige Besprechung, ich kann nicht fehlen.« – »Ach, das geht schon, bald ist ja Wochenende, dann kann ich mich auskurieren.« So oder so ähnlich werden Sie sich vermutlich auch schon einmal herausgeredet haben. Wo Ibuprofen, Paracetamol, Aspirin und Codein rezeptfrei verfügbar sind, ist das alltägliche Doping ohne größere Hindernisse möglich – mit unvorhersehbaren Kosten. Die Nachteile eines solchen Verhaltens liegen auf der Hand. Einerseits weisen »Präsentisten« ein erhöhtes Risiko auf, an Herz-Kreislauf-Erkrankungen zu leiden, andererseits kann das Nicht-Auskurieren von Erkrankungen zu längeren Krankheitsphasen führen. Vereinfacht gesagt: Wer sich ausreichend lang vernünftig um seinen grippalen Infekt kümmert, fällt nicht in der Folge eine Woche aus, weil die Krankheit sich mangels Schonung verschlimmert.

Doch auch die Arbeitgeber sollten darauf achten, Präsentismus nicht zu fördern. Arbeitswissenschaftler sprechen bei Präsentisten von sogenannten verlorenen Arbeitstagen. Wer krank bei der Arbeit ist, kann nicht gleichermaßen produktiv sein, sondern er macht mehr Fehler. Einer Umfrage zufolge entstehen auf diese Weise die meisten verlorenen Arbeitstage in Hongkong, Malaysia und Singapur.[83] Präsentismus zu verhindern, liegt also sowohl im individuellen als auch im allgemeinen Interesse. Hier ist wohl noch ein weiter Weg zu gehen. Vielleicht entdecken ja auch die sogenannten Human-Ressource-Abteilungen dieses Thema, wenn es um ein Bemühen um Nachhaltigkeit geht.

In der Corona-Krise ist der Hang zur Präsenz noch einmal vergrößert worden – allerdings geht es nun um die Präsenz im Homeoffice, eine Situation, die einen Burn On verstärken kann. Denn durch die COVID-19-Pandemie verschiebt sich die Art und Weise, wie wir arbeiten, noch einmal sehr deutlich in die eigenen vier Wände. Nun ist es zur Erholung nicht mehr möglich, sich vom Arbeitsplatz fernzuhalten und zu Hause zu bleiben, um sich zu schonen. Und mit einer bloßen Stimuluskontrolle – so nennen wir in der Psychotherapie die Beeinflussung eines Verhaltens mittels der Kontrolle vorausgehender Reize – ist es hier nicht mehr getan. Schließlich kann in vielen Berufen vermutlich sogar ohne wesentliche Einbußen genauso gut von zu Hause aus gearbeitet werden. Das hat Vorteile, für die Entwicklung eines Burn On aber nicht unerhebliche Nachteile. Denn nun wird von uns und jedem Einzelnen noch mehr Selbstkontrolle verlangt, wollen wir uns auch innerlich von der Arbeit abgrenzen. Letztendlich ist es ja vor allem der Digitalisierung gedankt und geschuldet, dass uns die Arbeit nun immer und überallhin und jederzeit begleitet, im Zweifelsfall auch bis ins Krankenbett.

Digitalisierung: Arbeit jederzeit und allerorten

Ohne die Digitalisierung, allen voran das erdumspannende Netz, wäre die ökonomische Globalisierung, wie wir sie heute erleben, feiern und erleiden, kaum denkbar. Nicht erst seit der großen Pandemie funktioniert das Internet als grenzenloser Katalysator und Prozessbeschleuniger. Die Digitalisierung bringt ganz wunderbare

Möglichkeiten mit sich, gerade auch in Wissenschaft und Medizin, gerade auch in pandemischen Zeiten. Mit dem Netz dreht sich allerdings auch das weltweite ökonomische Karussell noch etwas schneller. Der internationale Handel mit legalen und illegalen Mitteln und Produkten blüht, weil er sich einzelstaatlichen Gesetzen und Zugriffen entzieht. Die politische, räumliche und zeitliche Entgrenzung durch die Digitalisierung hat aber natürlich auch ihre Auswirkungen auf unser professionelles wie privates Leben.

Längst ist vom »digitalen Burn Out« die Rede.[84] Ein Grund findet sich beispielsweise in der Beschleunigung bis hin zur Gleichzeitigkeit jeglicher Kommunikation. Wir werden überwältigt von Nachrichten aller Art, ob nun als E-Mails, SMS oder in den sozialen Medien. Zumeist müssen wir uns auf Anfragen sofort zurückmelden, was uns überfordert. Hinzu kommt die permanente Erreichbarkeit durch die digitalen Medien, dass wir also nicht nur von unserem Chef oder unserer Chefin jederzeit telefonisch erreicht werden können, sondern wir haben unser gesamtes Büro immer dabei und zur Verfügung, jetzt auch in der heimischen Küche, ja sogar im Schlafzimmer.

Diese zeitliche und räumliche Entgrenzung hat Folgen. Wir können nicht nur jederzeit, sondern auch an jedem Ort arbeiten, also auch im Urlaub und im Bett. Tatsächlich betrifft das auch uns zwei Autoren, wenngleich der Hauptteil unserer Arbeit, die analog durchgeführten Psychotherapiesitzungen, weiterhin vor Ort in der Klinik stattfindet. Doch auch uns könnte man problemlos für eine Woche mit unseren Smartphones zu Hause einsperren und wir hätten immer noch genügend zu tun, um Überstunden zu machen.

Überhaupt die Smartphones: Diese Psychoprothesen stressen uns natürlich längst auch im privaten Leben. Sie sind smart, sie sind irgendwie phony (engl. trügerisch), und sie haben uns charmant im Griff. Smartphones sind längst zu klettengleichen Gefährten geworden, mit denen uns eine Hassliebe verbindet. Ohne sie fühlen wir uns als Singles einsam. Und in der Partnerschaft sind sie eine Quelle der Eifersucht. Alle kennen das irritierende Gefühl, wenn das Smartphone des anderen alle Aufmerksamkeit von einem selbst abzieht. Die Dinger haben längst eine Art Personen(kult)status erlangt.

Das Smartphone gilt mittlerweile auch unter Psycholog*innen als ein Spiegel unserer Seele. Wenn wir dürften, könnten wir aus den Inhalten der Smartphones unserer Patient*innen ziemlich viel herauslesen. Viel mehr noch aber können Algorithmen in uns buchstäblich hineinlesen. Nach dem Tracking unserer Bewegungsradien stehen das Social Tracking und der Einsatz von linguistischen Programmen, die auch emotionale Befindlichkeiten bis hin zu psychopathologischen Mustern aufspüren können, hoch im Kurs.[85] Die mobilen Endgeräte beobachten uns beim Psycho-Tracking ganz genau und teilen ihre Beobachtungen mit uns. Aber am Ende sind wir es selbst, die wir uns damit aus der Hand geben.

Das Smartphone ist allerdings weit mehr als ein Selbstobjekt. Objektpsychologisch betrachtet müssen wir zugeben, dass wir auch Daten von anderen Mitmenschen an Konzerne und Einwanderungsbehörden abgeben, wenn wir durch Netz und Welt reisen. Ohne zu zaudern, lassen wir nämlich auf unsere Kalender und Kontakte zugreifen. Und mithilfe von Gesichtserkennungssoftware zeigen unsere Bilder und Filme im Zweifelsfall der ganzen Welt nicht nur, wo sich unsere Freunde und Verwandten gerade aufhalten, sondern mehr noch alle, die gerade durchs Bild laufen. Das Smartphone ist somit nicht nur ein Gestalt gewordener Selbstreflex, sondern es ist das digitale Beziehungsobjekt schlechthin und Ausdruck unserer zwischenmenschlichen Bedürfnisse. Am Ende weiß das Smartphone besser als wir, wie wir ticken, wen oder was wir wann brauchen. Längst haben wir begonnen (und es wird noch sehr viel mehr werden), mit unseren Smartphones zu sprechen. Kein Wunder, dass sie mit Mitmenschen um unsere Aufmerksamkeit konkurrieren und anhand von Wortäußerungen erkennen, ob wir zum Beispiel suizidgefährdet sind. Der Psychologe in der Westentasche setzt uns unter Druck. Doch unser Smartphone-Nutzerverhalten zeigt noch weitaus gefährlichere Züge. Es kann nämlich süchtig machen.

Nun ist es allgemeinpsychologisch gesehen überhaupt nicht seltsam, dass ein Gegenstand sowohl uns selbst als auch den anderen repräsentiert. Ungewöhnlich und neu ist jedoch, wie ein einziges technisches Gerät zu so einem komplexen psychologischen Objekt werden konnte. Es ist sowohl Ich als auch Du, es ist gleichsam beides und liegt doch irgendwie dazwischen. Und wenn nun die Nutzung internetfähiger mobiler Endgeräte immer exzessiver wird, dann geht es eben längst nicht mehr allein um ein individuelles Süchtigsein, sondern um eine kollektive Abhängigkeit. Das Ich droht sich dabei selbst zu opfern, wenn es sich hinter seinem Spiegelbild auf dem ursprünglich schwarzen Display eben nicht nur in Selfies, sondern auch in digitalen Schwärmen verliert. Es geht dabei um viel mehr als nur um Narzissmus: Wir laufen Gefahr, in den sirenenhaft verführerischen Bildern zu versinken, um im kollektivistischen Zwischenraum, den die Datenmeere für uns aufspannen, zu ertrinken.

Wir versuchen uns hier an einem weiteren Spagat, wenn wir mit jeweils einem Bein im virtuellen und dem anderen im konkretrealen Leben stehen. Dann tut sich unter uns ein Abgrund auf. Richtig ist, dass wir die beiden Welten nicht komplett miteinander vermischen oder in Deckung bringen sollten. Ich und Du in der virtuellen Welt nicht so weit wie möglich ineinander aufgehen zu lassen, das ist nicht immer leicht auszutarieren. Wir brauchen aber dieses Spannungsfeld zwischen uns als selbstständigen Individuen und dem Kollektiven, um als Menschen wie übrigens auch als Gesellschaften ebenso autonom wie demokratisch zu bleiben. Die seltsame Mischung aus übersteigertem Individualismus und Kollektivismus – die sich gerade auch im Internet manifestiert – bereitet uns Sorge.

Ein Schritt in die richtige Richtung könnte sein, dass wir uns unsere Daten und damit die Deutungshoheit über sie zurückholen.[86] Wir jedenfalls möchten nicht alles über uns offenbaren, wenn wir uns tatsächlich irgendwann einmal damit ausweisen müssen. Und schon gar nicht möchten wir Angehörige verraten. Dieses neuartige technologische Beziehungsorgan, das wir Smartphone nennen, wollen wir nicht aus der Hand geben, schon gar nicht in die Hände von Politik und Wirtschaft. Dabei haben die Internetkonzerne längst Zugang zu jedem Smartphone. Wer eine Prothese braucht, hat den Verlust eines Körperteils zu beklagen. Bei der Psychoprothese Smartphone geht es offensichtlich darum, den Kopf nicht zu verlieren. Wenn aber unsere Psyche permanent ausgelesen und vermessen wird, wenn vorhersagbar wird, was wir als Nächstes tun werden, was einen Marktwert hat, sei es, dass wir arbeitend Geld verdienen oder einkaufend Geld ausgeben, dann geraten wir immer mehr unter Druck. Wir sind die Räder, an denen längst die Maschinen drehen.

Künstliche Intelligenz und Robotik: der indirekte Druck

Es ist, als hätte der Humanismus ausgedient. Das Funktionieren der Maschinen macht den Menschen Angst. Wir können das bereits bei unseren Patient*innen erkennen, wenn sie fürchten müssen, eines Tages überflüssig zu sein, im Beruf nicht mehr mithalten zu können, weil Roboter und Computer das Ruder übernehmen. Maschinen lernen heute unaufhaltsam, sie sind gewissermaßen in das Stadium der Verselbstständigung eingetreten. Es ist, als wollten sie uns sagen: Während ihr Menschen euch auf dem Zenit eures Schaffens seht, während ihr euch als unglaublich produktiv und die Schöpfer der jüngsten technologischen Revolution wähnt, habt ihr längst das Zepter aus der Hand gegeben.

Eigentlich aber bemühen wir Menschen uns darum, immer roboterähnlicher zu werden. Wir versuchen uns an einer unmenschlichen Perfektion. Wir lassen die digitalen und robotischen Technologien als psychische, sensorische und physische Prothesen immer näher an uns heran, wir tragen sie mit uns herum, erlauben ihnen, uns zu kontrollieren, und nehmen sie beispielsweise als Sensoren in uns auf. Die Geschwindigkeit, in der diese Evolution von der dienenden Maschine zur selbstständig denkenden Maschine voranschreitet, ist erschreckend. Die Sorge, dass wir uns von selbstlernenden Computern inzwischen die Arbeitsplätze streitig machen lassen, ist längst Realität, wo eine Google-Anfrage »kostenlos« ausspuckt, wofür früher ein Dolmetscher gut bezahlt wurde. Es sind nicht mehr nur die einfachen Handgriffe, die uns abgenommen werden. Und es geht nicht mehr nur um köperliche, sondern auch um geistige Arbeit.

Was aber macht das mit uns? Was macht es etwa mit den Digital Natives, die den Maschinen am Ende zum Siegeszug über den Menschen verhelfen werden? Welchen Druck üben diese Erkenntnisse auf uns aus? Wie können wir mit dieser unmenschlichen Konkurrenz leben? Erst einmal arbeiten die Computer im Untergrund des sogenannten Internets der Dinge gleichsam daran, Menschen für sich arbeiten zu lassen.

Als Psychotherapeuten, die tagtäglich mit der ungeheuren Macht des Unbewussten zu tun haben, sind wir davon überzeugt, dass sich längst eine unterschwellige Angst unter uns Menschen breitgemacht hat, mit den Maschinen, Computern und Robotern, nicht mithalten zu können, von ihnen ersetzt oder ausgebeutet zu werden. Wie wir dagegen anarbeiten, wie wir uns daran abarbeiten, dürfte bereits einen erheblichen Beitrag auf dem Weg zum kollektiven Burn On leisten. Auch deshalb wünschen wir uns als Mediziner und Psychologen ein Manifest, in dem wir Menschen für uns festhalten, wie wir der Arbeit der Maschinen Grenzen setzen und ihnen Einhalt gebieten können.

Wir schuften wie die Roboter

Am Ende treffen alle Disruptionen der digitalen Revolution und ihrer Ausläufer uns selbst. Der Mensch betrachtet und behandelt sich wie ein Auslaufmodell. Er merkt es nur nicht, und das hat Methode. Diese Methode versteckt sich hinter einem weiteren, ungeheuren Paradoxon: Einerseits werden wir nicht müde, den Menschen in seiner besonderen Stellung der Evolution zu demontieren und zum Tier zu machen. Andererseits arbeiten wir mit großem Eifer daran, uns gottgleich als Schöpfer neuer Daseinsformen emporzuarbeiten. Und über alldem lassen wir die Menschheit sich selbst erschöpfend vor Stress zugrunde gehen.

Wenn wir alle Kulturen und Industrien, auf denen unsere Gesellschaften sich einmal mühsam errichteten, abgerissen haben, dann wird die letzte große Disruption den Menschen selbst treffen: *Disrupting Mankind* oder die *Abschaffung des Menschen.* Die digitalen Technologien, die sich mechanisch in der Robotik und biologisch in der Gentechnologie niederschlagen, machen es möglich. Diese technokratische Dreifaltigkeit setzt praktisch um, was der Mensch in seinem schwindenden Selbstverständnis längst geistig beziehungsweise geistlos vorbereitet hat, nämlich den Menschen vollkommen ersetzbar und damit überflüssig zu machen.

Diese Vorbereitung trifft uns von zwei Seiten. Wenn wir danach trachten, dem Menschen endgültig nachzuweisen, dass er nicht mehr als ein Tier ist, dann gehen wir ihm von der Vergangenheit her ans Leder. Und wenn wir davon ausgehen, dass wir in absehbarer Zeit den Menschen komplett mithilfe von Algorithmen verstehen, sezieren und replizieren können, dann lösen wir ihn von der Zukunft her auf, weil wir ihm die Zukunft nehmen. Zweifellos arbeitet der Mensch mit bizarrem Eifer daran, sich selbst abzuschaffen. Der Mensch ist es wohl irgendwie leid, er selbst zu sein. Wer sich nicht mag, muss sich entweder depressiv selbst abwerten oder aggressiv alles kurz und klein schlagen, um wie Phönix aus der Asche zu steigen. Zum Tier werden oder sich zum Prometheus aufschwingen – der Mensch an sich steckt offensichtlich in einer tiefen narzisstischen Krise.

Es will uns einfach nicht in den Kopf, dass wir Menschen nicht mehr als komplexe Tiere sein sollen. Aus naturwissenschaftlicher Sicht, von der Warte der Biologie aus mag man ja zu keinem anderen Schluss kommen. Und wenn wir dem Menschen nicht nur eine Seele, sondern auch den Geist absprechen, dann können wir mit der Demontage der Geisteswissenschaften weitermachen und uns unserem biologischen und technologischen Schicksal ergeben. Genauer gesagt, können wir dann die Biologie direkt von der Technologie ablösen lassen. Wenn wir aber den Geisteswissenschaften nicht nur ein Existenzrecht, sondern auch eine Deutungshoheit zusprechen, wenn wir zugeben, dass wir sie brauchen, weil wir sonst keine guten Entscheidungen darüber treffen können, wie wir mit dem technisch Machbaren umgehen sollen, wenn wir davon ausgehen, dass uns in der Evolution eine Rolle zufällt, eine Rolle mit einer gewissen Eigenständigkeit zwischen dem biologischen Erbe und der technologischen Zukunft, dann müssen wir Menschen im besten Sinne selbstbewusst eine Verantwortung übernehmen – nicht nur für uns selbst, nicht nur für unsere Vorfahren in Flora und Fauna, sondern auch für unsere Nachkommen, Lebensformen, deren Entwicklung aller Wahrscheinlichkeit nach weniger einer biologischen als einer technologischen Konsequenz folgt.

Es ist in diesem Zusammenhang eminent wichtig, sich vor Augen zu halten, dass ein Roboter beziehungsweise ein Android uns Menschen zwar imitieren kann – dies bald nicht mehr nur mit künstlicher Intelligenz, sondern auch mit künstlicher Emotionalität und vielleicht sogar mit künstlichem Bewusstsein. Aber unsere technologischen Nachfahren werden niemals dazu in der Lage sein, genauso zu fühlen wie wir und sich genauso ihrer selbst bewusst zu werden, mögen sie noch so intelligent sein. Ihr Erleben wird voraussichtlich und hoffentlich immer eine Simulation bleiben. Wenn wir aber das Gehirn mit einem Computer gleichsetzen, wenn wir meinen, wir könnten voll und ganz vermessen werden, um in Form von Daten repliziert zu werden, dann haben wir uns bereits aufgegeben. Indem wir uns selbst replizieren, schaffen wir uns ab. Das sind schwer zu ertragende Gedanken, und auch sie können uns leicht in eine depressive, nein, in eine deprimierte Stimmung versetzen. Das Gesetz des Stärkeren verheißt dem Menschen hier eine Niederlage gegenüber den Maschinen.

Den Menschen krampfhaft voll und ganz in den Mittelpunkt der Evolution zu rücken ist vermutlich nicht der richtige Weg. Der Humanismus war und ist nicht die Lösung aller Fragen und beschließt schon längst nicht das Ende aller Tage. Nach hinterwälderischem Animismus, der die Natur zur Gottheit erhob, und nach einem Theismus, der im Namen von einem oder mehreren Gottheiten den Menschen zwar von einer rein irdischen Gebundenheit erlöste, aber auf andere Arten und Weisen ziemlich unfrei gemacht hat, erschien uns mit dem Humanismus ein Heilsversprechen, das uns Menschen menschlich werden lassen sollte, vor allem unter- und füreinander. *Den Menschen in den Mittelpunkt stellen*, das kommt uns so seltsam leicht über die Lippen. Wo wir uns doch eigentlich stets vor Augen führen müssten, dass wir Menschen auf diesem Planeten nicht allein sind und ihn dennoch bald zerstört haben werden, zumindest wenn wir so weitermachen.

Alle *Ismen* sollten uns skeptisch werden lassen. Bringen wir mit ihnen doch zumeist dogmatische Haltungen in Verbindung, die Vielfalt und Freiheit bedrohen. Außer dem Humanismus fällt uns kein Wort ein, das auf -ismus endet und nicht gleich eine mehr oder weniger kritische oder skeptische Haltung bei uns hervorruft. Vielleicht sollten wir auch beim Humanismus kritischer werden: disrupting Humanism.

Einen Humanismus, der den Menschen als das letzte Wort der Schöpfung ansieht, können wir jedenfalls aus gutem Grund ad acta legen. Wir waren vielleicht einmal die Krone der Schöpfung, doch wir tun gut daran, mit Bescheidenheit das Zepter abzugeben, damit wir nicht kollektiv den Löffel abgeben müssen. Wenn wir unsere bisherige menschliche Überlegenheit, unser physiologisches Klima und damit vor allem Pflanzen und Tiere schützen und bewahren, dann ist das schon sehr viel.

Geht es um Burn On, soll uns vor allem das geistige und emotionale Klima interessieren, und da gibt es viel zu verbessern. Das würde bedeuten, der industriellen Revolution mehr Einhalt zu gebieten, als wir es uns aus wirtschaftlichen Erwägungen bisher trauen. Doch warum sind wir uns das nicht wert? Wenn wir unser geistiges Klima schützen möchten, das Klima, das vor allem die menschliche Sphäre ausmacht, dann müssten wir dringend der digitalen Revolution und der Ausbreitung der virtuellen Welt Grenzen setzen, sie kritisch beleuchten und gestalten. Falsche Bescheidenheit hilft uns ebenso wenig weiter wie Gottspielerei. Wir Menschen sind es, die den Planeten für menschliches Leben zerstören können. Aber wir sind es auch, die ihn noch retten können. Manchmal bedeutet das, bei uns selbst, unserer geistigen Verfassung zu beginnen: uns aus dem Dauermodus Burn On zu lösen, der uns unfähig sein lässt, gut für uns und einander zu sorgen. Wenn wir jedoch weiterhin im Rahmen einer unheiligen Allianz von industrieller und digitaler Revolution vor allem Maschinen produzieren, die unser Leben angeblich noch einfacher, bequemer und reicher machen, während wir uns dabei viel mehr unter Druck setzen und selbst krank machen, dann wird mit uns auch die Erde, wie wir sie kennen, untergehen.

Vielleicht ist ja der Anstieg der Meeresspiegel gleichermaßen eine Metapher für das, was wir Menschen veranstalten: Das Wasser steht uns bis zum Hals. Wir sind dem Untergang geweiht, weil wir uns zu Schöpfern aufgeschwungen, uns selbst zu wichtig genommen haben. So oder so sollten wir aufhören, uns selbst anzubeten. Dann könnten wir in aller Bescheidenheit, aber durchaus mit dem nötigen Selbstbewusstsein und in gesunder geistiger Verfassung überleben.

Um das zu ermöglichen, sollten wir dasjenige hegen und pflegen, was uns Menschen als solche ausmacht und von den Tieren und Maschinen unterscheidet: das Bewusstsein. Dafür sollten wir nicht zuletzt die Geisteswissenschaften wieder zur wichtigsten wissenschaftlichen Disziplin erheben. Die Naturwissenschaften und die Empirie können uns keine Antworten dafür liefern, was wir mit dem anfangen dürfen oder sollen, was technisch möglich ist. Nur die Geisteswissenschaften können uns dabei helfen, die ethischen Gründe herauszuarbeiten, die der Quasi-Überrumpelungstaktik der neuesten technologischen Revolution etwas entgegensetzen könnten. Dann könnte die menschliche Vernunft siegen, nicht nur zugunsten der Menschen, sondern auch zugunsten der Tiere und Pflanzen.

Wir sollten aufwachen und wach bleiben, bevor uns die Maschinen in einen ewigen Schlaf versetzen und in der Matrix auf unterhaltsame Weise versklaven. Wie alltäglich das schon geworden ist, das sehen wir an Patienten, die unter einem Burn On leiden, weil sie wie Maschinen funktionieren wollen, ohne zu merken, dass sie darüber das Bewusstsein für sich, aber auch die Kontrolle über ihr Leben verloren haben und zu Tode erschöpft sind.

Individuelle Wege in den Burn On: der Blick auf das erkrankte Ich

Die Familie ist die kleinste Gruppeneinheit einer Gesellschaft, und entsprechend sind wir alle durch die Werte der eigenen Familie geprägt. Was dort geschieht, was wir im Alltag vorgelebt und in der Erziehung vermittelt bekommen, das tragen wir weiter und beherzigen es. Bestimmte Einstellungen und Prioritäten übersetzen sich so vom Kollektiven – also von der Familie als Kleinformat der Gesellschaft – ins Individuelle. Wir Psychotherapeut*innen schauen deshalb im Therapiegespräch darauf, wie Erfahrungen und Lernvorgänge den/die Einzelne/n beeinflusst haben, denn gerade negative Erlebnisse können einen Menschen nachhaltig prägen. Nicht selten sind dann die Symptome, die sie zu uns führen, auch als gescheiterter Bewältigungsversuch zu sehen, weil er oder sie mit widrigen Verhältnissen zu kämpfen hatte und zurechtkommen musste. Zum Beispiel kann bei manchen Patient*innen ein gesteigertes Leistungsstreben als Versuch verstanden werden, über die Erfolge bei der Arbeit endlich die Aufmerksamkeit, Anerkennung und Zuwendung zu bekommen, an denen es in der Kindheit und Jugend gemangelt hat.

In diesem Kapitel beleuchten wir daher, welche pädagogischen, psychologischen und neurobiologischen Sichtweisen es auf das Phänomen Burn On gibt. Diese Zugänge ermöglichen es uns, Erklärungen dafür zu finden, warum und wie sich das Leiden bei einzelnen Patient*innen entwickelt hat. Sie werden beim Lesen bemerken, dass sich diese Erklärungen aus ganz unterschiedlichen Perspektiven betrachten lassen – je nachdem, welche »Brille man aufsetzt«, also aus dem Blickwinkel welcher Fachrichtung man jeweils schaut. Und dabei lassen sich sowohl Unterschiede als auch Gemeinsamkeiten finden. Die gewählten Perspektiven und zugehörigen Fachdisziplinen spielen unserer Erfahrung nach eine besonders große Rolle beim Verständnis des menschlichen Erlebens und Verhaltens. Die hier gewonnenen Erkenntnisse bilden die Grundlage für die sich anschließenden Überlegungen zur Therapie und Prävention des Burn-On-Syndroms. Einzelne Aspekte sind bereits oben angesprochen, wo wir genauer definiert haben, was eigentlich einen Burn On ausmacht – und natürlich sind es auch die individuellen Grundlagen, die ein Mensch mit sich herumträgt, die dem Phänomen seine charakteristische Ausprägung verleihen.

Lernpsychologische Aspekte: zu Höchstleistung konditioniert und verdammt

Warum fühlen, denken und handeln Menschen auf die eine oder andere Art und Weise? Eine Frage, die nicht nur die Psychologie bewegt. Aus Sicht der Lernpsychologie treiben uns Menschen, vereinfacht gesagt, zwei Dinge an. Zum einen wollen wir kurzfristig angenehme Zustände erreichen und behalten. Zum anderen wollen wir unangenehme Zustände vermeiden oder beenden. Man spricht davon, dass wir Belohnung suchen und Bestrafung verhindern wollen. So ist beispielsweise zu erklären, warum es so schwer ist, sich zum Joggen zu motivieren, wenn man bereits in eine Decke eingemummelt auf der Couch liegt. Kurzfristig wäre es viel angenehmer und schöner, im Warmen liegen zu bleiben, als sich in Laufkleidung zu zwängen und in die Kälte hinauszugehen. Doch was treibt uns an, loszulaufen? Das zugrunde liegende Prinzip hinter den antreibenden Mechanismen ist die sogenannte Konditionierung.

Wir Psychotherapeuten unterscheiden dabei die sogenannte klassische Konditionierung, die manchem aus dem Biologieunterricht noch in Verbindung mit dem Pawlow'schen Hund bekannt sein könnte, und die operante Konditionierung, auch Belohnungs-/Bestrafungslernen genannt. Ein für viele Menschen aus eigener Erfahrung nachvollziehbares Beispiel sind die in manchen Familien obligatorischen Geldprämien oder Taschengeldzuschläge für gute Noten im Zeugnis, wir hatten sie oben bereits einmal erwähnt. In manchen Familien werden dafür komplexe Vertragswerke ausgearbeitet, die bereits Ähnlichkeiten mit Tantiemenvereinbarungen von Arbeitnehmern in Führungspositionen haben: Zielvereinbarung, »Kinder-/Schüler-Jahresgespräch«, Auszahlungsvereinbarung. Doch tatsächlich wird hier nur die Note bewertet, nicht die tatsächlich erbrachte Leistung: Egal, wie viel sich ein Kind angestrengt hat, die Eltern sehen nur das Urteil des Systems Schule. Und wir alle erinnern sicher – oder wissen vielleicht aus eigener Erfahrung –, wie zufällig Noten zustande kommen können und wie sehr der Erfolg von einzelnen Lehrer*innen abhängen kann oder von der Tagesform, nicht nur von der Eigenleistung.

Noch schlimmer für die Entwicklung eines Kindes und damit für dessen Umgang mit Leistung und Anstrengungen sind Sanktionen. Damit sind im lernpsychologischen Sinne nicht nur offen sichtbare Bestrafungen wie verbale Abwertungen oder gar körperliche Gewalt gemeint, sondern auch weniger offensichtliche Varianten wie der Entzug von Zuneigung, Nähe oder Sanktionen wie das Verbot des Zugangs zu anderen positiven Erlebnissen wie zum Beispiel beim Sport oder Ähnlichem. Vielleicht waren Sie selbst schon davon betroffen? Einmal eine wenig gute Note nach Hause gebracht, und prompt waren das Fußballtraining oder die Lieblingsserie im Fernsehen gestrichen. Oder das ersehnte Treffen mit Freunden.

Bei der Belohnung für gute Noten besteht darüber hinaus die Gefahr des sogenannten Korrumpierungseffektes. Im Rahmen der Forschung dazu wurde belegt, dass Geldgeschenke oder ähnliche Prämien dazu führen können, dass Kinder, vereinfacht gesagt, nur noch für die Belohnung lernen und das Interesse an den erlernten

Inhalten verlieren. Geld motiviert kurzfristig, verdirbt jedoch häufig die intrinsische Motivation.

Werden Kinder gar für schlechte Noten bestraft, lernen sie fortan vermeidungsmotiviert. Das bedeutet, dass sie nicht auf ein Ziel hinarbeiten, sondern alle Kraft dafür einsetzen, nicht zu versagen. Kurz gesagt: Sie haben Angst, Versager zu sein oder zu werden oder als solche zu gelten. Angst ist jedoch ein furchtbarer Treiber, das konnten wir ja oben schon zeigen. Angst verfolgt bis ins Erwachsenenleben, denn all diese Maßnahmen wirken auch langfristig. Was wir in jungen Jahren lernen und an Erfahrungen machen, schlägt sich nieder und bleibt gespeichert.

Großen Einfluss auf psychische Erkrankungen im Allgemeinen und damit auch auf den Burn On haben unsere Beziehungserfahrungen. Wir Menschen haben neben biologischen Grundbedürfnissen wie Nahrung, Schlaf oder Atmung ja psychologische Grundbedürfnisse. Dazu gehören die Bindung zu anderen Menschen, Lust (hier nicht im sexuellen Sinne gemeint, sondern eher wie Freude zu verstehen), Selbstwert und Anerkennung oder auch das Gefühl von Sicherheit und Kontrolle[87]. Wenn jemand in jungen Jahren von den Eltern nur dann Anerkennung durch ein Lob oder eine andere Zuneigung wie eine Umarmung erfährt, wenn er gute Noten von der Schule nach Hause bringt, entwickeln sich auf Dauer innere Annahmen wie zum Beispiel: »Ich bin nur etwas wert, wenn ich gute Leistungen bringe« oder »Ich bin nur liebenswert, wenn ich gute Leistungen bringe«. Diese inneren Annahmen können stabil und langfristig angelegt sein. Davon betroffenen Menschen fällt es teilweise auch im hohen Erwachsenenalter noch schwer, sich mit Dingen zu beschäftigen, die sie nicht perfekt beherrschen, oder sich dem Müßiggang hinzugeben. Im Hinterkopf ertönt dann immer das schlechte Gewissen. Das treibt an, das lässt einen nie rasten oder innehalten. Wir erleben das in der Klinik sehr oft, wenn derart gestrickte Menschen zum ersten Mal in der Kunsttherapie sind. Viele kommen dann direkt mit ihrem inneren Kritiker in Konflikt. Unser ehemaliger Patient Herr J., seines Zeichens Kunstlehrer, konnte erst nach einiger Zeit davon abgehalten werden, die von ihm in der Kunsttherapie zu Papier gebrachten Werke ob ihrer vermeintlich grauenvollen Qualität zu zerreißen. Der innere Kritiker war hier zu stark. Die Dinge, in diesem Falle seine Bilder, durften nur existieren, wenn sie ohne jeden – für ihn erkennbaren – Makel waren. Das zeigt einerseits, wie sehr er sich an »messbaren« Ergebnissen orientiert hatte, und andererseits, wie im wahrsten Sinne des Wortes destruktiv die Vermeidungsmotivation sein kann. Bevor ich etwas möglicherweise Imperfektes stehen lasse, vernichte ich es lieber. Das setzt unglaublich unter Druck und führte bei ihm zudem dazu, dass er das künstlerische Gestalten, das er zeitweise so geliebt hatte und weshalb er seinen Beruf als Kunstlehrer ergriffen hatte, in keiner Weise mehr genießen konnte. Seine größte Leidenschaft war korrumpiert. Es zählte nicht mehr der freudvolle Prozess, das Mischen und Anrühren der Farben, die Haptik der Materialien, es zählte nur noch das Ergebnis – und das genügte im Regelfall nicht seinen Ansprüchen.

Analog dazu finden wir sowohl in unserer Klinik als auch in unserem sozialen Umfeld Beispiele zuhauf. Der Läufer, der eigentlich mal die frische Luft und die Natur liebte und dafür vor lauter Schrittezählen und Herzfrequenzmessen keinen Blick mehr hat. Die leidenschaftliche Leserin, die sich nicht mehr erlauben kann, »seichte Bücher« zu lesen. Intellektuellen Anspruch muss es haben, ob man Freude daran hat oder nicht. Das Kalorienzählen und zwanghafte Aussuchen möglichst gesunder und ökologisch wertvoller Lebensmittel, das nicht nur jegliche Freude am Essen verderben kann, sondern vielmehr dazu führt, dass die Nahrungsaufnahme zu einem mechanischen und kaum sinnlichen Prozess verkommt. Sich künstlerisch auszudrücken ist sicher nicht jedem gegeben, doch gerade bei der Kunsttherapie passiert häufig etwas, was für die Entstehung oder die Aufrechterhaltung eines Burn On zentral ist. Die Patient*innen äußern verzweifelt: »Ich kann das nicht, also will ich es auch nicht mehr machen.« Dabei geht es im Rahmen der Kunsttherapie und anderer kreativer Therapieverfahren ja gar nicht darum, ästhetische oder besonders schöne Bilder abzuliefern oder sich in der Körpertherapie besonders ästhetisch oder sportlich fit zu bewegen. Vielmehr geht es unter anderem darum, sich einmal in einen Prozess zu begeben, in dem Bewertungen hintangestellt werden. Das ist den Betroffenen schier unmöglich. Der Zustand innerer Be- beziehungsweise Abwertung ist für sie so unangenehm und unerträglich, dass die Tätigkeit am liebsten abgebrochen wird. Sie werden durch die wie automatisch vorgenommene innere Bewertungen auf heftigste Art und Weise mit ihrem Unzulänglichkeitsgefühl und dem Gefühl, nicht liebenswert zu sein, konfrontiert. In ihrem Kopf ist verankert: »Nur wenn ich etwas gut mache, bin ich etwas wert.«

Das permanente Streben nach Höchstleistung, also nach kurzfristiger Belohnung, ist die Folge. Sich mit Dingen zu beschäftigen, die sich in Zahlen oder Leistungsnachweisen nicht bemessen lassen, ist den Betroffenen (sogar körperlich) unangenehm und führt zu einem Zustand, der Angst macht und so großes Unbehagen verursacht, dass er dringend vermieden werden muss – so die lerntheoretische Perspektive.

Tiefenpsychologische Aspekte: geliebt nur fürs Tun, nicht fürs Sein

Mithilfe einer weiteren psychologischen Perspektive setzt sich das Bild weiter zusammen. Nehmen wir einmal die tiefenpsychologische beziehungsweise psychodynamische »Brille« zu Hilfe, die einen Blick darauf eröffnet, inwieweit negative biografische Erfahrungen beispielsweise mit Eltern und Geschwistern zu inneren Konflikten führen, die sich wiederum im Hier und Jetzt durch Schwierigkeiten mit der Umwelt in privaten und persönlichen Beziehungen offenbaren.

Im Hinblick auf die Entwicklung des Burn On wurden schon

verschiedene belastende Faktoren und Aspekte aus Kindheit und Jugend benannt, die auch für tiefenpychologische Erklärungen des Phänomens relevant sind. Für den Burn On kommen aus unserer Sicht vier charakteristische innere Konflikte infrage.[88] Der zentrale Konflikt ist hier der Selbstwertkonflikt, der ja schon einige Male angesprochen wurde und der bei depressiven Entwicklungen überhaupt eine tragende Rolle spielt. Beim Burn On gibt es häufig eine Diskrepanz, wenn man so will, eben ein Spannungsfeld, bei dem ein primär eher schwach ausgeprägtes Selbstwertgefühl durch ein Übermaß an Leistung und Arbeit kompensiert wird. Diese Menschen erscheinen dann und erleben sich manchmal auch als erfolgreich und selbstbewusst, fühlen sich aber in ihrem tiefsten Inneren minderwertig und unzureichend. Bei Selbstwertkonflikten geht es also um ein Spannungsfeld zwischen innerer Abwertung und äußerer Aufwertung. In diesem Zusammenhang wird auch von narzisstischen Konflikten gesprochen. Gemäß der griechischen Mythologie liebt Narziss eben nicht sich selbst, sondern nur sein stilisiertes Abbild. Der moderne Narzisst, der nicht notwendigerweise gleich persönlichkeitsgestört sein muss, wurde als Kind meist nicht um seiner selbst willen geliebt, sondern vor allem für das, was er leistete und darstellte. Und auch als Erwachsener muss er immer alles dafür tun, um die Anerkennung, die er braucht, um sich überhaupt gut und geliebt fühlen können, zu bekommen. Wer dagegen als Kind bedingungslos geliebt wurde, wird in der Regel nicht nur sich ausreichend selbst lieben können, sondern auch in der Lage sein, andere Menschen zu lieben, dies alles mit einer Liebe um ihrer selbst willen und nicht nur wegen einer äußerlichen Leistung.

Die anderen drei Konflikte, die für den Burn On relevant sind, tragen das Konflikthafte bereits als Gegensatzpaar formuliert in ihrer Bezeichnung, weshalb sie sehr gut zu den symptomatischen Spannungsfeldern passen, wie wir sie eingangs im Diagnostikkapitel beschrieben haben. Wir sehen in unserer Praxis häufig auch folgende Konflikttypen: Beim Individuation-versus-Abhängigkeit-Konflikt könnte ein übermäßiges Unabhängigkeitsstreben dazu führen, dass Betroffene bei der Arbeit im Beruf und zu Hause immer alles selbst machen müssen, um sich nicht von anderen Menschen abhängig zu machen. Die übertriebene Autonomie kann sich daraus ergeben haben, dass die primären Beziehungen als manipulativ und beängstigend erlebt wurden. Wir erleben das mit Patient*innen, die trotz vielfältiger Angebote und wohlgemeinter Aufforderung, sich in Krisensituationen beim Personal für stützende Gespräche zu melden, eher dazu neigen, ihre Probleme mit sich selbst auszumachen.

Beim Unterwerfung-versus-Kontrolle-Konflikt kann es bei Burn-On-Patienten um eine zwangsneurotische Problematik gehen, die sich als zwanghaft-exzessives Arbeiten manifestiert. Die Betroffenen haben eventuell ein hohes Maß an Kontrollbedürfnis entwickelt, weil die ursprüngliche familiäre Situation unübersichtlich und unberechenbar war. Im folgenden Kapitel finden Sie beispielhaft einen kurzen Bericht eines Herrn H., von Beruf Chefredakteur, der zwanghaft alle Texte wieder und wieder lesen musste, um sie auf etwaige Fehler oder Ungenauigkeiten zu kontrollieren.

Und der sogenannte Versorgung-Autarkie-Konflikt kann in dem Sinne eine Rolle spielen, dass ein unbewusster Wunsch, gehegt und gepflegt zu werden, mit gegenteiligem Verhalten ausgeglichen wird, nämlich mit einer übermäßigen Fürsorge für andere, vielleicht sogar im Rahmen eines Helferkomplexes. Diese Art von Burn On findet man vermutlich besonders bei Menschen in helfenden Berufen und bei jenen, die sich übermäßig für Angehörige aufopfern, was darauf zurückzuführen sein kann, dass sie als Kind selbst zu wenig Fürsorge erhalten haben und sich schon früh um andere kümmerten, manchmal auch, um sich zumindest mit ein wenig Anerkennung für ihre Aufopferungsbereitschaft zu versorgen.

Bei einer Behandlung mit tiefenpsychologischem Fokus wird durch das Bewusstwerden dieser inneren Konflikte ein besseres Verständnis der eigenen Handlungsweise erlangt. Wenn wir unseren Patient*innen diese Konflikte erleb- und begreifbar machen können und sie sie in ihrem Alltag wiedererkennen, wird es für sie leichter, sich neuen Handlungsalternativen zuzuwenden, alte Muster zu überwinden und ein ausgeglicheneres Leben mit mehr Selbstfürsorge zu führen.

Körperliche Aspekte: wie es in uns arbeitet

Die Biologie, wenn man so will: das Animalische, spielt auch bei uns Menschen noch eine große Rolle in unserem Fühlen und Handeln. Unser Körper ist für sich genommen erst einmal reine Biologie, wie wir sie im Pflanzenreich sehen. Mit den Tieren entwickelten irdische Wesen erstmals innere Bewegtheit und äußere Bewegung, die Fähigkeit, zu fühlen und zu handeln. Und erst mit dem Menschen kamen das Denken und das Bewusstsein in die Welt.

Mit dem Denken können wir Menschen uns ein ganzes Stück weit von unserem eigenen Körper lösen, was gerade durch die neuen Medientechnologien eine unglaubliche Dynamik bekommt. Ohne uns körperlich auch nur einen Meter von der Stelle zu bewegen, können wir Menschen, die weit von uns entfernt sind, ziemlich nahe kommen, wir können Reisen in fantastische virtuelle Welten und per Live-Cam auch rund um den Globus antreten, wir können alles bestellen, was das Herz begehrt, die Liste ließe sich fortsetzen.

Aber unser Menschsein, gerade auch das Bewusstsein, das aus neuropsychoanalytischer Sicht nicht ohne eine körperliche Verortung auskommt,[89] bleibt biologischen Gesetzen unterworfen. Wir sollten das Schlafen nicht vergessen, über der Arbeit das Essen und Trinken im Auge behalten und uns nicht erst von entsprechenden Apps daran erinnern lassen müssen. Während wir in den voranstehenden Kapiteln gezeigt haben, dass die Erziehung und ein Vorleben durch das elterliche Beispiel ganz massiv die Stresssymptome bei unseren Patienten beeinflussen konnten, kommen wir hier zu Problemen, die der einzelne Mensch (verhaltens)biologisch mitbringt und entwickelt.

Ein Hauptfaktor ist die Genetik, jeder Mensch ist ja durch Gene geprägt, die für die Entwicklung und Ausbildung aller körperlichen Systeme verantwortlich sind. Ob das Belohnungssystem einen Menschen besonders anfällig für eine Suchtentwicklung auch im Sinne eines Workaholism macht oder ob ein Mensch eher zu Stressreaktionen neigt, auch das hat etwas mit Vererbung zu tun. Wir wissen mittlerweile jedoch aus der Forschung, dass auch unsere Erfahrungen auf die Gene wirken, also ob und wie Erbinformationen zum Tragen kommen oder unterdrückt werden (Epigenetik). Auch wenn die Zwillingsforschung interessante Erkenntnisse darüber liefert, ist es für uns Psychotherapeut*innen, die wir am Patienten mit seinem konkreten Problem arbeiten, am Ende nicht einfach auseinanderzuhalten, ob eine bestimmte Verhaltensweise eher auf genetische oder erlernte Effekte zurückzuführen ist. Wenn ein Mensch zu einer besonders hohen Arbeitsmoral und ausgeprägtem Leistungsdenken neigt, ist es eher wahrscheinlich, dass ihm dieses Verhalten anerzogen worden ist. Allerdings – und das unterschätzen viele Eltern – sind nicht nur die expliziten und zielgerichteten pädagogischen Maßnahmen ausschlaggebend, sondern vielmehr das, was uns von den Eltern vorgelebt wird. Das elterliche Beispiel entscheidet maßgeblich auch darüber, wie sich Willensstärke und Verzicht ausprägen. Das nennt man Lernen am Modell.

Entscheidend für unsere Zivilisation – und eben auch für unsere immense individuelle und kollektive Arbeitsleistung – ist die Fähigkeit des Menschen, die unmittelbare Befriedigung von Bedürfnissen nach Nahrung und Schlafen, Zuneigung und Sexualität zu unterdrücken oder aufzuschieben. Sie erinnern sich an die Beschreibung des Marshmallow-Experiments. Wer den Bedürfnisaufschub beherrscht, hat im Regelfall einen Vorteil. Wer sich sofort jedem kurzfristigen Impuls hingibt, beispielsweise mehr »Impulskäufe« tätigt, als der Geldbeutel hergibt, hat einen Nachteil. Bewusste Entscheidungen dieser Art und die damit verbundenen Denkleistungen übernimmt unser Großhirn, der Cortex, das ist der evolutionär jüngste Teil unseres Gehirns. Doch unser Frontalhirn steuert Willensakte direkt und ist in der Lage, die physiologischen Impulse des Stammhirns und emotionale Impulse des limbischen Systems zu überschreiben beziehungsweise zu überstimmen. Das Über-Ich, die Moral, der Gegenspieler des inneren Schweinehundes also, ist wohl dort zu lokalisieren. Übermäßiges Pflichtbewusstsein und die Willensstärke, die uns über unsere emotionalen und physischen Grenzen hinausgehen lässt, sie können auch als Ungleichgewicht des Zusammenspiels zwischen Cortex und limbischem System verstanden werden. Wir können uns also nicht immer bewusst sein, dass wir gerade über unsere Grenzen hinaus arbeiten. Doch jeder von uns sollte sich überlegen, ob er ein besonders willensstarker Mensch ist – und wie oft sie oder er tatsächlich aus (übermäßigem) Pflichtbewusstsein über das eigentlich Machbare hinaus aktiv bleibt.

Nimmt das exzessive Arbeiten eine suchtartige Dimension an, ist es angebracht, Hilfe zu suchen und diese auch anzunehmen, denn dann kommt das ebenfalls im limbischen System verortete Belohnungssystem ins Spiel und der typische Teufelskreis der Sucht in Gang. Dann ist irgendwann das Suchtverhalten nur noch dazu da, die Betroffenen über die negativen Folgen und Verluste ebendieser Sucht hinwegzutrösten. Dabei kommt auch die körpereigene Chemie in ein Ungleichgewicht: Das ausgeschüttete Dopamin löst eine Erwartungshaltung aus. Wir erwarten sehnsüchtig den eigentlichen Kick, den uns das Suchmittel oder -verhalten schließlich verschaffen soll.

Exzessives und suchtartiges Arbeiten mit der permanenten Aussicht auf Erfolg und Belohnung wäre eher durch eine Dopaminausschüttung gekennzeichnet. Der eigentliche und zumeist ziemlich kurze Höhepunkt, ein Rausch oder auch ein Orgasmus, wird durch die Endorphine vermittelt, unsere körpereigenen Suchtstoffe, das intrinsische Morphin sozusagen. Stellen Sie sich einen Börsenhändler vor, der permanent auf der Suche nach der nächsten Apple-, Amazon- oder Facebook-Aktie ist. Das Dopamin lässt ihn durchhalten, mehr arbeiten, mehr Bilanzberichte durchforsten, noch den geheimsten Geheimtipp ausleuchten. Bis vielleicht, häufig allerdings aber leider auch nicht, irgendwann einmal die große Nummer dabei ist – der kurze Kick der Endorphine, das ultimative High!

Wir vermuten, dass es beim Burn On weniger zum orgiastisch-rauschhaften Erfolgsmoment kommt, bei dem sich alle Endorphinspeicher entleeren und man sich fürstlich belohnt fühlt, sondern dass es eher typisch sein dürfte, mit konsequent hohem Erwartungslevel auf der Dopaminwelle zu reiten. Immer auf demselben Erfolgslevel zu bleiben, verlangt allerdings einiges an Anstrengung. Übrigens findet sich diese Form der Suche nach dem anhaltenden Erfolg wohl am ehesten in einem ganz anderen Bereich, nämlich bei der Sexsucht.

Der Vergleich zwischen Arbeitssucht und Sexsucht mag hier etwas seltsam vorkommen, aber er ist zutreffend. Während der Online-Sexsüchtige zum Beispiel stunden- und tagelang emsig auf der Suche nach der schärfsten Einstellung bei einem Porno ist, onaniert er ohne Unterlass. Die Selbstbefriedigung geht dann mit einer relativ kontinuierlichen Dopaminausschüttung einher. Der eigentlich ersehnte, durch die Glückshormone (Endorphine) angezeigte Orgasmus wird aber zumeist stundenlang hinausgezögert und kann am Ende gar nicht mehr richtig genossen werden. Er wird deshalb verzögert, weil ja immer noch etwas oder jemand Besseres im Netz auftauchen könnte, eine schärfere Szene oder Person, um die ultimative Befriedigung zu liefern, die aber nie kommt und die es eben auch nicht gibt. Die Onanie ist dann harte, zum Teil schmerzhafte und manchmal sogar selbstverletzende Arbeit, die nie mehr zu einer Erfüllung führt. Mit dieser Beschreibung kommen wir aber auch dem sehr nahe, was den Burn On ausmacht: Etwas, das uns eigentlich Freude machen sollte, Sex wie Arbeit, ist zum puren Stress geworden, kann aber nicht mehr begrenzt und auch nicht mehr richtig genossen werden.

Damit sind wir bei den körperlichen Voraussetzungen für das positive und negative Stresserleben angelangt. Hier kommt das Stresssystem beziehungsweise die sogenannte Stressachse ins Spiel, auch HPA-Achse genannt: Die Hypothalamus-Hypophysen-Nebennieren-Achse ist, einfach gesagt, das entscheidende Hormonsystem, wenn es um den Umgang mit Stressreaktionen geht. Wir sollten es kennen, um wirksam etwas gegen den Stress unternehmen zu können.

Die Stressachse nimmt ihren Ausgang im Stammhirn, wo der Hypothalamus sitzt. Unser Hypothalamus ist dazu da, Neurotransmitter zu produzieren und auszuschütten, Botenstoffe also, die unsere Hypophyse anregen. Die Hypophyse ist eine Hormondrüse und ein Anhängsel des Gehirns, nur dazu da, wichtige Hormone herzustellen oder zur Hormonproduktion anzuregen. Denn in der Hypophyse produzierte Hormone können etwa die Nebennieren (Adren) dazu anregen, Adrenalin und Corticosteroide zu produzieren. Und genau das sind die Stressoren, die im Übermaß im Körper Schaden anrichten können, wenn wir es mit dem Stress übertreiben. Es würde hier zu weit führen, wenn man auch nur ansatzweise versuchen wollte, die komplexen Regelkreise des Stresssystems vollständig aufzuzeigen. Was wir uns aber merken sollten: Diese körperliche Achse ist sehr wichtig für den Umgang mit Stress.

Denn wenn wir überfordert sind oder uns willkürlich permanent unter Druck setzen, ist es ähnlich, als wären wir dauerhaft traumatischen Erfahrungen ausgesetzt. Die Hormonsysteme unterscheiden da nicht, die körperliche Reaktion ist dieselbe. Daher können die ausgeschütteten Hormone auch eine ungemein zerstörerische Wirkung auf verschiedene körperliche Systeme haben. Wir sagten es schon: Infolge der Hormonausschüttung kann unter anderem der Blutdruck permanent erhöht sein. Wenn wir immer in Habtachtstellung und in Kampfbereitschaft sind, Flight or Fight, dann kämpfen wir vor allem gegen uns selbst. Doch das ist ein Kampf, bei dem wir nur verlieren können – zuallererst unsere Gesundheit.

Entwicklungspsychologische Aspekte: persönliches Wachstum und seine Tücken

Erik Erikson gilt als einer der bekanntesten Psychotherapeuten weltweit. Besonders bekannt geworden ist er in Fachkreisen für sein Stufenmodell der psychosozialen Entwicklung. Erikson beschreibt darin Phasen der persönlichen Entwicklung, die jeder Mensch vom Kleinkindalter bis hin zum hohen Erwachsenenalter zu durchlaufen hat. Insgesamt hat Erikson acht Stufen formuliert, im Rahmen derer wir die Entwicklungsaufgaben zu bewältigen haben. Die Stufen sind jeweils als gegensätzliche Paare formuliert. Jede Stufe mündet in einer sogenannten Krise. Diese ist im Sinne Eriksons nicht negativ gemeint, sondern steht für die Aufgabe, mit der sich Menschen in der jeweiligen Phase auseinandersetzen.

Die erste Stufe, die der Mensch in frühester Kindheit zu überwinden hat, ist die Ausbildung von Urvertrauen, im Gegensatz dazu stünde ein Urmisstrauen. Die Stufen bauen aufeinander auf, das heißt, dass erfolgreich gemeisterte Krisen oder auch Entwicklungsschritte sich günstig auf die Bewältigung weiterer Entwicklungsschritte und damit auch auf das persönliche Wohlbefinden auswirken. Es würde zu weit führen, hier darauf näher einzugehen. Doch gerade im späteren Jugendalter sowie im Erwachsenenalter gibt es wichtige Krisen, zu einem Zeitpunkt also, wenn wir meinen, das Schlimmste/Schwierigste läge hinter uns. Und doch stoßen wir im Rahmen unserer klinischen Arbeit regelmäßig darauf, dass Krisen nicht richtig bewältigt wurden oder ausblieben, was die negative Reaktion auf Stressfaktoren begünstigt.

Diese Entwicklungsstufen betreffen die Ausbildung einer individuellen Identität (ca. vom 13. bis zum 20. Lebensjahr), bei der es darum geht, zu wissen, wer man ist. Ein weiterer Schritt ist die Entwicklung der Fähigkeit zu Intimität und Nähe in Beziehungen, also zu lieben. Diese Entwicklung findet ca. vom 20. bis zum 45. Lebensjahr statt. Uns geht es also um die wichtigen Lebensphasen, in denen wir unsere moralischen wie politischen Einstellungen entwickeln, Freunde und Sexualpartner suchen und hoffentlich finden und schließlich selbst zu denjenigen werden, die dann ihre Vorstellungen und Werte an die nachfolgende Generation weitergeben – als Eltern, als Onkel oder Tanten oder auch als Führungskräfte im beruflichen Kontext.

Wir kommen bei der Behandlung unserer Patient*innen aus zwei Gründen immer wieder sehr direkt mit diesen Entwicklungsstufen in Kontakt. Der eine der beiden Gründe ist trivial, unsere Patient*innen sind in den allermeisten Fällen zwischen 18 und 65 Jahre alt. Der andere Grund liegt in unserer Psyche. Psychische Extremsituationen oder Erkrankungen treten gehäuft auf, wenn wir Entwicklungsaufgaben nicht oder nur unzureichend bewältigen konnten. Das bedeutet für uns dann nämlich, dass die äußeren Faktoren, die uns unglücklich machen, nicht aus uns selbst heraus verändert werden können.

Beispielsweise erleben wir in der Therapie, jedoch auch in unserem persönlichen Umfeld, Menschen, die trotz der Erkenntnis, dass sie einen bestimmten Beruf nicht mehr ausüben wollen, keine Schritte unternehmen, um beruflich etwas zu verändern. Sie verbleiben teilweise Jahrzehnte in Jobs, in Beziehungen oder Wohnsituationen und sind stabil unzufrieden und unglücklich damit.

Stellen Sie sich einen Mann Mitte 40 vor, der berichtet, dass er seit knapp 20 Jahren weiß, im falschen Beruf zu arbeiten. Nennen wir ihn Herrn O. Er arbeitet als Leiter einer Bildungseinrichtung und sagt aus tiefstem Herzen, dass er seinen Job regelrecht hasse. Er empfinde seine Arbeit als langweilig und intellektuell ohne Anspruch. Er sei irgendwann einfach in seine Leitungsposition hineingeschlittert, und nun ist er größtenteils mit dem Organisieren von Dienstplänen und Krankheitsvertretungen beschäftigt. »Ich komme nicht mehr raus aus der Nummer.« Ihm sei jeden Morgen auf dem Weg zur Arbeit übel. Seine Vorgesetzten wissen nichts davon, er liefert weiterhin sehr gute Leistungen ab. Dennoch würde er nichts lieber tun als kündigen. Er würde so gerne etwas anderes machen. Allein: Er weiß nicht, was er tun sollte. So geht das nun seit knapp 20 Jahren.

Wie aber kommt es dazu, dass Veränderungen für manche von uns so schwierig sind? Nicht selten hat das etwas damit zu tun, dass sich bei den Betroffenen die eigene Identität nur lückenhaft ausgebildet hat. Da ist dann ein Entwicklungsschritt nur unzureichend erfolgt oder sogar übersprungen worden. Doch die Erfahrung zu machen, dass eigene Interessen wertgeschätzt und akzeptiert werden, ist nicht nur in der Kindheit und Jugend wichtig. In den Folgejahren entwickeln wir Menschen ein Selbstverständnis unserer eigenen Präferenzen und von deren Wert. Werden wir in dieser Entwicklung behindert oder nicht ausreichend unterstützt, kann das, vereinfacht gesagt, zu Problemen führen. Dann weiß man, was man nicht will, kann jedoch kaum eine konkrete Idee für das entwickeln, was man will. Das ist ein großes Problem, das Betroffene hemmt und hindert – und sich ohnmächtig fühlen lässt.

Aus der Stressforschung wissen wir aber, dass Stress dann nachlässt, wenn wir wirkungsmächtig handeln, also etwas in die eigenen Hände nehmen, selbst entscheiden. Ist dies dem Betreffenden nicht möglich, bleibt er in dem Gefühl, ausgeliefert zu sein – dem Schicksal, den Weisungsgeber*innen –, hängen.

Man kann hier also nicht einmal davon sprechen, dass solche Patient*innen sich von den eigenen Bedürfnissen oder Werten entfremden, sie haben schlichtweg kaum eine Idee, wie diese denn überhaupt aussehen könnten. Wenn ich meine eigenen Bedürfnisse nicht kenne, wie soll ich sie erfüllen? – In der Werbung heißt es: Weil ich es mir wert bin. Doch diese Patient*innen wissen nicht, was sie sich wert sind. Das führt dazu, dass sie das eigene Leben als wenig sinnstiftend empfinden. Sie spüren, dass etwas nicht stimmt und wenig stimmig ist. Um aber den Entwicklungsschritt nachzuholen, braucht es dann häufig psychotherapeutische Hilfe. Denn unbehandelt droht der Burn On im Hamsterrad.

Bei Herrn O. war es so, dass er von seinen Eltern, insbesondere von seiner Mutter, rückblickend auf wenig subtile Art und Weise verunsichert wurde. Sehr häufig, wenn er sich für etwas interessierte und dies seinen Eltern berichtete, habe er mehr oder weniger nicht mehr als ein »Wenn du meinst« zu hören bekommen. Im Rahmen der Therapie berichtete er unter Tränen, wie sehr er sich danach gesehnt habe, von seinen Eltern Unterstützung zu erfahren. Stattdessen habe er das Gefühl gehabt, dass seine ureigenen Interessen nichts wert oder gar verachtenswert seien. Dies – und andere Punkte mehr in seinem Leben – haben dazu beigetragen, dass Herr O. auch heute noch eigene Impulse sehr schnell wieder zu den Akten legt. Zum Studieren bin ich zu alt, woanders nimmt mich keiner mehr, ich bin ohnehin nicht sicher, was ich wirklich will. So zieht Jahr um Jahr ins Land, und alles bleibt beim Alten. Entwicklungsdefizite wirken sich teilweise bis ins hohe Alter hinein aus. Typisch ist auch, dass Herr O. zunächst in seinem ihn unglücklich machenden Job bleibt und dabei auch noch gute Leistung bringt. Seine Identität, die Dinge, die ihn ausmachen, sind nicht ausreichend geklärt. Er hat in jungen Jahren nicht genügend Chancen bekommen, sich mit wohlwollender Unterstützung seiner Eltern emotional entwickeln zu können. Er weiß nicht so recht, was er anstelle seines aktuellen Jobs tun soll, und ist zudem noch innerlich angewiesen auf das Lob und die Anerkennung seiner Vorgesetzten. Leider sind das perfekte Voraussetzungen für einen Burn On.

Soziodemografische Aspekte: wen es besonders betrifft

Um den Einfluss von sogenannten soziodemografischen Faktoren auf die Entwicklung des Burn On zu überprüfen, bedürfte es einer abschließenden Definition und groß angelegter repräsentativer Studien unter Beteiligung breiter Bevölkerungsschichten. Was wir in der Praxis beobachtet haben, spricht allerdings dafür, dass auch die Soziodemografie, also die Sozialstruktur und Merkmale wie Herkunft und Hintergrund sowie Einkommen und Status, einen Einfluss auf die Ausbildung eines Burn On haben.

Ein Burn On tritt sicherlich nicht in jedem Alter auf. Babys und Greise dürfen wir ausschließen. Ansonsten sind prinzipiell Menschen in allen Altersstufen betroffen. Da Kinder und Jugendliche bei überzogenen Leistungsansprüchen ihrer Eltern oder auch von sich selbst längst Zeichen von einem Burn-Out-Syndrom aufweisen können, wäre es nicht verwunderlich, wenn sie ebenfalls ein Burn-On-Syndrom entwickelten. Längst ist von »Burn-Out-Kids«[90] die Rede, wie Prof. Michael Schulte-Markwort in seinem gleichnamigen Buch erläutert: »Der Druck auf unsere Kinder ist unerträglich. Immer häufiger sind sie von krank machendem Stress bedroht, weil unsere Gesellschaft sich dem Prinzip Leistung völlig unterworfen hat. Wir müssen dringend umdenken. Im Interesse unserer Kinder.« Auch für uns ist die Vorstellung, dass ebenso Kinder und Jugendliche in die kontrollierte Dauerbelastung eines Burn On kommen könnten, die sie nachhaltig erschöpft und depressiv macht, erschreckend. Was wir an unseren Patient*innen sehen: In der Ausbildung, insbesondere im Studium, sind bereits junge Menschen gefährdet. Wir lesen das unter anderem daran ab, dass immer öfter ein Hirndoping mit Substanzen wie Methylphenidat (Ritalin) betrieben wird[91].

Schwerpunktäßig sind langjährig berufstätige Erwachsene insbesondere im Alter zwischen 30 und 60 betroffen. Wir sehen, dass diese vergleichsweise häufig einen Burn On ausbilden. Vermutlich braucht die Entwicklung eines Burn On einen langen arbeitsreichen Zeitraum. In der Lebensmitte zwischen 40 und 50 Jahren treten chronische Erschöpfungsdepressionen oft auf, was an die gute alte Midlife-Crisis denken lässt. Den Begriff hört man immer seltener, vielleicht gerade deshalb, weil burn-on-mäßig darüber hinweggesehen und -gearbeitet wird.

Ein weiteres kritisches Alter ist dann die Zeit, in der Menschen typischerweise ins Rentenalter wechseln. Die ach so ersehnte Entspannung wird nach Jahrzehnten der Anspannung zur Bedrohung. Rein körperlich macht das sogar Sinn. Die Menschen kommen in ein Alter, in dem sie besonders vulnerabel sind für sogenannte kardiovaskuläre Ereignisse wie Herz- und Hirninfarkte[92]. Die durchschnittliche Sterblichkeit sinkt nach dieser Phase erst einmal wieder. Doch nicht selten kommt es zu Beginn des Ruhestands zu psychischen Erkrankungen, insbesondere zu depressiven Störungen. Manchmal stellt man dann fest, dass ein Patient oder eine Patientin schon seit Jahrzehnten an einem unentdeckten Burn On gelitten hat.

Fragen nach Geschlechtsunterschieden in diesem Zusammenhang sind einigermaßen heikel, weil man nicht um die Berücksichtigung von Stereotypen herumkommt, die für die jüngeren Generationen hoffentlich weniger relevant sind beziehungsweise sein werden. Wir möchten uns an dieser Stelle weitestgehend zurückhalten. Wenn die Gleichberechtigung von Frau und Mann weiter voranschreitet, dann dürfte sich auch die Häufigkeit von arbeitsbezogenen Störungen angleichen. Auf dem Weg dorthin – und so viel möchten wir zumindest sagen – dürfte vermutlich zumindest vorübergehend die Zahl der Frauen zunehmen und vielleicht sogar überwiegen, die sich dauerhaft überfordern und an einem Burn On erkranken. Es spricht leider vieles dafür, dass die Betreuung der Kinder, die Versorgung des Haushalts und in vielen Fällen auch die Pflege von erkrankten Angehörigen weiterhin eher von Frauen übernommen werden, die dabei jedoch auch oftmals noch einer geregelten Arbeit nachgehen. Wir beobachten eine zunehmende

Belastung gerade bei jungen Frauen[93], die sich mit extremen Ansprüchen an ihre verschiedenen Rollen und Aufgaben überfordern. Die noch so vielen verbliebenen letzten Schritte der Emanzipation zu gehen und zu stemmen, das liegt nun auf den Schultern dieser Generation, als hätten die vorangehenden das delegiert. So sehr es uns begeistern mag, dass Mädchen immer besser werden in der Schule und im Studium, so sehr machen uns die Begleiterscheinungen dieser Entwicklung Sorgen, denn gerade Mädchen entwickeln zum Teil deutlich sichtbare Störungen wie Depressionen oder Magersucht. Da sich der Burn On langsam und schleichend über viele Jahre entwickelt, lassen sich die Folgen dieser Entwicklung noch lange nicht abschätzen. Wir fragen uns jedoch, ob wir nicht bald eine ganze Generation heroischer junger Frauen erleben werden, die unter chronischen Erschöpfungserscheinungen leiden. Hoffen wir, dass es nicht dazu kommt. Zumindest sind Frauen bislang besser dazu in der Lage, sich medizinische und psychotherapeutische Hilfe zu holen, wenn sie sie benötigen.

Einfacher fällt uns die Antwort auf die Frage, in welchen Berufen man Gefahr läuft, an einem Burn On zu erkranken. Dass der Burn Out ja erstmals bei Menschen in helfenden Berufen, insbesondere im Gesundheitssystem entdeckt und beschrieben wurde, ist da sicher ein erster Hinweis. Menschen in medizinischen und auch pädagogischen Berufen dürften besonders gefährdet sein. Gerade ihnen ist die Möglichkeit eines erschöpfungsbedingten Zusammenbruchs besonders bewusst, sodass sie – auch mithilfe ihrer medizinischen, therapeutischen oder pädagogischen Expertise und Reflexionsfähigkeit und gegebenenfalls dem Griff in den Medizinschrank – besonders in der Lage dazu sind, dem Burn Out gegenzusteuern, um aber letztendlich einem Burn On entgegenzuarbeiten. Die Scham darüber, erschöpfungsbedingt auszufallen, ist für viele ein Grund, immer und immer weiterzumachen. Menschen, die sich im Privaten in der Erziehung oder Pflege von Kindern und Angehörigen maßlos aufreiben, sind natürlich ebenso gefährdet.

Zudem sehen wir eine große Anzahl von Burn-On-Patienten in Berufen, in denen besonders viel Verantwortung zu tragen ist. Hierzu gehören selbstständige Unternehmer oder Menschen in freien, selbstständigen Berufen, die sich von Auftrag zu Auftrag hangeln. Überall da, wo Selbst- und Fremdausbeutung gang und gäbe sind, ist die Gefahr besonders hoch. Natürlich kann aber jede/r Angestellte betroffen sein. In unserer sich dramatisch verändernden Arbeitswelt entsteht ein Druck, dessen Folgen wir heute noch gar nicht abschätzen können. Arbeitsplätze, die wegfallen, Berufe, die überflüssig werden, Menschen, die ersetzbar werden, wir haben es oben schon angesprochen – es gibt viele Gründe, aus denen Menschen in den Burn On geraten, diesen unerbittlichen Spagat. Und da sich ein Burn On sehr diskret und langsam entwickeln kann, gibt es keinen Grund, eine Branche auszuschließen.

Wie viele andere psychische Erkrankungen und Krisenzustände ist ein Burn On ein multifaktorielles Geschehen. In der medizinisch-psychotherapeutischen Forschung hat sich inzwischen bei der Ursachenforschung nahezu aller Erkrankungen das sogenannte bio-psycho-soziale Modell etabliert. So können Faktoren aus drei Bereichen das Auftreten eines Burn On begünstigen: Biologische, psychologische und soziale Aspekte beeinflussen einander wechselseitig und können bei entsprechender Belastung dazu beitragen, dass für Betroffene die kritische Schwelle zur Erkrankung überschritten wird. In diesem Kapitel werden typische Elemente von Ursachen aus allen drei Bereichen beschrieben. Bei den Burn-On-Betroffenen, die wir im Rahmen unserer Arbeit oder in unserem privaten Alltag kennenlernen durften, finden wir viele der beschriebenen Ursachen wieder. Dennoch ist es selbstverständlich möglich, dass noch andere Faktoren einen Burn On befördern. Häufig spielen hierbei auch charakteristische Begleiterkrankungen eine Rolle, die einem Burn On nicht nur vorausgehen und damit Vorschub leisten können, sondern die auch als Folge des Burn On auftreten können (siehe letztes Kapitel dieses ersten Teils).

Die maskierte Erschöpfungsdepression und Begleiterkrankungen

Im folgenden Kapitel erklären wir Ihnen die wichtigsten psychischen und körperlichen Begleiterkrankungen des Burn On. Wenn wir Patient*innen zur Behandlung bei uns in die Klinik aufnehmen, führen wir wie alle gründlichen Kliniker*innen eine sogenannte Anamnese durch. Wir machen uns dabei ein Bild über die Vorgeschichte der aktuellen Krisensituation, befragen die Betroffenen über akute Symptome und stellen anschließend unsere Diagnose(n).

Im klinischen Alltag unterscheiden wir zwischen Vor-, Begleit- und Folgeerkrankungen. Unter einer Vorerkrankung versteht man alle Erkrankungen, die bereits vor Auftreten der aktuellen Störung vorhanden waren. Es ist nicht selten der Fall, dass eine Vorerkrankung mit dem Auftreten der aktuellen Erkrankung in Verbindung steht oder diese sogar mitverursacht hat. Beispielsweise ist Bluthochdruck eine der häufigsten Vorerkrankungen für einen Herzinfarkt und das Aufmerksamkeitsdefizit-Hyperaktivitätssyndrom eine häufige Vorerkrankung von Suchterkrankungen, die dadurch auch, aber nicht ausschließlich als Folgeerkrankungen zu verstehen sind. Ursache und Wirkung sind für uns Kliniker hier gut nachvollziehbar.

Nicht immer aber fällt die Unterscheidung zwischen Vor-, Begleit- und Folgeerkrankungen leicht. Dies gilt ganz besonders für depressive Erkrankungen, die wie bereits erläutert bei vielen psychischen und psychosomatischen Leiden als komorbide Störungen auftreten, also gleichsam neben der Haupterkrankung auffallen, dieser bisweilen im Verborgenen vorausgehen, aber auch aus ihr hervorgehen können.

Die verwirrende Vielfalt der Depression

Wenn es um typische Begleiterscheinungen des Burn On geht, müssen wir selbstverständlich noch einmal auf die Depression zurückkommen. Aus verschiedenen Gründen sind die medizinischen Fachgesellschaften und die WHO dazu übergegangen, psychische Erkrankungen im Regelfall ohne zugehörige Entstehungsmodelle zu klassifizieren. Was das für uns bedeutet? Es werden »offiziell« lediglich die auftretenden Symptome beschrieben und zu eigenständigen Krankheitsbildern (Syndrome) zusammengefasst. Was zur Erkrankung geführt hat, wird jedoch zumeist nicht berücksichtigt. Will man aber Krankheiten verhindern oder behandeln, ist es natürlich besonders wichtig, sich über ihre (Hinter-)Gründe klar zu werden. Eindeutig erkennbar und gehandhabt wird das bei der Posttraumatischen Belastungsstörung (PTBS). Hier gibt bereits die Bezeichnung Aufschluss darüber, dass der aktuellen Erkrankung ein oder mehrere traumatische Ereignisse zugrunde liegen müssen.

Vereinfacht dargestellt, wurden depressive Erkrankungen unterteilt in sogenannte »endogene Depressionen«, die sich größtenteils aus der Biologie des Menschen, also quasi »von innen heraus« entwickelt haben, und in die sogenannten »exogenen Depressionen«, die eine Folge äußerer Begebenheiten und konkreter Auslöser sind und sich beispielsweise infolge kritischer Lebensereignisse wie einer Scheidung oder dem Verlust des Arbeitsplatzes herausgebildet haben. Hierbei handelt es sich in der Regel um Ereignisse, die keine traumatische Dimension haben. Diese Unterteilung wurde inzwischen aufgegeben, weil biologische und psychologische Faktoren im Einzelfall nicht einfach nachgewiesen und auseinandergehalten werden können und weil in den meisten Fällen beide Aspekte eine Rolle spielen.

Ebenfalls kaum mehr in der ursprünglichen Variante gebräuchlich ist die Beschreibung der sogenannten »larvierten Depression«[94]. Es handelt sich dabei um eine Form der Depression, die sich regelrecht maskiert, die sich verpuppt oder versteckt, wie eine Larve das tut, weiter oben war kurz davon die Rede. Denn wir glauben, dass wir es beim Burn On mit einer ähnlichen Variante zu tun haben: Das Leiden ist zunächst nicht offensichtlich. Es zeigt sich, wie oben beschrieben, nicht sofort und deutlich wie eine klassische Depression oder eine andere psychische Erkrankung. Die Parallelen zwischen chronisch larvierter Depression und Burn On sind für uns allerdings eindeutig.

Depressive Erkrankungen sind in all ihren Erscheinungsformen und Ausprägungen die am häufigsten diagnostizierten psychischen Erkrankungen weltweit und auch in Deutschland[95]. Es mag seltsam klingen, aber die Depression ist so etwas wie die Mutter aller psychischen Leiden, vergleichbar mit dem Schmerz, der ja auch bei so vielen körperlichen Erkrankungen vorkommt. Wie Schmerzen eine Krankheit häufig ankündigen, so deutet eine Depression auf eine psychische Beeinträchtigung hin, deren Umstände und Ursprünge einer näheren Klärung bedürfen.

Ohnehin erfüllen die meisten Menschen im Rahmen einer durchlittenen psychischen Erkrankung gleichzeitig die Kriterien für ein depressives Syndrom[96]. Daher lässt sich, rein statistisch betrachtet, vermuten, dass ein Großteil der Patienten, die unter einem Burn On leiden, auch depressive Symptome aufweisen. Ähnliche Befunde sind ja für den Burn Out längst belegt[97].

Kommen Patienten also mit einer dauerhaften und tiefgreifenden Erschöpfung in unsere Praxis, denken wir an einen Burn On. Denn dem als Burn Out bekannten regelrechten Totalzusammenbruch geht ja langjährig dieser Zustand des erduldeten Unerträglichen voraus. Kerneigenschaft des Burn On ist, wie bereits beschrieben, das Durchhalten trotz permanent überschrittener innerer wie teilweise auch äußerer Belastungsgrenzen. Bis es zum Zusammenbruch kommt, kann das Jahre so weitergehen. Doch dann reicht der sinnbildliche Flügelschlag eines Schmetterlings, um den unter mühsamer Spannung austarierten Spagat zum Biegen, Bersten und Brechen zu bringen. Nur äußert sich ein Burn On weniger in Form einer Explosion als vielmehr durch eine gefühlte Implosion: Alle inneren Grenzen sind überschritten, und die innere Leere wird den Patient*innen schlagartig und seelen-schmerzlich, also mit depressiven Symptomen einhergehend, bewusst. Wir erleben es immer wieder, wie bei Patient*innen die seelische Entspannung, die sich mit ihrer Ankunft in unserer Klinik geradezu aufdrängt, auch ihre körperliche Verspannung schmerzhaft hervortreten lässt, sei es durch einen Bluthochdruck oder durch Schmerzen in Muskeln und Gelenken.

Fassen wir unsere Erkenntnisse zusammen, so endet ein langjähriger Burn On oft in einer schwergradigen depressiven Episode. Diese ist gekennzeichnet durch tiefste Niedergestimmtheit, Antriebs-, Interessen- und Hoffnungslosigkeit, sodass wirklich nichts mehr geht. Depressivität stellt sich nicht als ultimative Steigerung von Traurigkeit dar, sondern als existenzielle Verzweiflung über ein Gefühl der Gefühllosigkeit, die gleichsam als innere Leere erlebt wird. Es können dazu schwerste Schuld- und Schamgefühle auftreten, massive Konzentrations- und Merkfähigkeitsstörungen sowie Lebensmüdigkeit bis hin zu Suizidgedanken oder gar -handlungen. In den meisten Fällen kündigen sich suizidale Handlungen auf die eine oder andere Art und Weise an. Dennoch erscheinen uns insbesondere von Burn On Betroffene, die über große Zeiträume in diesem Zustand gelebt haben und vielleicht gedacht haben, damit klarzukommen, als besonders gefährdet. Durch die Chronifizierung, das langfristige Leben am innerpsychischen Abgrund und durch die positivistische Fassade können diese Menschen besonders anfällig für schlagartige autoaggressive Impulsdurchbrüche sein, während derer sich die Betroffenen mehr oder weniger bewusst in Gefahr begeben und mit ihrem Leben russisch Roulette spielen.

Die Schilderungen dieser drastischen Folgen mögen als Warnung dienen, die Gefahren der chronischen Erschöpfungsdepression und auch des Burn On ernst zu nehmen. Das Fatale ist der schleichende Verlauf, im Zuge dessen die Depression lange verdrängt und verborgen bleibt. Wer bei sich selbst erste Kennzeichen wahrnimmt und weiß, dass er den oben beschriebenen Spagat aus eigenem Erleben kennt, und bei dem sich darunter erste seelische und körperliche Schmerzen eingestellt haben, der sollte sich Hilfe suchen, bevor er am Ende noch in eine tiefe Depression abstürzt.

Ängstlich, phobisch oder panisch

Angsterkrankungen treten im Rahmen eines Burn On ebenfalls häufig auf, gerade im Zusammenhang mit depressiven Störungen. Während eine Depression jedoch eher etwas mit fehlendem Selbstwert zu tun hat, geht es bei Angsterkrankungen häufig um die Selbstsicherheit, gerade in Bezug auf andere Menschen.

Ein Burn On kann generell mit unterschiedlichen Formen von Ängsten einhergehen, von denen wir einige bereits genannt haben, als es um eine Beschreibung der allgemeinen Symptome des Burn On ging. Wir Psychotherapeut*innen unterscheiden dabei zwei Arten von Angsterkrankungen. Da gibt es erstens eher diffuse Ängste und zum zweiten spezifische Ängste, sogenannte Phobien. Die diffusen Ängste haben keine konkreten Auslöser und sind daher auch nicht auf eine bestimmte Situation bezogen. Sie scheinen geradezu aus dem Nichts und zufällig zu kommen. Dazu gehören die Panikstörung und die generalisierte Angststörung. Die spezifischen Ängste haben im Regelfall konkrete Auslöser. Das können zum Beispiel Objekte wie bestimmte Tiere (Hunde, Spinnen o. Ä.) sein oder auslösende Situationen wie große Höhen, Menschenansammlungen oder auch Platzmangel. Mit dem Burn-On-Syndrom gehen unserer Erfahrung nach am ehesten Ängste und Angststörungen als Begleiterkrankungen einher, die eine soziale Komponente beinhalten, beispielsweise die soziale Phobie.

Des Weiteren finden sich Parallelen zu Menschen mit sozialer Phobie. Auch Sozialphobiker*innen haben Angst, auf Ablehnung zu stoßen oder die Erwartungen, die andere an sie stellen, nicht zu erfüllen. Sie fürchten, beschämt zu werden, und vermeiden daher viele Situationen, in denen sie Gefahr laufen könnten, dass genau dies passiert. Da reicht es völlig, vermeintlich unter schweißigen Händen zu leiden, um jeden Händedruck zu vermeiden und irgendwann überhaupt jeden Kontakt. Solche Vermeidungsmechanismen können teilweise derart unbewusst ablaufen, dass Betroffene sich ein Leben um die soziale Phobie herum etablieren, was oft dazu führt, dass die Ängste im Verborgenen bleiben. So eine Fassade kostet Kraft – und viel Überlegung und Kontrolle, also Hirnkapazität. Das ist besonders dann der Fall, wenn unvorhergesehene Ereignisse eine intensive und überaus mühevolle Vorbereitung nicht möglich machen. Dann können die Betroffenen in größte innere Not geraten, was die Ängste bis hin zu Panikattacken steigern kann.

Doch nicht jeder weiß, was der konkrete Auslöser ist, denn es gibt ja auch die diffusen Ängste, die ebenfalls in Panikattacken münden können. Auch sie können in Verbindung mit einem Burn On auftreten. Das kann beispielsweise geschehen, wenn man immer in Habtachtstellung durch die Welt geht, weil prinzipiell alles und jede/r zur Bedrohung werden könnte, und man sich deshalb in und hinter seiner Arbeit verschanzt, weil sie einem Halt und das Gefühl gibt, wenigstens etwas im Leben unter Kontrolle zu haben.

Beim Burn-On-Syndrom sehen wir zunächst das übermäßige Arbeiten, das wir dann auf die Angst zurückführen, nicht zu genügen. Häufig ist es aber so, dass die Angsterkrankung dazu dient, auf die ein oder andere Art und Weise die eigene Selbstunsicherheit zu kompensieren[98] oder zu verdecken. Angst ist kein guter Berater, auch nicht in professionellen Dingen. Wer von ihr dominiert wird, den kostet diese ständige Begleiterin eine Menge Kraft [99].

Sich ängstlich oder narzisstisch in die Arbeit stürzen

Über Störungen der Persönlichkeit zu sprechen und zu schreiben ist immer etwas heikel. Eine solche Diagnose wird zumeist als ein schlimmes Urteil verstanden, das die Betroffenen, wenn man es ihnen nicht behutsam und ausführlich erklärt, in der Regel bis ins Mark trifft. Es wird in etwa so empfunden, als würde man jemandem einen schlechten Charakter attestieren, an dem sich eh nichts mehr ändern ließe. Tatsächlich lassen sich solche Störungen in der Regel aber durchaus mit guten Ergebnissen behandeln, was allerdings viel Zeit benötigt.

Mehr noch als bei psychischen Akuterkrankungen sind die Übergänge zwischen gesund und krank im Bereich der Persönlichkeitsstörungen fließend. Viele Menschen, die die Kriterien für eine solche Störung erfüllen, können gut damit leben, denken Sie an Manager oder Politiker mit einem Übermaß an Ehrgeiz und Selbstverliebtheit, denen man gerne eine narzisstische Persönlichkeitsstörung zuschreibt. Bei wenigen erscheint sie so trefflich ausgeprägt wie bei Donald Trump, dem gleich mehrere amerikanische Psychiater*innen diese Störung attestierten[100]. Häufig sind es eher die Menschen im Umfeld – manchmal sogar ein ganzes Volk –, die ein Problem damit haben. Bisweilen aber können wir auch auf die Distanz unsere helle Freude an Menschen mit einer Persönlichkeitsstörung haben, wenn man an manche Prominente und Kulturschaffende denkt, die aus der Not eine Tugend und aus der Energie von Hysterie und Narzissmus eine Kunst machen. Solche Narzissten haben offensichtlich eine exzessive Arbeitsweise, selten sieht man sie jedoch chronisch überfordert oder erschöpft. Ihr »gesunder« Narzissmus verhindert, dass sie sich zu sehr einbinden (lassen).

Während Narzissten permanent um ihren Selbstwert kämpfen, arbeiten sich andere an einem krankhaften Mangel an Selbstwert ab. Chronische Erschöpfung attestieren wir ebenfalls nicht selten bei Menschen mit ängstlich-vermeidenden beziehungsweise selbstunsicheren Persönlichkeitsstörungen. Im Gegensatz zu denen, die unter einer akuten Angststörung leiden, sind Ängstlichkeit und Unsicherheit hier als ein Persönlichkeitszug zu verstehen, den die Betroffenen als selbstverständlich erleben.

Manchmal entdecken wir diese Züge interessanterweise gerade auch bei Menschen, die einen Beruf gewählt haben, der ihnen durchaus einigen Mut abverlangt. Wer zum Beispiel als Lehrer*in vor einer Klasse steht, benötigt eigentlich ein sicheres, bisweilen sogar ein dominantes und wehrhaftes Auftreten. Wenn ich mich innerlich aber eigentlich als schwach und verletzlich erlebe, dann muss ich versuchen, mein Manko mit besonders viel Vorarbeit und Vorbereitung auf den Unterricht zu kompensieren. Der Druck, dann mit einer besonders guten Performance über die eigene Unsicherheit hinwegzutäuschen, macht Stress. Jede Unterrichtsstunde wird zu einem Auftritt mit Lampenfieber und ohne Applaus.

Bei Menschen aus dem selbstunsicheren Persönlichkeitsspektrum dient der übermäßige quantitative und qualitative Anspruch an die Arbeit dem eigenen Schutz. Ihr Weg in den Burn On ist eher defensiv und kann geradezu zwanghafte Züge annehmen. Eventuell können sogar Menschen mit einer zwanghaften Persönlichkeitsstörung selbst einen Burn On entwickeln. Sie versuchen ihre Ängste vor dem Kontrollverlust in diesem Fall mit übermäßiger Sorgfalt und Perfektionismus zu kompensieren.

Es gibt aber auch einen Perfektionismus, der sich auf eher offensive Art und Weise, eben im Rahmen einer narzisstischen Persönlichkeitsstörung zeigt. Der pathologische Narzisst braucht nämlich in der Regel eine überaus erfolgreiche Arbeit, um sein eigentlich geringes Selbstwertgefühl auszugleichen. Dass sich auch der/die größte Narzisst*in in seinem/ihrem tiefsten Inneren klein und unzureichend fühlt, ist kaum bekannt und ihm oder ihr selbst nicht bewusst. Er/sie ist nur das, was er/sie leistet. Nur Erfolge – und damit auch Geld und Anerkennung – zählen etwas im Leben. Das kann mächtig stressen … und nerven. Menschen mit narzisstischer Persönlichkeitsstörung gelingt oft sehr viel, aber das nur mit unglaublich hohem energetischem Aufwand und Reibungsverlusten bis zur Erschöpfung bei sich selbst und den Menschen in ihrem Umfeld.

Die beiden beschriebenen Typen von Persönlichkeitsstörungen bereiten natürlich auch den Boden für existenzielle Selbstunsicherheit und Selbstwertkrisen, für akute psychische Krisen und Erkrankungen, seien es Angststörungen oder Depressionen. Auch dies sind Gründe für die Entstehung eines Burn On: Ob nun aus mangelnder Selbstsicherheit oder getrieben von einem mangelnden Selbstwertgefühl – arbeiten die Betroffenen aus Angst vor Panik und Depression immer weiter, wobei sie darauf achten, nie ganz abzustürzen. Denn dies würde ja auch bedeuten, auf dem Boden der Tatsachen anzukommen, wenn das Erleben von Unzulänglichkeit tatsächlich mit Arbeit nicht mehr aus der Welt zu schaffen ist.

Stoffgebundene Süchte: Alkohol & Co.

Es gibt viele Wege, die Ausgleich von Stress und Erschöpfung versprechen, entweder durch Erholung oder Erregung. Genussmittel können uns entspannen, wenn wir aufgekratzt sind, oder anregen, wenn wir zu müde sind, uns auf natürlichem Weg mit einem Erlebnis einen Kick zu holen. Diese Erlebnisse können auf chemischem Wege künstlich erzeugt sein, also von Suchtmitteln im engeren Sinne herrühren, oder sie können das Ergebnis von Verhaltensweisen sein, die das Belohnungssystem auf ähnliche Weise beeinflussen. Auf diesem Weg kann es dann, je nachdem, entweder zu stoffgebundenen Suchterkrankungen oder zu Verhaltenssüchten kommen.

Manche suchen nach der Arbeit erst einmal eine krasse Anregung, weil sie noch unbedingt etwas anderes erleben wollen. Dann greifen sie vielleicht zu Speed, Kokain oder einfach nur einer größeren Menge Alkohol. Manche benötigen dann später noch ein anderes Mittel, um von dem Trip wieder runterzukommen, zum Beispiel Cannabis oder Beruhigungsmittel, die eben auch süchtig machen können. Eine solche krankhafte Affektregulation, also ein von außen künstlich geregeltes »Management« der Gefühle, weil man erschöpft und abgestumpft ist und vielleicht verlernt hat, sich intrinsisch ähnliche Erlebnisse zu verschaffen, ist schon ein ziemlich krasses Signal – nicht nur, weil es hier zum Teil um illegale Substanzen geht. Besonders problematisch wird es, wenn die Genussmittel irgendwann nicht mehr nur in der Freizeit, sondern auch schon während der Arbeitszeit konsumiert werden müssen, um sich irgendwie bei Laune zu halten oder sogar um keine Entzugserscheinungen zu bekommen. Aber dann ist die Grenze vom Missbrauch zur Sucht längst überschritten.

So ein missbräuchliches Verhalten gerade von sogenannten weichen Drogen wie Nikotin oder Alkohol ist bei unseren Patient*innen so allgegenwärtig, dass wir dazu übergegangen sind, es durchaus als ein Symptom des Burn On zu verstehen. Missbrauch und Sucht dienen dann dazu, den Zustand der grenzenlosen Geschäftigkeit irgendwie auszuhalten, aufrecht zu halten oder gar auszudehnen, sogar auf die Gefahr hin, sich und den eigenen Körper massiv zu schädigen. Leider führt diese Vernebelungstaktik dazu, dass die Patient*innen ihre Erkrankung noch besser verdrängen können. Alkohol und Co. sind am Ende eben keine Mittel der Selbstmedikation, sondern des Selbstbetrugs.

Passend zu unserer Definition eines Burn On im Gegensatz zum Burn Out finden wir seltener den durch Suchmittelexzesse provozierten Absturz als vielmehr einen alarmierenden grenzwertigen, aber gerade noch kontrollierten Konsum. Der Substanzmissbrauch unterstützt die Patient*innen darin, die Arbeitsleistung lange auf einigermaßen geregelte Weise nicht nur aufrechtzuerhalten, sondern allmählich zu steigern, was dann letztendlich zu gefährlichen Folgeerscheinungen führen kann, weil irgendwann die Grenze zur Sucht überschritten ist – mit den entsprechenden Schäden und Folgen für Körper und Psyche.

Verhaltenssüchte: Workaholism & Co.

Auch Verhaltenssüchte sind Suchterkrankungen und treten häufig in Begleitung eines Burn On in Erscheinung. Von den sechs bekannten Verhaltenssüchten sind in diesem Zusammenhang unserer Erkenntnis nach vier von besonderer Bedeutung: Die Kaufsucht und die Glücksspielsucht, die beide vor allem mit Geldverlust, Schulden und bisweilen auch mit Beschaffungskriminalität einhergehen, dürften hier zu vernachlässigen sein. Doch zwei eher körperbezogene Verhaltenssüchte haben im Kontext mit dem Burn On eine ähnliche Funktion und Bedeutung wie die stoffgebundenen Suchterkrankungen. Schließlich kommt es bei Sex- und Sportsucht durch körperliche Exzesse zur Ausschüttung von körpereigenen Botenstoffen. Dopamin und Endorphine regen unser Belohnungssystem genauso an wie extern zugeführte Suchtstoffe oder Drogen. So werden Sex und Sport, die ja erst einmal etwas Schönes und Gutes sind, eingesetzt, um jenseits der Arbeit noch etwas zu erleben oder sich vom Arbeitstrip wieder runterzubringen. Zum Burn On passend, sehen wir Patient*innen, die ihr Suchtverhalten derart kontrolliert und gezielt einsetzen, dass man – wie im Arbeitsmodus – von generalstabsmäßiger Planung und Übung sprechen kann. Diese »Hobbys« werden durchexerziert und damit eher missbräuchlich eingesetzt und können tatsächlich suchtartig entgleisen.

Ein sportsüchtiges Verhalten fällt in der Behandlung unserer Klinik am Ammersee manchmal erst dadurch auf, dass die zumeist männlichen Patient*innen sich beim Sport verletzt haben oder gar einen Erschöpfungsbruch erleiden. Wenn wir dann genauer nachfragen, kommt nicht selten heraus, dass Fahrradrennen um den See und Gewaltmärsche in den nahe gelegenen Alpen bei manchen an der Tagesordnung sind. Wir erinnern uns da an den erfolgreichen Manager, der kurz vor seiner Berentung stand, gerade einen Schlaganfall hinter sich hatte und kaum davon abzubringen war, an den Wochenenden einen Berg nach dem anderen zu erklimmen. Sich unaufhörlich höchste Ziele zu setzen war ihm in Fleisch und Blut übergegangen. Jahrzehntelang hatte er so gearbeitet und trainiert. Zu akzeptieren, dass sein Arbeitsleben endlich war, dass die Kräfte nachließen, fiel ihm, der sich immer als topfit und leistungsstark erlebte, unglaublich schwer. Seine extremen Bergtouren hatten etwas von Kamikazeunternehmungen. Während wir in der Therapie mit existenziell bedrohlichen Bluthochdruckkrisen bei ihm kämpften, forderte er in seiner Freizeit weiter das Schicksal als Gipfelstürmer heraus.

Die mittlerweile häufigste Verhaltenssucht schließlich, die Internetsucht, ist ebenfalls eine Konstante in unserer klinischen Praxis. Im Zuge eines Burn On kann sie zweierlei Ausprägungen annehmen, die einander nicht notwendigerweise ausschließen. Das Internet kann wie ein Suchtmittel eingesetzt werden, um sich anzuregen oder zu entspannen. Dabei spielen nicht selten zwischenmenschliche Beziehungen (z. B. in sozialen Medien), Sex (z. B. in Form von Pornografie) und Crime (z. B. in Online-Computerspielen) eine Rolle[101]. Diese drei Online-Inhalte stellen überhaupt die häufigsten Substrate der Internetsucht dar.

Neben diesen eskapistischen und potenziell auch süchtig machenden Offerten des Internets, spielen beim Burn-On-Syndrom vor allem die neuartigen digitalen Möglichkeiten, den eigenen Arbeitsplatz quasi immer bei sich zu tragen, eine Rolle. Allein die Tatsache, dass die meisten von uns nunmehr zu jeder Zeit und an jedem Ort arbeiten können, immer erreichbar sind, erhöht das Suchtpotenzial nicht unerheblich. Ohne Digitalisierung könnten wir vor allem nicht von zu Hause aus arbeiten. Das von vielen so sehr ersehnte und eingeforderte Homeoffice – auf das wir später noch eingehen werden – hat durchaus seine Schattenseiten. Für diejenigen, die sich kaum von ihrer Arbeit abgrenzen können und im Zweifelsfall immer zu viel machen, kann es zur Falle werden.

Und damit sind wir auch schon bei der beim Burn On wohl entscheidenden Verhaltenssucht, die freilich auch die umstrittenste Form darstellt: die Arbeitssucht, auch Workaholism genannt[102]. Was daran umstritten ist? Nun, Arbeit kann so unterschiedlich sein, allein schon wenn man die Unterschiede zwischen körperlicher und nicht körperlicher Arbeit bedenkt. Es spricht aber vieles dafür, dass die Arbeit, weil sie immer auch mit einer materiellen oder immateriellen Belohnung einhergeht, also beispielsweise mit Geld oder Lob, in jedem Einzelnen von uns entscheidend das Belohnungssystem anspricht.

Vielleicht wollen wir es in unserer geschäftigen Gesellschaft nicht wahrhaben, dass Arbeit süchtig und krank machen kann. Oder der missbräuchliche und suchtartige Umgang mit der Arbeit ist längst zum allgegenwärtigen Phänomen geworden, das wir genau deshalb nicht mehr als Problem, geschweige denn als Erkrankung wahrnehmen (wollen).

Die Arbeitssucht ist allerdings ein sicherer Weg in die Erschöpfungsdepression, sei es in der chronischen Form des Burn On oder der bereits bekannten, akuten Variante des Burn Out. Dass beim Burn On auch der Workaholism lange kontrolliert bleibt und eben nicht so leicht zu einer Entgleisung führt, sollte uns nur umso mehr alarmieren. Auch wenn die Selbstschädigung lange begrenzt bleibt, ist das doch nur ein Zeichen dafür, dass wir die Selbstausbeutung über zu große Zeiträume hinweg kultivieren.

Ein/e Patient*in mit einem Burn On verhält sich so gesehen ziemlich schlau, und manche/r Arbeitgeber*in wird nichts dagegen haben und tun. Denn trotz des missbräuchlichen oder süchtigen Verhaltens, ob stoffgebunden oder nicht, sorgt die/der Betroffene dafür, ihren/seinen Zustand aufrechtzuerhalten, ohne dass es zur Entgleisung kommt. Nichts steht dann einer dauerhaft optimalen Leistungserbringung im Wege.

ADHS: immer auf dem Sprung

Bei vielen Arten impulsiven, exzessiven beziehungsweise suchtartigen Verhaltens lässt sich bei den Betroffenen im Vorfeld die Symptomatik einer Aufmerksamkeitsdefizit-Hyperaktivitätsstörung (ADHS) ausmachen[103]. Nicht selten diagnostizieren wir gerade auch bei Verhaltenssüchtigen erst im Erwachsenenalter ein ADHS-Syndrom, das per definitionem schon in der Kindheit und Jugend vorgelegen haben muss. Das bekannteste Medikament Methylphenidat ist interessanterweise eine Variante des Amphetamins. Was wie »Speed« bei den meisten Menschen aufputschende, wach machende und leistungssteigernde Wirkungen zeigt, wirkt bei ADHS-Patienten paradoxerweise beruhigend und ausgleichend. Deshalb wird Methylphenidat – auch als Ritalin bekannt – auf dem Schwarzmarkt als Aufputschmittel gehandelt und zum Teil eben auch für die Leistungssteigerung bei Prüfungen und Arbeit verwendet, für Burn-On-Patient*innen quasi ein gefundenes Fressen. Wie das potenzielle Suchtmittel, welches hier zum Medikament wird, können suchtartig betriebene Verhaltensweisen bei ADHS-Patient*innen auch als Selbstmedikation verstanden werden. Nachgewiesen ist das nicht nur für Glücksspiel- und Computerspielsucht[104], sondern auch für die Arbeitssucht[105].

Neben dieser eher neurobiologischen Erklärungsweise, bei der der Neurotransmitter Dopamin und das Belohnungssystem eine Rolle spielen, sind hier natürlich auch psychologische Mechanismen am Werk. Menschen mit ADHS haben als Heranwachsende häufig die Erfahrung gemacht, dass sie von ihrer Umwelt als anstrengend und in ihren Leistungen als unzureichend erlebt werden. Aus diesem Grund von Eltern, Lehrern und Gleichaltrigen abgewertet und ausgegrenzt zu werden, führt bisweilen zu nachhaltigen Selbstwertkonflikten, die manch eine/n dazu verleiten, den mangelnden Selbstwert mit übermäßiger Leistung auszugleichen. Auch aus diesem Grund kann exzessives Arbeiten bei ADHS-Patienten als kompensatorisches Verhalten verstanden werden. Das exzessive Arbeiten kann wiederum zu nachhaltiger Erschöpfung und einem Burn On führen.

Wir haben in unserer Klinik schon häufiger Workaholics mit ADHS behandelt. Wenngleich ADHS bei Kindern und Jugendlichen derzeit allem Anschein nach eher zu häufig diagnostiziert wird[106], bei Erwachsenen bleibt es nach wie vor oft unerkannt. Gerade im Hinblick auf arbeitsbezogene Störungen ist sein Einfluss aber nicht zu unterschätzen. Hier wäre mehr Forschung wünschenswert, die uns dabei hilft, diese Zusammenhänge besser zu erkennen und zu verstehen.

Wenn der Körper nicht mehr mitmacht

Der Vater der Stressforschung, Selye, hatte ursprünglich einen anderen Begriff für das Phänomen im Kopf, das wir heute mit Stress bezeichnen[107]: General Adaption Syndrome. Damit war so viel wie Rigidität, Verhärtung, Strenge und auch Sprödigkeit gemeint. Diese Konnotationen sind bemerkenswert, wenn man sich mit den körperlichen Folgen von chronischem Stress beschäftigt. Der schmerzhafte Spagat, von dem wir eingangs als einer möglichen zentralen Metapher für den Burn On sprachen, geht mit einer Verspannung und Verhärtung der Muskeln, aber letzten Endes auch mit Brüchen und Rissen des steinernen Kraftpakets einher. Der Begriff der Spannung lässt sich vor allem an den aus unserer Sicht häufigsten und bedeutsamsten drei körperlichen Folgen der chronischen Daueranspannung und -erschöpfung demonstrieren: beim Schlaf, in den Muskeln und in den Gefäßen. Schieflagen aller drei Systeme begegnen uns gerade bei den Burn-On-Patienten in unserer Klinik.

Schlafstörungen sind oft Folge einer allgemeinen Überspanntheit[108]. Ja, Sie lesen richtig: Überspanntheit. Nicht nur körperliche Verspannungen, sondern gerade diese psychische Überspanntheit ist ein Symptom von Burn On und führt fast regelmäßig zu Störungen des Nachtschlafes. Schlafstörungen sind aber auch so eine Volkskrankheit. Nicht nur die Betroffenen, wir alle kommen offensichtlich nicht mehr zur Ruhe. Das kann viele Gründe haben, aber bei den Burn-On-Patient*innen liegt es an der permanenten inneren Anspannung, dem seelischen Druck, den inneren To-do-Listen, die ihnen nicht mehr aus dem Kopf gehen und zum abendlichen, nächtlichen und frühmorgendlichen Grübeln führen. Wir können einfach gar nicht mehr abschalten. Sich möglichst ein, zwei Stunden vor dem Schlafen nicht mehr mit der Arbeit zu beschäftigen, sich aber auch nicht mit allzu aufregenden Sachen wie Computerspielen davon abzulenken oder mit Alkohol den aufgebauten Stress abzufedern: Dass man all dies nicht tun sollte, scheint sich heute dem gesunden Menschenverstand zu entziehen.

Dass eine permanente innere Anspannung auch zu muskulären Verspannungen führen kann, ist einigermaßen bekannt, wenn wir es uns auch nicht ausreichend bewusst machen. Wenn uns ständig etwas oder jemand im Nacken sitzt, können wir schlimme Verspannungen in Schultergürtel und in der Halswirbelmuskulatur erleiden. Nachts sind wir vielleicht von Zähneknirschen geplagt und wachen morgens mit Schmerzen in der Kaumuskulatur auf. Der perfekte Burn-On-Patient beißt rund um die Uhr die Zähne zusammen und trägt nachts eine Beißschiene. Auch der Spannungskopfschmerz plagt viele Betroffene. Manchmal ist gleich die ganze Wirbelsäulenmuskulatur versteift, und es kommt nicht nur zu Schmerzen, sondern auch zu Verschiebungen der Statik bis hin zu Bandscheibenvorfällen[109]. Spätestens dann fällt es uns mehr als schwer, Haltung zu bewahren angesichts der enormen Last, die wir uns aufgebürdet haben. Im schlimmsten Fall kann es sogar zu Erschöpfungsbrüchen kommen. Dann ist die Verspannung übergegangen in Versteifung und Verhärtung. Am Ende ist der innere Panzer brüchig und rissig geworden.

Und drittens, wir deuteten es oben schon an, kann der Dauerstress eines Burn On in der Muskulatur der Gefäße zu einer Anspannung führen, die dann in Form von Bluthochdruck (Hypertonus) zum Problem wird[110]. Innerer Druck, insbesondere wenn es um unterdrückte Wut auf die Arbeits- und Lebensumstände geht, kann eben tatsächlich zu Bluthochdruck führen: Immer unter Hochdruck zu arbeiten ist aber gefährlich. Im schlimmsten Fall kommt es zu potenziell tödlichen Herzinfarkten und Schlaganfällen, für die der Bluthochdruck der größte Risikofaktor ist. Die versteiften Gefäße können dann verhärten (Arteriosklerose), rissig werden und Blutgerinnsel bilden. Wir sehen aber auch viele Patienten, denen ihr Hausarzt längst ein Antihypertensivum verordnet hat, welches abfängt, was gar nicht sein müsste beziehungsweise auf einer anderen Ebene abzuhandeln wäre.

Wenn Burn-On-Patient*innen aufgenommen werden, sind wir die ersten Tage und manchmal auch Wochen viel mit der symptomatischen Behandlung dieser körperlichen Symptome beschäftigt. Gewünscht sind dann zumeist einfache und pragmatische Lösungen. Die Schlaflosen fragen jeden Tag nach einem neuen Medikament. Die Schmerzgeplagten fordern Schmerzmittel ein und können gar nicht genug Physiotherapie bekommen. Und die Hypertoniker geraten in bedrohliche Bluthochdruckkrisen, die wir nur mit Mühe beherrschen. Neben den drei körperlichen Varianten von Überspanntheit, Verspannung und Anspannung, die zusammengenommen schon einen Großteil der (psycho)somatischen Krankheitslast in den sogenannten zivilisierten Länder ausmachen, gibt es natürlich viele weitere Möglichkeiten, welche Folgen die chronische Überlastung haben kann. Wir alle haben unsere Achillesferse(n), die immer dann zum Problem werden, wenn wir überlastet sind. Dann schlägt uns eben beispielsweise etwas auf den Magen[111] oder geht uns an die Nieren. Stress kann sich individuell sehr unterschiedlich körperlich bemerkbar machen.

Das System, welches bei den meisten Menschen ebenfalls auf Stress reagiert, ist unser Immunsystem. Die meisten von uns kennen das. Dabei ist nicht die bloße Existenz und die Anzahl der Erreger ausschlaggebend für eine Erkrankung mit einem grippalen Infekt oder dem nächsten Magen-Darm-Virus, sondern auch ein brachliegendes Immunsystem. Dass und wie Stress uns schwächen und anfällig machen kann, ist gut bekannt (Psychoneuroimmunologie). Auch ein/e Burn-On-Patient*in greift auf lange Sicht ihr beziehungsweise sein Immunsystem an, sodass solche Infekte zu Korrektiven werden sollten, im heftigeren Fall gleichsam als Warnschüsse »vor den Bug«. Burn-On-Patient*innen wollen diese aber in der Regel nicht hören und nicht wahrhaben. Dauerhaft unterdrückte banale Infektionen, sei es durch Willenskraft oder auch mit Medikamenten, können durchaus sehr gefährlich werden. Im schlimmsten Fall können verschleppte virale Infekte beispielsweise zu Herzmuskelentzündungen führen, die schon einmal tödlich enden können[112].

Insofern kann der Burn On eine tödliche Bedrohung für jeden Einzelnen von uns sein. Viele körperliche Erkrankungen sind Ausdruck einer chronischen seelischen Anspannung und Überlastung und insofern psychosomatisch. Und genauso sollten wir dagegen angehen: auf der körperlichen, aber auch auf der seelischen Ebene.

Im zweiten Teil dieses Buches wollen wir Ihnen daher einige Impulse und Ratschläge mit auf den Weg geben, wie Sie sich aus dem Spagat lösen – oder besser noch: wie Sie der Versuchung nicht erliegen, in eine ungesunde Verspannung zu geraten – und was wir alle dafür tun können, gesünder und mehr im Einklang mit Körper und Geist zu leben.

Teil II:
Burn On!
Was jetzt zu tun ist

»Wenn du es eilig hast, geh langsam.
Wenn du es noch eiliger hast, mach einen Umweg.«

Japanische Weisheit

Behandlung und Vorbeugung – was jetzt zu tun ist

Unser Fachgebiet ist die psychotherapische Medizin. In unserem Arbeitsalltag richten wir uns natürlich in erster Linie direkt an Menschen, die aufgrund unterschiedlichster psychischer Belastungen und Erkrankungen unserer Hilfe bedürfen.

Im deutschen Gesundheitswesen werden psychotherapeutische Maßnahmen im Regelfall von den jeweiligen Kostenträgern übernommen, wenn ein »krankheitswertiger Zustand« erreicht oder »die Teilhabe am Arbeitsleben gefährdet« ist. Dann kommen Kranken- oder Rentenversicherungen ins Spiel. Wenn nicht eine Störung oder Erkrankung im Fokus der Behandlung liegt, handelt es sich also nach deutschem Recht im engeren Sinne nicht um eine erstattungsfähige Psychotherapie. Dennoch kommen in Beratungssituationen, beim Coaching und ähnlichen Verfahren natürlich auch psychotherapeutische Methoden zum Einsatz. Sie können damit auch vorbeugend dazu beitragen, Schlimmeres zu verhindern, womit die Frage aufgeworfen wird, warum wir erst richtig krank sein müssen, bevor wir uns psychotherapeutische Unterstützung holen dürfen.

Wir jedenfalls sind der Überzeugung – und damit sind wir nicht allein –, dass wir uns nicht erst dann um unser psychisches Wohlbefinden kümmern sollten, wenn wir bereits erkrankt sind. Im Gegenteil, auch die psychische Gesundheit kann im Sinne des Konzepts der Salutogenese[1] betrachtet werden, das hieße, eine Therapie kann dem Erhalt der Gesundheit (Salutogenese) dienen und nicht nur der Bekämpfung einer Krankheit (Pathogenese). Antonovsky war ein israelischer Gesundheitsforscher, der sich nicht so sehr auf die Entstehung von Krankheiten, sondern vielmehr auf den Erhalt und die Förderung von Gesundheit fokussiert hat. Und das sollte unser aller Ziel im Gesundheitswesen sein. Antonovsky stellt die Frage in den Mittelpunkt, wie wir trotz biografischer Belastungen gesund bleiben. Gesundheit wird dabei nicht als Zustand betrachtet, der entweder vorhanden oder nicht vorhanden ist, sondern als Prozess. Wenn wir Menschen uns nicht weiterentwickeln, droht der Stillstand, der uns krank macht. Entwicklungsaufgaben über die gesamte Lebensspanne hinweg anzunehmen und zu meistern ist der Quell von Gesundheit. Darin steckt ein sehr ermutigender Gedanke. Es lohnt sich immer, etwas für sich zu tun, egal, wo wir gerade stehen. Wir sind nie wirklich am Ziel, wir sind aber auch nie komplett verloren. Gesundheit können wir nicht als gegeben ansehen, auch wenn es uns aktuell gerade gut geht.

Um zu verstehen, wie man sich am besten um sich selbst und die eigene psychische Gesundheit kümmert, hilft es, sich Antonovskys Konzept näher anzusehen. Der zentrale Aspekt der Salutogenese ist der sogenannte Kohärenzsinn. Kohärenz ist dabei als geistige Haltung zu verstehen, die drei Ebenen umfasst: erstens die Verstehensebene, womit die Fähigkeit gemeint ist, die Welt und die Zusammenhänge, in denen wir leben, erfassen, einordnen und in einem größeren Zusammenhang betrachten zu können. Zweitens die Bewältigungsebene. Sie beschreibt die Kompetenz, Aufgaben lösen zu können, Ressourcen zur Verfügung zu haben. Und drittens die Sinnebene. Die Dinge, für die ich mich einsetze, lohnen sich, sie sind für mich sinnhaft. Diese Empfindung ist für die Bewältigung des Burn On besonders wichtig. Hier noch einmal der Dreierschritt: Verstehen, Bewältigen, Sinnerleben.

Im folgenden Teil zur Behandlung des Burn On haben wir daher eine Unterteilung vorgenommen und ihn in ein Therapiekapitel und ein Präventionskapitel gesplittet. An manchen Stellen sind sich therapeutische und präventive Schritte zur Therapie und Prävention sehr ähnlich. So arbeiten wir mit unseren Patient*innen nach erster Besserung und Überwindung einer Krise immer auch an der sogenannten Rückfallprophylaxe. Wir versuchen also, gemeinsam Strategien zu etablieren, die dafür geeignet sind, ein Wiederauftreten der Symptome zu verhindern oder den Rückfall möglichst schnell abzufangen. Die dabei angewandten Strategien können jedoch ebenso helfen, grundsätzlich ein Auftreten von Symptomen zu verhindern. So oder so geht es immer um eine Veränderung hin zum Positiven, sei es bei den bereits aufgetretenen Symptomen, sei es, um überhaupt erste Symptome zu verhindern und sich so zu verhalten, dass die eigene Gesundheit bestmöglich geschützt bleibt.

Die Kunst der Veränderung: die Behandlung des Burn On

Selbstregulation – Selbstbewusstsein – Sinnerleben – Selbstbeobachtung – Selbstverstärkung – Entspannungstechniken – Übungen – Werte – Achtsamkeit – Kognitive Therapie – Prophylaxe – Körpersprache – Physiotherapie – Medikation – Haltung – Druck – Trauma – Wut – Beziehungen – Alltagsstress

Doch wie erkennen wir überhaupt einen Problem- oder Risikozustand? Und was müssen wir zur Besserung unternehmen? Diese Frage beschäftigt seit Generationen unzählige Disziplinen. Frederick Kanfer und Paul Karoly, zwei Größen der Psychotherapie, entwickelten in den 1970er-Jahren das sogenannte dynamische Selbstregulationsmodell[2]. Im Zentrum stehen die drei Schritte Selbstbeobachtung, Selbstbewertung und Selbstverstärkung. Demnach gibt es genau genommen keine gezielte Veränderung, ohne diese drei Schritte mehr oder weniger intensiv zu durchlaufen. Wir möchten sie daher dem Kapitel der Behandlungsmöglichkeiten voranstellen.

Der erste Schritt ist immer die (Selbst-)Beobachtung. Wir ermutigen Sie ausdrücklich dazu, aufmerksam und bewusst durch Ihr Leben zu gehen. Beobachten Sie sich genau, und vielleicht machen Sie sich Notizen oder führen ein Tagebuch, um sich über Häufigkeit und Auftreten von auslösenden Faktoren für Ihren Zustand klar zu werden. Finden Sie sich in der Beschreibung des Burn On wieder? Erkennen Sie Menschen darin wieder, die Ihnen nahestehen? Dann haben Sie den ersten Schritt getan, Sie haben sich mutig den Problemen gestellt, indem Sie diese anerkennen – gegebenenfalls auch Ihr eigenes problematisches Verhalten.

Was aber tun, wenn Sie sich als Burn-On-Kandidat*in erkennen oder Freunden und Verwandten Hinweise geben möchten? Dazu hilft der zweite Schritt: die Selbstbewertung. Finden Sie den Zustand des Spagats, so er denn in Gänze oder in Teilen vorhanden ist, in Ordnung? Vielleicht sagen Sie: Das ist ganz in Ordnung so, wie ich lebe und mich fühle. Ich mag das, ständig unter Strom zu stehen, immer auf Achse und in Spannung zu sein. Das ist Ihr gutes Recht. Es gibt Menschen, die nicht anders sein wollen. Unserer Erfahrung nach steckt dahinter allerdings häufig ein Nicht-anders-sein-Können. Viele von uns haben es so gelernt für sich und kennen es nicht anders, als sich wider die Vernunft aufzuarbeiten und wie Getriebene durchs Leben zu rasen. Sie haben vielleicht die voranstehenden Kapitel gelesen, die auslösenden Faktoren (wieder)erkannt und – sei es individuell oder durch die Gesellschaft getrieben – für sich akzeptiert. Wir müssen jedoch warnen: So sehr es nachvollziehbar sein mag, in dieser Weise zu »funktionieren«, so ungesund ist es. Natürlich wissen wir auch aus der Arbeit mit Patienten, dass wir ohne Veränderungsbereitschaft und Problembewusstsein mit psychotherapeutischen Maßnahmen keine Besserung erzielen. Daher ist es ganz wichtig: Nehmen Sie sich und Ihr Erleben bewusst war. Und versuchen Sie, den Gedanken zuzulassen, dass Sie ein Problem haben könnten.

Wie bereits an anderer Stelle im Buch geschildert, berichten uns unsere Patient*innen gar nicht selten nach von außen oder dem Zufall herbeigeführten Brüchen im Leben von einem Aha-Erlebnis. Durch eine schwere Erkrankung, oder aktuell auch durch den wahrscheinlich gravierendsten Einschnitt in unser aller Leben, die COVID-19-Pandemic, werden wir zum Nachdenken gezwungen. Unser Patient Herr Dr. K. beispielsweise, selbst Psychotherapeut, schilderte uns das nach einem Schlaganfall und dadurch entstandener langer Abwesenheit vom Arbeitsplatz besonders eindrücklich: »Mir fiel es in meiner erzwungenen Pause wie Schuppen von den Augen. Ich hatte mich über viele Jahre, wahrscheinlich Jahrzehnte, aufgearbeitet und mich auf eine Art und Weise beruflich betätigt, wie ich es all meinen Patient*innen nie geraten hätte. Bei denen hätte ich die Hände über dem Kopf zusammengeschlagen.

Ich habe unbewusst völlig andere Maßstäbe an mich angelegt, als ich das bei anderen tun würde.« Wir hoffen, dass dieses Buch dazu beitragen kann, dass Sie in die Selbstbeobachtung und -bewertung gehen, bevor Sie einen wie auch immer gearteten Schicksalsschlag erleiden müssen.

Der dritte und letzte Schritt dieser Erstmaßnahmen ist die Selbstverstärkung. Diese haben Sie in Grundzügen bereits im voranstehenden Kapitel kennengelernt. Wie Sie wissen, mögen wir Menschen es, wenn unser Verhalten belohnt und damit verstärkt wird. Solche positiven Konsequenzen zeigen mehr Wirkung als Bestrafungen. Wir werden uns dann also gerne wieder so verhalten, dass wir davon Vorteile haben und es sich für uns gut anfühlt. Anhand eines Beispiels wird das sicherlich klarer: Sie bemerken im Auto auf der Heimfahrt nach der Arbeit, wie sehr Nacken und Rücken verspannt sind. Sie entscheiden, das nicht ignorieren oder wegschieben zu wollen, sondern entschließen sich während der Fahrt, als Nächstes einen Spaziergang mit kleinen Pausen zum Stretching zu machen. Und im Anschluss belohnen Sie sich für Ihre Initiative mit einem guten Essen, das Sie sich vielleicht schon vor einiger Zeit aus einem Kochbuch ausgesucht hatten. Selbstwahrnehmung: »Ich habe Kopf- oder Nackenschmerzen«, Selbstbewertung: »Bewegung würde mir da guttun« und Selbstverstärkung: »Ich mache einen Spaziergang an der frischen Luft und belohne mich mit einem leckeren Essen«. Diese Schritte werden Sie im folgenden Kapitel wiedererkennen.

Die Psychotherapie, griechisch für die Behandlung der Seele, nutzt hauptsächlich Gespräche, jedoch auch Entspannungstechniken oder Ähnliches mit dem Ziel, Störungen des Handelns und Erlebens, Denkens und Fühlens zu behandeln. Nehmen wir an, Sie haben für sich erkannt, dass Sie Ihrer Psyche etwas Gutes tun wollen. Vielleicht ist es sogar längst höchste Zeit dafür. Sie werden sich fragen: An wen soll ich mich mit meinem Burn On wenden? Welche Form der Psychotherapie kann mir helfen?

Es gibt zahlreiche unterschiedliche Varianten von Psychotherapie. In Deutschland lassen sich grob drei Strömungen und Verfahren voneinander unterscheiden, die die höchste Anerkennung durch zuständige Stellen in Wissenschaft, Politik und das Versicherungswesen genießen.

Zu nennen sind zunächst die psychodynamischen Therapieverfahren, wie die analytische Psychotherapie und die tiefenpsychologisch fundierte Psychotherapie. Hier liegt der Fokus ganz besonders auf der Auseinandersetzung mit oftmals unbewussten Mustern aus Kindheit und Jugend und deren Einfluss auf das heutige Leben.

Zweitens sind da die verhaltenstherapeutisch orientierten Verfahren zu nennen. Sie basieren in ihren Ursprüngen auf lerntheoretischen Modellen und fokussieren unter anderem stark auf den Aufbau neuer Fertigkeiten zum Umgang mit bestehenden Problemen.

Die systemische Therapie hat als letzte der drei Strömungen die Anerkennung des Gemeinsamen Bundesausschusses (G-BA), der für die Zulassung von Behandlungsverfahren zuständig ist, erlangt und fokussiert stark auf den sozialen Kontext von auftretenden Problemen, befasst sich beispielsweise mit dysfunktionalen Familien- und Firmensystemen, in denen einzelne Mitglieder zu Symptomträgern werden. Untereinander haben sich die beschriebenen Strömungen in ihrer Entwicklung wechselseitig beeinflusst und weiterentwickelt, sodass im therapeutischen Alltag Überschneidungen der unterschiedlichsten Art vorkommen.

Es gibt viele Klischees über die Therapieverfahren, dessen sind wir uns bewusst. Etwa dass sich die Verhaltenstherapie nicht für die Biografie eines Menschen interessieren würde oder dass bei psychodynamischen Verfahren nur in der Vergangenheit herumgestochert würde. Vorurteile dieser Art sind nicht zutreffend. Sprechen Sie doch gleich zu Beginn einer Therapie mit der/m behandelnde/n Therapeut*in über die Vorgehensweise. Und seien Sie sich darüber im Klaren, dass Sie auch im Rahmen einiger Probestunden ausprobieren können, ob Ihnen die zur Anwendung kommenden Verfahren entsprechen und ganz allgemein »die Chemie« in der therapeutischen Beziehung für Sie stimmt.

Sie möchten sich nicht gleich in die Hände von Therapeut*innen begeben, sondern zunächst selbst versuchen, etwas an Ihrer Situation zu verbessern? Keine Sorge, wir wollten nur zunächst (er)klären, wie Sie bei Bedarf die passende professionelle Hilfe finden.

Im Folgenden finden Sie Anregungen aus allen drei Richtungen, da wir die Integration der beschriebenen Verfahren erfahrungsgemäß als besonders passend zur Bewältigung eines Burn On schätzen gelernt haben. Nichtsdestotrotz sei hier in aller Ernsthaftigkeit betont, dass bei schwerwiegenden psychischen Problemen kein Weg vorbei an der persönlichen Kontaktaufnahme mit den entsprechenden Expert*innen führt. Wenden Sie sich in solchen Fällen unbedingt an niedergelassene Fachärzt*innen für Psychiatrie, psychosomatische Medizin oder an psychologische Psychotherapeut*innen. Alternativ können Sie sich selbstverständlich auch an Ihre/n Hausarzt/ärztin als erste/n Ansprechpartner*in wenden.

Eines noch vorweg: Für komplexe Geschehnisse gibt es häufig keine einfache Lösung. Psychotherapie und auch die intensive Beschäftigung mit dem Selbst gehen zwangsläufig immer wieder mit Frustrationen einher. Niemand kann über Nacht Muster verändern, die seit Jahren oder Jahrzehnten bestehen, dafür reicht im Normalfall nicht die eine zündende Erkenntnis oder eine einzige Übung, geschweige denn ein einzelnes Medikament. Auch wenn es abgedroschen klingen mag: Der Weg ist das Ziel. Wie gesagt, die gesunde Selbstentwicklung hört nie auf, sondern bleibt immer ein Prozess. Unsere Erfahrung ist trotz alledem, dass es sich lohnt, diesen Weg zu beschreiten. Wir möchten Sie ermutigen loszulegen. Begleiten Sie uns doch schon einmal auf den nächsten Schritten zur Besserung.

Werte und Sinnerleben

In der psychotherapeutischen Praxis wie auch in der ganz privaten und persönlichen Anwendung machen wir sehr gute Erfahrungen mit einer der spannendsten Entwicklungen der Psychotherapie der letzten Jahre. Ausgehend von der Verhaltenstherapie vereint die sogenannte Akzeptanz- und Commitment-Therapie[3] (kurz ACT) wie kaum ein anderes Verfahren philosophische, meditative und psychotherapeutische Einflüsse. Damit hat sie sich nicht nur als hilfreich bei der Behandlung chronischer Schmerzen, Depressionen, Angststörungen und anderer psychischer Erkrankungen erwiesen[4], sondern kann auch für uns alle, die wir vielleicht riskant nahe an einem Burn-On-Zustand leben und noch bei bester Gesundheit sein mögen, hilfreiche und wertvolle Anregungen für das alltägliche Leben bieten. Zentraler Fokus der ACT ist es, sich über seine eigenen Werte Klarheit zu verschaffen: Was ist mir wichtig im Leben? Die ACT definiert positive persönliche Werte als Lebensorientierungen, die sich im Idealfall im alltäglichen Verhalten widerspiegeln. Das nennt man dann werteorientiertes Handeln.

Das werteorientierte Handeln stiftet Sinnerleben, Vitalität und Lebensfreude. Es kann uns davor bewahren, zu viel zurückzublicken und uns zu fragen, womit wir unsere kostbare Zeit verschwendet haben. Demnach handelt jemand, der seine Zeit mit der Familie als sehr kostbar und wichtig einordnet und dennoch so viel arbeitet, dass er seine/ihren Partner*in und die Kinder nur am Wochenende sehen kann, nicht unbedingt werteorientiert. Werte können nie vollends erreicht werden, sondern werden gemäß dieser Therapieform als Kompass verstanden, der einem den Weg zeigt, wobei die Himmelsrichtung als solche jedoch im Regelfall nicht das Ziel ist.

Sie haben in den vorangegangenen Kapiteln erfahren, dass insbesondere in der heutigen vom flexiblen Kapitalismus geprägten Welt das Ausbilden stabiler, für den einzelnen Menschen stimmiger und passender persönlicher Werte mit großen Schwierigkeiten und Herausforderungen verbunden sein kann. Eine stabile Identität für sich zu finden ist durch die Anforderung, sich beruflich hyperflexibel zu verhalten, aber auch durch die vielfältigen möglichen Lebensentwürfe nicht leichter geworden. Schließlich ist eines der Anzeichen des Burn On die schleichende Entfremdung von persönlichen Werten und Zielen, während die Betroffenen dabei fleißig und emsig weiterfunktionieren. Umso wichtiger, dass wir uns dieser Aufgabe bewusst annehmen und uns fragen, was für uns wirklich zählt. Das lohnt sich auch im hohen Erwachsenenalter noch. Wer seine persönlichen Werte kennt und daraus stimmige Ziele ableiten und in sein Leben integrieren kann, der wird zufriedener, resilienter und kann fast automatisch besser mit Krisen umgehen.

Übung: Werte und Handeln

Wir möchten Ihnen dazu eine Übung, die der Akzeptanz- und Commitment-Therapie entstammt, sehr ans Herz legen. Dafür gleichen wir strukturiert unsere persönlichen Werte mit unserer Lebensführung ab. Das geht folgendermaßen: Schaffen Sie sich einen Freiraum mit ausreichend Zeit und Ruhe, es geht um nicht weniger als um Ihr Leben. Nehmen Sie ein Blatt Papier und zeichnen Sie eine Tabelle mit etwa zehn bis zwölf Zeilen und vier Spalten. Schreiben Sie nun in die linke Spalte als Erstes eine Liste von wertvollen Lebensbereichen, die für Sie und andere Menschen relevant sein könnten. Das können Werte wie Partnerschaft, Beruf/Karriere, Kinder, Familie, Bildung, Umwelt/Natur, Spiritualität, Kunst und Kultur, Freizeit/Erholung, Gesundheit, Freunde/Geselligkeit oder auch soziales und politisches Engagement sein. Vielleicht fallen Ihnen noch weitere Werte ein, die Sie hinzufügen möchten.

Vergeben Sie nun in der zweiten Spalte für jeden Wert oder Lebensbereich eine Zahl zwischen 0 (unwichtig oder irrelevant für mich) und 10 (sehr wichtig). Es gibt hier kein Richtig oder Falsch. Sie schät-

zen in diesem Schritt zunächst lediglich ein, wie wichtig Ihnen bestimmte Werte zum aktuellen Zeitpunkt sind: Was schätzen Sie, was bedeutet Ihnen ganz grundsätzlich etwas? Wie wichtig sind Ihnen Partnerschaft oder auch Spiritualität?

Im nächsten Schritt dürfen Sie nun überlegen, wie viel der Ihnen aktuell zur Verfügung stehenden Energie Sie in der letzten Zeit in die unterschiedlichen Werte investiert haben. Dabei ist es für diese Übung letztlich unerheblich, ob Sie sich gerade vital oder erschöpft fühlen. Es geht nicht um absolute Zahlen, sondern immer um das, was gerade an Energie verfügbar ist. Fragen Sie sich nur, in welchem Ausmaß Sie Ihre aktuell vorhandene Energie in einem bestimmten Lebensbereich einsetzen. Nutzen Sie auch hier wieder eine Skala von 0 (habe mich überhaupt nicht in diesem Bereich betätigt) bis 10 (habe mich stark engagiert). Es geht im Übrigen nicht um eine Erfassung der Anzahl an Stunden, die Sie mit einem Wert verbracht haben. Es ist klar, dass Sie vermutlich mehr mit entgeltlicher oder unentgeltlicher Arbeit verbracht haben als mit Kunst.

Im dritten und letzten Schritt geht es an die Auswertung. Was bemerken Sie, wenn Sie Ihre Werte mit Ihrem Engagement vergleichen? Wo gibt es Übereinstimmungen von hoher Wichtigkeit und hohem Engagement, und wo sind Diskrepanzen?

Welche Konsequenzen können Sie daraus ziehen? Welchen ersten und kleinen Schritt können Sie unternehmen, um heute, diese Woche, diesen Monat wieder etwas mehr Übereinstimmung zwischen Ihren Werten und Ihrem Handeln herbeizuführen?

*Haben Sie beispielsweise eine Diskrepanz zwischen Werten und Handeln im Bereich Freunde entdeckt, kann das bedeuten, den Telefonhörer in die Hand zu nehmen und eine/n Freund*in anzurufen. Nicht immer sind es spektakuläre Veränderungen oder Maßnahmen, die den Unterschied machen. Für unsere Patient*innen ist diese Übung häufig ein regelrechter Augenöffner, der aufzeigt, wie sehr ihre Welt und ihr Leben aus dem Gleichgewicht geraten sind, wie sehr sich die Werte verschoben haben.*

Ein aus der Ferne stimmiges Beispiel für vermutlich werteorientiertes Handeln ist der italienische Rennfahrer Alessandro »Alex« Zanardi, dessen Geschichte sich gleichermaßen inspirierend wie tragisch darstellt.[5] Zum Zeitpunkt des Entstehens dieses Buches liegt er nach einem erneuten schweren Unfall mit seinem Handbike von Kopfverletzungen gezeichnet und beeinträchtigt im Krankenhaus. Er hatte bereits vor ca. 20 Jahren bei einem schweren Rennunfall beide Beine verloren, damals noch als Autorennfahrer. Trotzdem hat er den Rennsport nicht aufgegeben, sondern sich einen anderen Teilbereich gesucht, der seinen Möglichkeiten entsprach. Das muss nicht die Lösung für jeden sein, kann als unverbesserlich wahrgenommen werden und zeigt dennoch, dass auch schwerste Einschränkungen nicht gleichbedeutend mit einer Abkehr von einem Wert oder Lebensbereich sein müssen.

Wir erleben immer wieder Patient*innen, die im Rahmen der Behandlung lernen, dass es durch Einschränkungen unterschiedlicher Art nicht mehr genau die Dinge sein können, die sie früher einmal zum Maßstab für sich hatten. Aber genau darum geht es: sich auch von diesen Einschränkungen nicht komplett vom Weg abbringen zu lassen.

Was geht trotzdem? Was geht immer noch? Wie kann ich mich in meiner aktuellen Situation mit der mir derzeit zur Verfügung stehenden Energie für meine Werte einsetzen? – Zanardi und andere mögen Leuchttürme des werteorientieren Handelns sein. Vielleicht können wir uns aber auch im Kleinen von ihnen inspirieren lassen. Sie machen vor, dass der Kontakt zu uns wichtigen Lebensbereichen trotz massiver Einschränkungen nicht verloren gehen muss. Es geht also nicht darum, welche Handicaps wir haben oder wie viel wir in einem Lebensbereich erreichen. Es geht darum, dass wir unsere Energie, und sei sie noch so begrenzt, für die für uns richtigen, wichtigen und stimmigen Dinge einsetzen. Tun wir das, sind wir zufriedener. Und wir sind mit höherer Wahrscheinlichkeit psychisch gesund.

Lassen Sie aus Ihren Werten konkrete Ziele werden. Denn was

es für den Einzelnen bedeutet, sich beispielsweise für den Wert Partnerschaft einzusetzen, kann sich individuell stark unterscheiden. Auch wenn Sie in keiner Partnerschaft leben, kann es möglich sein, sich für diesen Wert zu engagieren. Eine Anmeldung bei einer Online-Partnerbörse könnte ein erster Schritt sein.

Wie wir hinderliche Einstellungen überwinden und uns Spielräume bewusst machen

Immer dann, wenn wir neue Wege gehen wollen oder müssen, benötigen wir eine gewisse innere Flexibilität. Dennoch sind manche Einstellungen tief in uns verankert und machen uns teilweise starr und unflexibel. Unsere Patient*innen schildern dieses Spannungsfeld sehr eindrücklich, wenn sie voll bester Absichten auf einem Liegestuhl auf einer an der Klinik liegenden Obstwiese Platz nehmen wollen. Dort angekommen, in der Hoffnung, Ruhe und Kraft zu finden, sind sie konfrontiert mit dem nun bereits vielfach beschriebenen angestrengt-angespannten Spagat zwischen Aktivität und Passivität und schaffen es in diesen Momenten – insbesondere zu Beginn der Behandlung – eher selten, das zu finden, was sie suchen. Im Wunsch, endlich »runterzukommen«, sich nicht mehr über die Maßen anstrengen zu müssen und entspannen zu dürfen, sind sie aufs Heftigste konfrontiert mit den eigenen Ansprüchen an sich und den damit verbundenen Routinen und Regeln. Diese verbieten eigentlich die Entspannung, die nicht im Sinne einer Pause nur das Luftholen im Hinblick auf die nächste Anstrengung ist. Doch in dem Moment geht es ja gerade nicht darum, freie Zeit dem nachfolgenden »höheren Gut« untertan zu machen. Sie sollen nicht einfach funktionieren oder in ihrer Funktion tätig sein, sondern es gilt, einfach irgendwo zu sitzen. Wie oft hören wir: »Das geht nicht. Ich muss doch eigentlich noch …« Oder: »Ich kann doch nicht einfach …«

Und schon sind wir bei einem der zentralen therapeutischen Themen der Behandlung des Burn On: Wie beende ich den schmerzhaften Spagat? Dazu braucht es natürlich auch eine gezielte Bearbeitung der verinnerlichten Muster, die zu automatisiertem Handeln im Sinne des Burn On führen. Der Spagat wird zu großen Teilen auch zugunsten solcher innerer Muster aufrechterhalten und ist, wie im vorangegangenen Kapitel geschildert, nicht allein an gesellschaftliche Um- oder Missstände geknüpft. Kaum etwas ist allerdings schwerer, als eingefahrene innere Haltungsmuster infrage zu stellen und auszuhebeln.

Erwachsene Menschen haben einerseits das Recht auf eine medizinische Behandlung, wenn ein Krankheitszustand besteht, andererseits jedoch auch eine Verantwortung, sich selbst im Rahmen der Behandlung mit den ihnen zur Verfügung stehenden Möglichkeiten daran zu beteiligen. In einer Psychotherapie oder mittels damit verwandter Methoden können wir im Regelfall nur eingeschränkt äußere Umstände verändern. Was wir können, ist, mit unseren Patient*innen an deren persönlichen Erlebens- und Verhaltensweisen zu arbeiten. Um Verhaltensänderungen zu ermöglichen und zu stabilisieren, müssen wir an grundlegenden Einstellungen und Haltungen arbeiten.

Dazu dient die folgende Übung. Sie entstammt einem Kleinod, einer Sammlung hilfreicher psychotherapeutischer Interventionen, das von Steffen Fliegel und Annette Kämmerer herausgegeben wurde[6]. Mithilfe dieser Übung können wir unsere eigenen Möglichkeiten und Spielräume besser erkennen und bewusster wahrnehmen.

Giftsätze-Übung

1. Schritt: *Nehmen Sie ein Blatt Papier und schreiben Sie mit einigen freien Zeilen dazwischen die folgenden Satzanfänge auf:*

»Ich muss …«
»Ich darf nicht …«
»Ich kann nicht …«

2. Schritt: *Ergänzen Sie die Satzanfänge um Ihre eigenen, inneren Regeln. Es geht also bei der Formulierung nicht um das Niederschreiben allgemeingültiger Gesetze, sondern um Ihre persönlichen Einstellungen zu bestimmten Dingen. Besonders gut gelingt die Übung, wenn Sie sich auf einen Themen- oder Problembereich fokussieren, zum Beispiel auf Ihre berufliche Erreichbarkeit.*

*Folgendes Beispiel stammt von unseren Patient*innen und findet sich in Abwandlungen sehr häufig bei Burn-On-Betroffenen:*

»Ich muss immer und überall erreichbar sein.«
»Ich darf nicht abschalten.«
»Ich kann nicht entspannen.«

Wenn Sie mögen, führen Sie die Übung sofort an Ort und Stelle durch, bevor Sie weiterlesen. Schreiben Sie Ihre eigenen Sätze auf.

3. Schritt: *Überprüfen Sie Ihre Sätze nochmals auf Ihre persönliche Passung, und machen Sie sich bewusst, welche Bedeutung diese Sätze für Ihr Leben haben. Möglicherweise haben Sie auch eine Idee, in welchen Lebenssituationen die Sätze entstanden sind. Vielleicht haben Sie sogar jemanden im Ohr, Ihre Mutter, Ihren Vater, Ihre Schwester oder den Bruder, die diese Sätze sagen. Zu wissen, wo Ihre inneren Regeln herkommen, ermöglicht es Ihnen, eine hilfreiche Distanz aufzubauen und sich so mit den Einstellungen auseinanderzusetzen.*

***4. Schritt:** Verändern Sie die Satzanfänge wie folgt:*

»Ich muss …« wird zu »Ich entscheide mich dazu …«
»Ich darf nicht …« wird zu »Ich erlaube mir nicht …«
»Ich kann nicht …« wird zu »Ich möchte nicht …«

*Bei unseren Patient*innen lauten die Sätze dann in etwa so:*

»Ich entscheide mich dazu, immer erreichbar zu sein.«
»Ich erlaube mir nicht, zu entspannen.«
»Ich möchte nicht abschalten.«

Was hat sich verändert? Sie werden den Effekt am besten spüren, wenn Sie die Übung selbst durchführen.
Unserer Erfahrung nach passiert Folgendes: Durch die Umformulierung entsteht ein Gefühl von mehr Flexibilität und Eigenverantwortung. Jeder von uns darf Entscheidungen treffen, das wird ganz deutlich: »Ich darf Entscheidungen treffen. Ich darf mich von alten Mustern lösen.«

In einem weiteren Schritt erarbeiten wir dann eine neue Haltung. Die kann zum Beispiel sein: »Ich entscheide mich dazu, von acht bis achtzehn Uhr beruflich erreichbar zu sein, und informiere betroffene Personen darüber.«

Wir alle sollten uns in die Pflicht nehmen. Wir treffen jeden Tag Entscheidungen, ob wir wollen oder nicht. Die Forschung geht von 20 000 bis 100 000 Entscheidungen pro Tag aus[7]. Der absolute Großteil davon geschieht, ohne dass wir es bemerken. Das ist gut so, andernfalls wären wir völlig überfordert. Unser Gehirn greift dabei automatisiert auf unsere Erfahrungen zurück, wir müssen darüber nicht bewusst nachdenken. Das folgt aber nicht allein unbewussten Gewohnheitsmustern, in ganz vielen Fällen können wir uns unser »Ich« wieder bewusst machen: »Ich selbst treffe diese Entscheidung.«

Wird uns das klar, erkennen wir, dass wir nicht nur Getriebene unserer eigenen Automatismen sind. Die Ausrede: Wir würden ja manchmal gerne anders, können aber nicht, lassen wir nicht gelten. Sie wenden ein, dass Sie ja gute Gründe hatten und haben dafür, Ihr Leben genau so einzurichten? Jede Änderung könnte sich negativ auswirken? Ja, nicht erreichbar zu sein, hat Konsequenzen. Immer erreichbar zu sein jedoch auch. Machen Sie sich das bewusst: Sie selbst entscheiden, welchen Konsequenzen Sie sich dauerhaft aussetzen wollen. Dem (vermuteten oder befürchteten) Ärger Ihrer Vorgesetzten? Oder dem dauerhaften Burn On? Wir sind viel mehr als nur Opfer der äußeren Umstände. Wir sind für uns selbst verantwortlich.

Wie wir achtsamer mit uns umgehen

Um Entscheidungen bewusst zu treffen, müssen wir lernen, Entscheidungsmomente wahrzunehmen. Das meint auch, dass wir uns über unsere Handlungsimpulse bewusst werden. Wir sollten uns klar darüber werden, wie das eigentlich in uns abläuft, wenn um 21:48 Uhr eine berufliche Mail auf dem Smartphone aufpoppt und wir sie tatsächlich lesen und sie sogar beantworten. Auch wenn manchen das Schlagwort der Achtsamkeit bereits zum Halse heraushängen mag, ist dieser Begriff mehr als nur ein Modewort, und die Inhalte, die sich dahinter verbergen, können uns ganz konkret helfen, besser auf uns achtzugeben.

Jon Kabat-Zinn, der vermutlich bekannteste Achtsamkeitsforscher, erklärt das folgendermaßen[8]: »Achtsamkeit bedeutet, auf eine bestimmte Weise aufmerksam zu sein: bewusst, im gegenwärtigen Augenblick und ohne zu urteilen.« Das kann bedeuten, sich quasi selbst beim Denken zuzuschauen, also zu bemerken, dass wir gerade einen nahezu automatisierten Entschluss fassen, die Mail in den Abendstunden zu beantworten. Nur wenn wir das bemerken, können wir bewusst damit umgehen. Wir können uns fragen: Möchte ich das machen? – Wir stellen uns also die Wertefrage. Entspricht das dem, was ich mir vorgenommen habe? Oder werde ich von meinen inneren Automatismen angetrieben?

Achtsamkeit kann aber auch bedeuten, eine Mahlzeit einzunehmen, ohne währenddessen Radio oder TV laufen zu haben, und das Essen mit allen fünf Sinnen wahrzunehmen und zu genießen: den Geruch, den Geschmack, Farben und Formen und auch, wie sich die Konsistenz beim Essen verändert. Das mag sich banal anhören, ist aber ungemein wichtig: Den Fokus auf das Hier und Jetzt zu legen, hilft uns sehr, den aktuellen Moment zu spüren und zu genießen. Dann stehen wir zumindest fest mit einem Bein auf der Erde und spüren tatsächlich auch unter dem zweiten Bein noch das Gras zwischen den Zehen, um beim Bild des Spagats zu bleiben. Wir sind gedanklich bei uns und schweifen nicht ab in Zukunft oder Vergangenheit. Machen wir uns den Moment bewusst, wirkt das sehr erdend auf uns Menschen.

Gerade wenn wir Burn-On-anfällig sind, dann wandern unsere Gedanken sehr häufig grübelnd in die Vergangenheit oder sorgenvoll in die Zukunft. Unsere Patient*innen schildern oft sehr eindrücklich, dass sie zu Beginn der Behandlung bei Achtsamkeitsübungen mit ihren Gedanken permanent woanders sind und wie anstrengend das ist. Ihnen geht alles durch den Kopf, häufig wenig Angenehmes, und sie bemerken nicht, was sie direkt vor Augen haben. Das kann durchaus hilfreich sein, denn wir nehmen möglicherweise auch unser eigenes Leid nicht wahr. Einige entschuldigen die ständige Beschäftigung mit Zukunft oder Vergangenheit auch so: »Ist doch gut, dann kann ich ganz automatisch etwas nebenbei machen und spare Kraft.«

Tatsache ist jedoch, dass unser Körper nicht auf so eine doppelte Wahrnehmung eingestellt ist. Die Zweckmäßigkeit des Multitaskings wird völlig überschätzt. Das Hin und Her bedeutet für das

Gehirn einen hohen energetischen Aufwand. Und dann passiert auch noch oft eher das Gegenteil von dem, was wir uns wünschen, weil unsere Aufmerksamkeit nun einmal eher von den unangenehmen Dingen angezogen wird. Wir verlieren den Blick für die Dinge, die uns angenehme Gefühle schenken könnten, für den Essensgenuss zum Beispiel oder für Erlebnisse, die uns Kraft geben können, wie das Wahrnehmen besonders schöner Blüten oder des Sonnenscheins. Ohne Grübeln und ohne Sorgen wäre der Zustand eines Burn On oder auch einer Depression nur schwer aufrechtzuerhalten. Wir selbst sind es, die diese Grübelschleifen unterstützen, wenn wir nicht »bei der Sache« bleiben.

Achtsamkeit hilft uns, bewusst aus negativen gedanklichen Schleifen – einfacher gesagt: aus unerbittlicher Grübelei – auszusteigen. So ist beispielsweise die Wirksamkeit des auf den Arbeiten von Jon Kabat-Zinn beruhenden Programmes der Achtsamkeitsbasierten Kognitiven Therapie[9] zur (Rückfall-)Prophylaxe depressiver Episoden inzwischen sehr gut belegt.

Dabei ist es jedoch wichtig, die Achtsamkeit nicht zu korrumpieren, sie also nicht nur mit dem Ziel einzusetzen, sich dadurch Kraft im Handel mit uns selbst einzukaufen. Frei nach dem Motto: Dann esse ich eben bewusst das Abendbrot, so kann ich auch bis nachts um elf noch mit Kollegen über Arbeitsprobleme chatten und Lösungen suchen. So funktioniert das nicht. Unser Geist bemerkt, wenn wir uns auf einen Kuhhandel mit uns selbst einlassen. Zusätzlich zum Spagat noch eine Krücke – das ist nicht, was wir Ihnen vermitteln wollen.

Wir können Achtsamkeit grundsätzlich auf zwei unterschiedliche Arten und Weisen einsetzen. Sie stellt häufig die erste Stufe im Rahmen eines Veränderungsprozesses dar, denn wir lernen sehr viel über uns selbst, wenn wir achtsam mit uns umgehen. Durch gezielte Achtsamkeitsübungen schulen wir also unsere Selbst- oder Fremdbeobachtungsfertigkeiten und können durch Hinzufügen eines zweiten und dritten Schritts etwa den beschriebenen Dreiklang aus Selbstbeobachtung, Selbstbewertung und Selbstverstärkung vollziehen. Die achtsame, absichtsvolle und zunächst offene und nicht wertende Wahrnehmung des gegenwärtigen Zustandes wird zur Grundlage eines gezielten Veränderungsprozesses.

In vielen Kliniken wird im Rahmen von Achtsamkeitsgruppen ein sogenannter Body-Scan durchgeführt. Dabei werden die Teilnehmer*innen angeleitet mit der Haltung neugieriger Entdecker*innen auf eine Wahrnehmungsreise durch den eigenen Körper zu gehen. Sie sollen dabei nicht mehr, aber auch nicht weniger als bewusst und in Ruhe ihren Körper spüren und betrachten. Manchmal folgt ein zweiter Schritt, der im klassischen Sinne eigentlich nicht mehr zur Achtsamkeitsübung gehört. Dann werden die Teilnehmer*innen dazu aufgefordert, innezuhalten und zum Beispiel die Körperhaltung zu verändern und zu überprüfen, ob sich gegebenenfalls Anspannungsgefühle oder Verspannungen lösen und zum Positiven verändern. Hier ist die Wahrnehmung der erste Schritt zur Veränderung. Und noch mehr: Die Teilnehmer*innen lernen, sich selbstwirksam zu fühlen. Ihnen wird dann bewusst, dass ihr eigenes Handeln, in diesem Fall eine kleine Veränderung der Körperhaltung, einen positiven Effekt haben kann. Das stärkt die Zuversicht, auch in anderen Situationen selbst etwas verbessern zu können.

Es gilt dabei jedoch eines zu beachten: Werden die Übungen durch das Hinzufügen des zweiten und dritten Schritts erweitert, wird suggeriert, dass es bei der Therapie um die Veränderung des aktuellen Zustandes ginge und dass es immer etwas zu verändern und zu verbessern gäbe. Wir wollen aber nicht, dass die Patient*innen in die nächste Gedankenschleife stürzen und sofort wieder ins Grübeln kommen, wie und was sie wo und wodurch sofort zu verbessern hätten. Damit wir uns also nicht falsch verstehen: Wenn Menschen bei uns in Behandlung sind, dann haben wir natürlich eine auch gerne von uns an- und wahrgenommene Verantwortung, an deren Zustand etwas zu verändern. Wir behandeln schließlich Erkrankungen.

Uns ist es wichtig, die Achtsamkeit als eine innere Haltung zu verstehen. Eine Haltung, die uns im wahrsten Sinne des Wortes dazu anhält, im Hier und Jetzt zu sein und zu leben. Wir können uns Fluchten und Inseln schaffen, können den sogenannten Autopiloten des Alltags ganz bewusst abschalten. Wir legen – zumindest für den achtsamen Moment – endlich diesen Drang zu verändern, diesen Zwang zu verbessern ab und machen uns frei vom Messen und vom Optimieren.

Halten wir fest: Es geht dann tatsächlich um nicht mehr, aber auch nicht weniger, als einfach nur wahrzunehmen – ohne Bewertung, ohne Veränderungsimpulse, ohne Imperativ. Lassen Sie uns einmal einfach nur (für uns selbst) da sein.

Die Da-ist-Übung

Eine Übung, die uns das lehren kann, heißt die Da-ist-Übung[10]*. Sie ist genauso simpel wie hilfreich, um sich von den antreibenden Gedanken und Impulsen für einen Moment zu distanzieren und sich selbst quasi beim Denken zuzuschauen. Die Übung ist schnell erklärt. Nehmen Sie sich einen Moment der Ruhe und versuchen Sie, all die Dinge, die gerade in Ihnen und um Sie herum ablaufen, (im Stillen) auf ganz einfache Art und Weise zu kommentieren. Hier, also genau an diesem Ort, an dem Sie gerade sind, und jetzt, also genau in diesem Moment.*

Dabei beginnen Sie jeden Satz mit den Wörtern »Da ist …«.

*Üben wir das mit unseren Patient*innen, hört sich das in etwa so an: »Da ist der Gedanke, dass diese Übung ungewöhnlich und komisch ist.« – »Da ist der Gedanke, dass ich nicht weiß, ob ich die Übung richtig mache.«*

*Wir ermutigen unsere Patient*innen, genau so weiterzumachen. »Da ist ein Geräusch auf dem Gang.« – »Da ist der Gedanke, dass ich noch auf eine Mail meines Chefs antworten muss.« – »Da ist mein Herzklopfen, ein Gefühl der Anspannung.« – »Da sind ein schlechtes Gewissen und Schuldgefühle.« Und weiter, wir bleiben dran: »Da ist eine Erinnerung an eine Situation vom Brettspielabend gestern.« Was* *noch? »Da ist auch ein Gefühl der Zufriedenheit.« – »Da ist eine Vorfreude auf den gemeinsamen Abend heute.«*

In der Regel erleben wir dadurch eine Distanzierung von Gedanken, Gefühlen und Handlungsimpulsen. Das nennt man dann metakognitive Distanz. Wir sind nicht sofort in unseren Gedanken und Wahrnehmungen gefangen und setzen unsere Handlungsimpulse auch nicht um. Wenn wir beim Beispiel bleiben: Die Patienten können sich nicht an den Rechner setzen und die Mail beantworten, sondern betrachten mit gleichbleibend schwebender Aufmerksamkeit alles, was sie wahrnehmen. Diese Beobachtungen sind gleichwertig. Der Chef oder der Arbeitsimpuls sind so wichtig wie ein Brettspielabend – nicht mehr, aber auch nicht weniger. Im Kern geht es darum, die Erfahrung zu machen, einfach im Hier und Jetzt zu sein und sich das innerlich auch erlauben zu können und nicht auf alle inneren oder äußeren Aufforderungen sofort reagieren zu müssen. Der Begründer der sogenannten Logotherapie (logos = der Sinn) Viktor Frankl formulierte das so: »Zwischen Reiz und Reaktion liegt ein Raum. In diesem Raum liegt unsere Macht zur Wahl unserer Reaktion. In unserer Reaktion liegen unsere Entwicklung und unsere Freiheit.«[11]

Wenn uns das bewusst wird, ermöglicht es uns bei wiederholter Übung, unseren Horizont zu öffnen beziehungsweise offen zu halten. Wir müssen also nicht auf den erstbesten oder drängendsten Impuls in uns reagieren, sondern können uns darin üben, »Impulskontrolle« zu betreiben und bewusster zu entscheiden, in welche Richtung wir gehen (wollen). In uns schlummert zumeist deutlich mehr als nur Routine. Das kann uns helfen, bewusst neue und andere Wege einzuschlagen.

Wenn Sie sich in Achtsamkeit üben möchten, sollte Ihnen eine Besonderheit klar werden. Viele unserer Patient*innen sind zunächst irritiert darüber, dass die Übungen keinen Entspannungseffekt auf sie haben. Achtsamkeit dient nicht in erster Linie der

Entspannung. Sie kann stattdessen sogar sehr anstrengend und herausfordernd sein. Sie konfrontiert uns mit dem, was da ist. Und genau darum geht es. Darin brauchen wir Übung.

Körpersprache und Kreativität in der Therapie

In der Psychotherapie arbeiten wir nicht allein an unserem Geist, sondern selbstverständlich auch mit Körpereinsatz. Dies gilt natürlich für die zentralen psychotherapeutischen Situationen, in denen wir uns in erster Linie sprachlich mit den Patient*innen austauschen. Sitzen wir einander in der Einzeltherapie gegenüber, dann übertragen sich nicht nur Gedanken und Gefühle auf uns, sondern auch körperliche Zustände. Gerade bei Menschen mit einem Burn On, die den Draht zu ihrem Körper weitgehend verloren haben, gibt es für uns viel zu erleben und zu erspüren.

Sitzen wir Patient*innen gegenüber, die unter einer besonderen Anspannung leiden, stellt sich oft auch bei uns eine unangenehme Muskelspannung ein, als müssten auch wir in Habachtstellung gehen. Das kennen Sie bestimmt, wie schwierig das ist, wenn Ihnen jemand gegenübersitzt, die oder der unaufhörlich mit dem Bein wippt. Dann möchte man am liebsten auch anfangen zu wippen. Das überträgt sich ganz unbewusst, und so ist das (leider) auch bei stark unterdrückten negativen Gefühlen wie Wut oder Aggression. Zum Glück haben wir Therapeut*innen gelernt, uns davon abzugrenzen, aber dann können auch bei uns der Puls und der Blutdruck schon mal hochgehen. Oder wir merken, dass wir schneller atmen und nach Luft schnappen, was uns dabei helfen kann, eine unbewusste Angst bei Patient*innen zu erkennen. Allerdings bedeuten nicht alle körperlichen Sensationen für jede(n) das Gleiche. Wir interessieren uns dann dafür, was für die Patient*innen ganz individuell diese oder jene körperliche Reaktion offenbaren könnte.

Hier kommt das Sprechen ins Spiel, wodurch wir versteckte Nöte ins Bewusstsein holen können: Unsere Sprache ist voll von psychosomatischen Metaphern, die Bedeutung in sich tragen und die Betroffene häufig selbst verwenden. Wir als Psychosomatiker*innen können sie in Fragen einbinden: Was lässt Sie so unter Hochdruck laufen? Was sitzt Ihnen im Nacken? Was raubt Ihnen den Atem? Was lässt Sie nicht ruhen? Wovon ist Ihr Denken infiziert?

Wir Therapeut*innen haben gelernt, die emotionalen und körperlichen Sensationen unserer Klient*innen von den eigenen zu unterscheiden. Körper- und Bewegungstherapeut*innen können das in der Regel viel besser als wir, schließlich sind auch wir bisweilen etwas zu kopflastige Gesprächspsychotherapeuten. Die körpertherapeutischen Verfahren arbeiten primär mit dem Ausdruck in Haltung und Bewegung. Burn-On-Patient*innen leisten zumeist vor allem Kopfarbeit. Bei ihnen erleben wir es recht häufig, dass sie sich von den körpertherapeutischen Verfahren besonders angesprochen fühlen. Schwierig kann es werden, wenn die Bewegungstherapie vor allem sportlich genommen wird, denn dann greift wieder das Leistungsprinzip. Auf einmal geht es nur noch darum, sich und anderen zu zeigen, wie beweglich und ausdauernd man (noch) ist. Doch der Weg zu Herz und Bauch, also zum Gefühl, ist leichter über den Körper zu erreichen als über den Kopf. Der Einsatz von emotionaler Musik spielt hier oft eine nicht unerhebliche Rolle. Außerdem helfen dramatische, pantomimische und tänzerische Übungen. Vielleicht versuchen auch Sie einmal ganz ohne Leistungsdruck, ob Sie nicht auch im Privaten Zugang finden können zu lang ersehnten, aber nie umgesetzten Hobbys, künstlerischen Ausdrucksformen oder Sportarten. Denken Sie aber immer daran: Es zählen das unmittelbare (Er-)leben, der authentische Ausdruck im Hier und Jetzt, nicht das Ergebnis. Ehrgeiz ist hier wirklich fehl am Platz.

Neben den verschiedenen körpertherapeutischen Anwendungen, die mehr oder weniger künstlerische Elemente und Potenziale zutage fördern können, gibt es vielseitige kreative Spezialtherapien. Besonders wichtig ist, dass hier jenseits von Leistungsansprüchen kreatives Potenzial abgerufen wird. Es geht also auch hier nicht darum, Werke zu schaffen, etwas möglichst perfekt und vollständig (geschweige denn rechtzeitig) abzuliefern. Das erleben wir leider oft bei den Burn-On-Patient*innen, die anfangs in der Kunsttherapie und Musiktherapie Maßstäbe setzen wollen, wo es doch eigentlich darum geht, Zugänge zum Unbewussten und Unaussprechlichen zu suchen und zu finden. Wagen auch Sie es, inneren Bildern und Klängen einen Ausdruck zu geben, Pinsel und Instrument in die Hand zu nehmen und zu gestalten, denn damit wecken Sie den kreativen Teil in Ihnen. Bitte denken Sie nicht gleich daran, wie Sie das für den beruflichen Alltag nutzbar machen. Es braucht wirklich Übung, die Vorgänge und Ergebnisse solcher schöpferischer Prozesse nicht zu bewerten. Ihre Potenziale gehören (zu) Ihnen und dürfen auch einmal Selbstzweck sein und sich selbst, also Ihnen genügen.

In unserer Klinik spielt die Tanztherapie in der Gruppe eine besondere Rolle. Wir sind immer wieder begeistert davon, wie unsere Tanztherapeutinnen die Patient*innen erreichen, abholen und in ungeahnte emotionale und körperliche Gefilde führen, bis dann auch noch der letzte Top-Manager uns darum bittet, neben der Körperpsychotherapie in der Gruppe auch noch eine Einzelstunde zu bekommen. Vielleicht ist die Körperpsychotherapie das psychosomatischste Verfahren von allen. Natürlich reflektieren wir das Erlebte mit den Patient*innen verbal, um es auf eine bewusste Ebene zu holen, und dann können wir auch in den anderen therapeutischen Gruppen- und Einzelsitzungen auf die entsprechenden Erfahrungen und Erkenntnisse zurückgreifen. Viele Patient*innen setzen die körpertherapeutische Entdeckungsreise sogar im ambulanten Rahmen fort. Fragen Sie gerne bei Ihrem Behandler oder Allgemeinarzt/ärztin nach, denn viele Therapien lassen sich von den Kostenträgern finanzieren – eigentlich nicht prophylaktisch, aber wenn Sie Bedenken wegen eines drohenden Burn Out oder

Burn On äußern, finden Sie bei vielen Mediziner*innen Hilfe und Zugang zu therapeutischen Maßnahmen auch jenseits der Therapie.

Überhaupt hat die Psychotherapiewelt den Körper und die körpertherapeutischen Möglichkeiten wiederentdeckt. In einer Welt, in der wir uns durch immer mehr Digitalisierung und geistige Arbeit weiter von unserem Körper entfremden, tut dies wirklich not. Davon dürften gerade Burn-On-Patient*innen profitieren, möglichst schon bevor sie so krank werden, dass sie in eine Klinik müssen. Dafür reicht es aber eben nicht aus, einfach nur emsig Sport und Yoga zu betreiben und krampfhaft zu meditieren. Doch eine Körperpsychotherapie ergreift und heilt im besten Fall ganzheitlich von unserer körperlichen Basis aus auch Geist und Seele.

Psychosomatisches Verständnis in der Therapie

Wie gerade gezeigt, müssen wir uns bei Burn-On-Patient*innen im engeren Sinne medizinisch dem Körperlichen zuwenden. Dabei gilt es zunächst, einem weiteren Irrtum entgegenzutreten. Gerade die gestresst-erschöpften Patient*innen glauben gern, dass sie einfach nur körperliche Ertüchtigung und mehr Entspannung bräuchten. Nicht selten bekommen sie schon seit geraumer Zeit Physiotherapie und Massagen und fordern das auch in möglichst hoher Dosis ein. In der Psychosomatik wird grob unterschieden zwischen körperpsychotherapeutischen Verfahren, wie sie im Kapitel zuvor beschrieben wurden, und rein somatischen körperorientierten Verfahren wie der Physiotherapie. Natürlich lassen sich diese Ebenen nicht völlig voneinander trennen. Eine reine Physiotherapie würde bei Patient*innen mit ungeklärten körperlichen Beschwerden im Normalfall jedoch keine ausreichende und dauerhafte Besserung bringen. Daher liegt es dann an uns, die unbequeme Botschaft zu vermitteln, dass wir keine Kurklinik und erst recht kein Wellnesshotel oder Spa mit ein wenig Psycho-Coaching sind und dass wir uns auch ziemlich sicher sind, dass dies für eine Behandlung und Besserung nicht ausreichen würde.

Einfach nur mehr von demselben ist in der Psychosomatik in aller Regel nicht mehr als ein Tropfen auf den heißen Stein und nicht nachhaltig wirksam. Es ist einigermaßen erschreckend, wie viele Patient*innen uns erklären, dass sie manchmal seit fünf, zehn Jahren und länger wöchentlich Physiotherapie bekommen und immer noch meinen, das sei im Hier und Jetzt ein entscheidender Schlüssel zu ihrer Genesung. Sie fordern das dann ziemlich vehement bei uns ein, und wir müssen leider oftmals deutlich machen, dass sie nicht bei uns in der Klinik gelandet wären, wenn die vielen physiotherapeutischen Anwendungen etwas fundamental geändert hätten.

Wir meinen, dass es eine wichtige Aufgabe der Psychotherapie sein müsste, den Patient*innen verständlich zu machen, dass die Entspannung und Entlastung von Muskelschmerzen und Gelenkbeschwerden durch den äußeren Zugriff zwar kurzfristig hilfreich sein kann, dass sie aber langfristig eher dazu beitragen, Symptome zu kaschieren. Die Physiotherapeut*innen in unserer Klinik sind allerdings sehr gut darin, ihre fühlenden und heilenden Hände auch diagnostisch einzusetzen, um uns als Behandlungsteam wichtige Tiefeninformationen über den Körper unserer Patient*innen zu liefern.

Bei der Physiotherapie geht es ansonsten darum, nicht einfach nur eine Entlastung zu schaffen, bei der die Betroffenen in einer passiven Rolle verbleiben, sondern sie sollen aktiv angeleitet werden. Dann lernen sie Methoden, wie sie mit Anspannung und Entspannung individuell besser umgehen können, worauf sie hinsichtlich ihrer Haltung und der Bewegungsmöglichkeiten besonders achten sollten oder was zu trainieren ist. Für die meisten psychosomatischen Erkrankungen, auch gerade die mit schmerzhaften Verspannungen und müder Erschöpfung, hat sich in wissenschaftlichen Studien wiederholt gezeigt, dass gezielte und behutsame aktive Bewegung viel eher zu einer Verbesserung führen als passive Entlastung. Unsere Physiotherapeut*innen sind in diesem Sinne auch krankengymnastisch tätig und beteiligen sich aktiv an der Gestaltung und Umsetzung unseres Bewegungs- und Sportprogramms, das nicht nur Entlastung für den Moment bietet, sondern auf ein gesünderes und aktiveres Danach vorbereitet.

Nach jahrelangen körperlichen Beschwerden insbesondere bei Verspannungen und Schmerzen eine schnelle Besserung der Symptome zu erwarten ist in der Regel eine Illusion. Wir Psychosomatiker*innen können mit unserem umfassenden ganzheitlichen Ansatz viel anstoßen und auch bewirken, aber die Entwicklungsprozesse brauchen Zeit, wenn sie nachhaltig sein sollen. Wir sind uns sehr dessen bewusst, dass die Frage der Zeit für unsere Patient*innen eine besondere ist: Zeit ist ja per se Mangelware bei ihnen, und dann kommen wir und bitten auch noch um Geduld. Aber es geht nicht um Geduld mit und bei uns, sondern um Geduld mit dem eigenen Ich – und das verdient doch wohl eines jeden Aufmerksamkeit ebenso wie die Zeit des einzelnen Patienten selbst.

Manchmal bedarf es eines Anstoßes von außen, um etwas zu verändern. Bei körperlichen Problemen kennen wir das beispielsweise aus der Behandlungspraxis von Chiropratiker*innen und Osteopath*innen. Es kann in der Medizin manchmal schnell etwas eingerenkt werden. Die Verspannungen und Verschiebungen in der Tektonik des Gesamtsystems werden aber von solchen Manövern nicht einfach berührt und können nur über längere und tiefgreifende Prozesse verändert werden, damit sich nicht wieder etwas ausrenkt und aus dem Ruder läuft. Diese Denkweise passt nicht nur zum Umgang mit orthopädischen Problemen, sondern auch zu anderen medizinischen Diagnosen wie einem Burn On.

In psychosomatischen Kliniken versucht man, möglichst ohne den Einsatz von Medikamenten auszukommen, um die Wirkung der psychotherapeutischen Verfahren nicht zu beeinträchtigen beziehungsweise zu verwässern. Die Patient*innen erkennen so eher, was sie selbst bewirken können – aus sich selbst heraus. Das ist eine gute Übung in Selbstwirksamkeit. Manchmal ist aber auch eine kurzfristige Entlastung durch Medikamente ein Segen: Wenn ich mich wegen der Schmerzen gar nicht auf die Therapie konzentrieren und mich auch kaum bewegen kann, kommen Analgetika zum Einsatz. Wenn alle Schlafhygiene nichts gebracht hat und ich wegen anhaltender Schlaflosigkeit immer dünnhäutiger und labiler werde, kann es auch Sinn ergeben, mit einen Hypnotikum einen gesunden Schlaf-Wach-Rhythmus anzustoßen. Und wenn meine Depressivität mir jeden Antrieb nimmt und ich kaum noch aufstehen und mich aufraffen mag, können Antidepressiva es überhaupt erst möglich machen, wieder halbwegs an einem wachen Alltag – auch dem in einer psychotherapeutischen Klinik – teilzunehmen. Nicht wenige Patient*innen mit einer chronischen Erschöpfungsdepression bekommen bereits im Rahmen einer ambulanten Behandlung Antidepressiva, um überhaupt erst einmal wieder Boden unter den Füßen zu spüren und erste psychotherapeutische Gehversuche zu wagen.

Eine spezifische psychopharmakologische Therapie gegen den Burn On gibt es – ebenso wenig wie beim Burn Out – allerdings nicht. Wenn es ganz schlimm kommt – wir denken da an Panikanfälle oder suizidale Krisen –, können bei Bedarf Beruhigungsmittel eingesetzt werden, wobei die wirksamsten Präparate, Benzodiazepine wie Lorazepam und Diazepam, süchtig machen können, wenn man sie kontinuierlich über einen Zeitraum von zwei Wochen und länger zu sich nimmt. Aber wir versperren uns dem nicht grundsätzlich, denn im Akutfall braucht es eben beherzte Maßnahmen, um die psychischen und physischen Krisen zu meistern. Auch im Verlauf eines Burn On kann es einmal akut und bedrohlich werden. Zögern Sie dann bitte nicht, sich die entsprechende Hilfe zu suchen – und auch anzunehmen.

Haltungsfragen

Wir haben eine Haltung, und ein wenig haben Sie uns und diese Einstellung bereits kennengelernt. Es ist uns ernst damit, im Bewusstsein aller zu verankern, dass es nicht nur den gefürchteten Burn Out gibt, sondern dass es jenseits der akuten Erschöpfungsdepression noch eine chronische Form der Erschöpfung gibt, die wir nicht ignorieren sollten. Wir müssen sie auch gar nicht verdrängen, denn es gibt viele und gute Möglichkeiten der Therapie.

Einen Burn On als eigenständiges Störungsbild ernst zu nehmen und anzuerkennen ist nicht allein eine medizinwissenschaftliche und gesundheitspolitische Aufgabe, sondern wir alle müssen auf uns, unsere Lieben, unsere Freunde und in unserem Umfeld darauf achten und eine gesündere Atmosphäre schaffen. Im psychotherapeutischen Alltag ist die Anerkennung dieses Problemfeldes aus unserer Sicht schon jetzt die entscheidende Voraussetzung für eine gute Behandlung der Patient*innen. Passen wir also auf uns und andere auf, denn beim Burn On sind die Betroffenen ja häufig gerade nicht in der Lage, ihre seelischen Bedürfnisse und Symptome ins Blickfeld zu rücken und angemessen zu beachten.

Wir sollten dringend bei uns selbst nachforschen, ob wir alles kognitiv oder physisch unbedingt lösen wollen – oder ob wir die emotionale Verbindung von Körper und Geist vernachlässigen oder gar negieren. Als Psychotherapeuten müssen wir die Patient*innen da abholen, wo sie stehen und gehen. Das heißt, dass wir die Burn-On-Patient*innen erst einmal zu erreichen suchen, damit ihnen deutlich wird, welcher Gefahr sie sich und den eigenen Körper aussetzen – und vielleicht auch, warum sie das gar nicht tun müssen.

Der hohe mentale Anspruch der Patient*innen, der Ehrgeiz mit dem sie in die Therapie kommen, ist für uns Therapeut*innen eine ziemliche Herausforderung. Wir sind nicht die Sparringspartner. Wir nehmen die an uns von Patient*innen gestellte Herausforderung bewusst nur bedingt an und dürfen das aber wohl doch auch ein bisschen sportlich nehmen. Zu viel Ehrgeiz auf therapeutischer Seite kann bei diesen Patient*innen nur schädlich sein. Wir müssen Fehler machen dürfen, auch mal auf die Bremse treten und enttäuschen, und das dann mit den Patient*innen durchhalten und durchstehen, damit sie ihren Perfektionismus und ihre überzogenen Ansprüche an sich selbst mindern können. Das ist manchmal ein schmaler Grat, auf dem wir uns bewegen, und wir riskieren, dass wir als Therapeut*innen auch heftig entwertet werden: Perfekt gibt es bei uns nicht. Fehler werden gemacht. Das ist menschlich.

Auf den Druck der Burn-On-Patient*innen nicht mit Gegendruck zu reagieren ist nicht immer leicht, wir selbst sind ja auch Mitglieder dieser Gesellschaft, in der die Themen Leistung und Perfektion großgeschrieben werden. Aber das macht die Behandlung der Patient*innen gerade so spannend: dass sie etwas verändern müssen und wollen, obwohl sie ja vordergründig bestens »funktionieren« und meist auf der Gewinnerseite stehen. Sie als Leser*innen geraten bei der Lektüre vielleicht auf beide Seiten dieser Medaille, denn Sie wollen etwas an sich verändern, sollten das aber nicht zu perfektionistisch angehen: Gelingt Ihnen eine Veränderung nicht, könnte das ein erster Schritt zum Erfolg sein! Leiden Sie darunter, suchen Sie sich bitte Hilfe.

Auch bei dem Anspruch, möglichst rasch körperlich wieder auf Vordermann beziehungsweise Vorderfrau zu kommen, sollten wir entspannt mit uns umgehen. Ohne Physiotherapie und Sport geht es nicht, sonst geraten die Patient*innen unserer Erfahrung nach zu sehr unter Druck, weil sie zu sehr auf sich selbst zurückgeworfen sind. Dem Spagat zwischen hohem Aktivitätslevel und hohem Entlastungsbedürfnis müssen wir und sollten sie bewegungs- und entspannungstherapeutisch erst einmal Raum geben. Das machen wir in der Praxis auf vielfältige Weise, werden aber gemeinsam mit den Patient*innen hinterfragen, ob und was schrittweise verändert werden sollte. Wir als Therapeuten interessieren uns ganzheitlich für die Patient*innen, also auch und gerade für die Körpersprache und die körperlichen Symptome, um das psychosomatische Geschehen in Gänze erfassen und behandeln zu können. Das heißt, wir müssen durchaus auch medizinisch etwas bieten, um begreiflich machen zu können, was die Betroffenen mit sich und ihrem Körper angestellt haben und was ihnen fehlt. Gerade über die körpertherapeutischen Ansätze eröffnet sich schließlich ein auch emotional erfahrbarer Zugang.

Dabei kommen die Patient*innen eher weniger mit expliziten Wünschen und Vorstellungen zu uns. Sie wünschen sich vielleicht wieder mehr Freude im Beruf und in ihrem Privatleben, möchten alles etwas positiver sehen können. Wir hinterfragen diesen Positivismus der Betroffenen, denn wir wissen, dass Menschen mit Burn On nicht selten äußern, dass ihr Leben großartig sei, dass sie sich nicht als depressiv erleben und die Dinge eigentlich zuallererst positiv sehen. Paradoxerweise zeigen sie sich im gleichen Atemzug tief verzweifelt über ihre bodenlose Erschöpfung und nicht selten sogar hoffnungslos oder lebensmüde. Diesen Widerspruch aufzuzeigen, negative Gefühle anzusprechen und (wieder) zuzulassen, sie zu spiegeln, damit die Patient*innen diese im Verlauf der Therapie wahrnehmen können, ist eine unserer Hauptaufgaben. Dazu gehören vor allem Gefühle wie Angst, Wut und Traurigkeit.

Burn-On-Patient*innen haben – nicht nur bei Beginn der Therapie – große Furcht, zu versagen, nicht mehr anerkannt zu sein, jegliche Spannung zu verlieren und keinerlei Anforderungen mehr zu genügen. Doch jeder Mensch braucht Angst, um sich besser schützen zu können. Daher gibt es für Betroffene viel zu lernen: Sie erleben ihren Ärger über die Selbst- und Fremdausbeutung, die ihnen mitgegeben und immer wieder abverlangt wurde. Sie werden die Wut benötigen, um sich besser wehren zu können. Und sie beginnen, die verlorene Zeit zu betrauern, die Vernachlässigung ihrer individuellen Bedürfnisse und zwischenmenschlichen Beziehungen. Ohne die Fähigkeit, Trauer und Traurigkeit zu empfinden, können wir keine Freude erleben. Gerade das sollte uns immer bewusst sein beim Umgang mit der Erschöpfungsdepression, in der die Betroffenen im schlimmsten Fall darunter leiden, gar nichts mehr fühlen.

Es ist Ihnen im Laufe des Buches sicher deutlich geworden, dass mit Geduld und der Liebe zum Hier und Jetzt sehr viel erreicht werden kann. Erkennen Sie sich in den Problemfeldern wieder? Seien Sie gewiss: Ein Burn On ist gut therapierbar. Denn wir Psychotherapeut*innen sind darin geschult, den Betroffenen dabei zu helfen, in sich emotionale Spielräume zu erschließen und darin ihre ureigenen vergangenen und heutigen Gefühle auszumachen. Das ist manchmal nur mit intensiver psychotherapeutischer Beziehungsarbeit möglich, aber wir wissen, wie wir emotionale Resonanzräume zur Verfügung stellen können. Wir sind dazu bereit, um der Erschließung von Angst und Wut willen, mit den Patient*innen, wenn nötig, zu kämpfen und um Besserung zu ringen. Es geht schließlich auch darum, mit ihnen das gesamte Spannungsfeld, dieses Auf und Ab von Fröhlichkeit und Melancholie zu durchschreiten. Eine therapeutisch angemessene Haltung ist immer ein souveränes Wechselspiel zwischen einer körperlichen und kognitiven Distanz einerseits und einer emotionalen und empathischen Nahbarkeit andererseits. Die psychotherapeutische Behandlung des Burn On erschließt erst innere Spielräume, um dann befreit vom Erfolgsdruck in die Welt hinaustreten und sein Leben ändern zu können.

Die Prävention: wie wir uns schützen können

Erschöpfung – Verhaltensprävention – Arbeitsstress – Muskulatur – Work-Life-Balance – Arbeitslast – Eustress – Mobbing – Ausgrenzung – Kommunikation – Traumata – Gleichgewicht – Anspannung – Tag-Nacht-Rhythmus – Schlaf – Zeitmanagement – Privatleben – Ressourcen – Resilienz – Freiheit

Um zu erläutern, wie wir uns vor einem Burn On schützen können, möchten wir Ihnen zunächst einen weiteren »Fall« vorstellen. Es geht um eine befreundete Kollegin, die ebenfalls eine psychosomatische Klinik leitet und der wir von unserem Buch über die chronische Erschöpfungsdepression berichteten. Sie erkannte sich in dem Konzept als Risikoperson für Burn On wieder und erzählte daraufhin von dem denkwürdigen Moment, in dem ihr klar wurde, dass es bei ihr so nicht weitergehen kann, wenn sie gesund bleiben möchte.

»Eigentlich hatte ich mich auf den Tag im Homeoffice gefreut«, beginnt sie von sich zu erzählen. »Es war der erste seit Langem und auch deshalb möglich, weil es eine Onlinekonferenz mit anderen Chefärzt*innen gab, die wegen der COVID-Pandemie nicht wie sonst vor Ort in einer Klinik stattfinden konnte.« Vorher hatte sie bereits zwei Telefontermine, danach zwei weitere kleinere Zoom-Konferenzen. Der Tag war komplett durchgeplant. Aber sie war auch noch wegen ein paar anderer Dinge unter Druck, die sie nebenher erledigen musste. »Ich habe es einfach nicht ausgehalten, einfach nur an der Konferenz teilzunehmen, zuzuhören und mitzureden, sondern habe nebenher noch meine liegen gebliebenen E-Mails bearbeitet.« Am Ende war ihr Tag stressiger als ein durchschnittlicher Tag in der Klinik gewesen. »Wenn ich von zu Hause aus arbeite, stehe ich eigentlich eher mehr unter dem Druck, effizient zu arbeiten, vielleicht weil ich irgendwie ein schlechtes Gewissen verspüre, es könnte ja jemand denken, ich hätte mich abgeseilt.«

In der letzten Zoom-Sitzung bekam sie dann den Anruf, es war Mitte Februar 2021, dass die Mitarbeiter*innen der Klinik spontan zum Impfen in ein nahe gelegenes Seniorenheim kommen sollten. Es war noch Impfstoff von Astra-Zeneca übrig, der nicht an die Senioren verabreicht werden durfte. Auf diesen Augenblick hatten alle in der Klinik gewartet. Sie brach die Sitzung ab und fuhr voller Euphorie in das Heim, wo sie mit 30 anderen Mitarbeiter*innen der Klinik geimpft wurde. Sie verspürte selbst keine Angst vor Impfreaktionen und sprach manchen Kolleg*innen Mut zu. »Es war wirklich eine tolle Atmosphäre. Keine Sekunde habe ich mich um mich selbst gesorgt.«

Am Abend entwickelte sie allmählich Gliederschmerzen, hatte das Gefühl, nur schwer aus dem Sessel hochzukommen, stellte aber keine Verbindung zur Impfung her. Im Bett stellte sich Fieber ein, Schüttelfrost und Schmerzen, »als hätte mich ein Lastwagen überrollt«. In dieser Nacht schlief sie keine Minute. Sie lag im Bett und hatte zum ersten Mal wirklich Angst vor dem Virus beziehungsweise vor der Impfreaktion. »Ich hatte die irrationale Befürchtung, dass ich mich vielleicht doch noch vor der Impfung mit Corona angesteckt haben oder dass der abgeschwächte Impfvirus vielleicht doch gefährlich sein könnte.« Sie hatte Angst, dass ihr Immunsystem aufgrund ihres Dauerstresses vielleicht so sehr angegriffen sein könnte, dass es sich gegen diese Angriffe nicht wehren kann.

»Während ich so dalag und meine Ängste unter Kontrolle zu bringen und Schlaf zu finden versuchte, setzte wie automatisch das ein, was ich immer mache, wenn ich morgens früh aufwache und nicht mehr schlafen kann: Ich arbeite. Oder besser gesagt: Es arbeitet dann in meinem Kopf.« Statt zu ruhen, brütete sie über Stellenbesetzungen und Rotationsplänen und die Konzeption einer wissenschaftlichen Studie für ein neues Buch, an dem sie schrieb. Das passierte wie automatisch, und sie ließ es geschehen. »Ich ertappte mich dabei, wie es mich beruhigte, innerlich zu arbeiten, um meiner Angst und meinem Schmerz nicht ausgeliefert zu sein.« Aber gerade das hat sie dann zutiefst und nachhaltig erschreckt: »Dass ich mich in dieser Situation mit Arbeit getröstet habe. Dass ich meinen Mann nicht wecken wollte, um ihn zu bitten, das Fieberthermometer für mich zu suchen. Dass ich nicht auf die Idee kam, ein fiebersenkendes Schmerzmittel zu nehmen. Dass ich mir noch Selbstvorwürfe gemacht habe, mich nicht besser mental auf die Impfung vorbereitet zu haben.« All das habe ihr gezeigt, wie wenig sie noch in der Lage gewesen sei, gut für sich zu sorgen.

Wir können das sehr gut nachvollziehen. Wir Ärzt*innen und Psychotherapeut*innen sind keine Heiligen, gerade dann nicht, wenn es darum geht, gut auf uns selbst aufzupassen. Die Kollegin hat diese Nacht als einen Weckruf erlebt und verstanden, um etwas dagegen zu tun, um sich vor einem Burn On zu schützen. Echte Achtsamkeit für sich selbst und andere ist tatsächlich ein Schlüssel.

Ihnen ist vermutlich längst bewusst (geworden), dass uns die dauerhafte arbeitsbedingte Erschöpfung krank macht. Doch man kann sich auch davor schützen – und genau dazu wollen wir Sie motivieren. Prävention beschäftigt sich genau damit: der systematischen Vorbeugung von Erkrankungen[12]. Wir kennen das alle von Diäten und individueller Ernährungsumstellung, die manchmal eine Folge sind von körperlichen Erkrankungen, manchmal auch nur ein Ausdruck des Wunsches, etwas zu verändern.

Doch wie versetzen Sie sich und auch Ihre Angehörigen in die Lage, sich vor einem Burn On zu schützen? Für uns ist das wichtige Stichwort hier: die Verhaltensprävention[13].

Hier in diesem Kapitel geht es um das, was wir als Einzelne tun können – die Änderung gesellschaftlicher Grundbedingungen wird im abschließenden Plädoyer thematisiert. Aber erst einmal wollen wir uns mit unserer persönlichen Haltung und damit auch mit unserer Motivation beschäftigen, denn vielleicht erkennen Sie sich oder einzelne Verhaltensweisen ja wieder und finden Inspiration in dem, was wir tun.

Wie bereits im Kapitel über die Symptomatik und Diagnostik erläutert, spielt die systematische Vermeidung einer akuten Erschöpfungsdepression (Burn Out) bei der Entstehung eines Burn On tatsächlich eine besondere Rolle. Hier wollen wir mit der Prävention ansetzen, denn im Zuge der gesellschaftlichen Auseinandersetzung mit dem Burn Out und anderen arbeitsbezogenen psychischen Erkrankungen haben sich einige aus unserer Sicht irreführende Vorstellungen und Begriffe eingeschlichen und in den Köpfen festgesetzt. Für eine umfassende Prävention ist aus unserer Sicht etwa der Begriff »Work-Life-Balance« kontraproduktiv, weil er die Arbeitszeit als nicht lebenswerte Zeit diskreditiert. Burn Out und Burn On müssen jedoch gar nichts mit der Arbeitswelt und -kraft zu tun haben. Sondern ein Burn On kann ein lang anhaltendes Endstadium sowohl eines Egotrips sein als auch einer altruistischen Selbstaufgabe – etwa eines Helfersyndroms, das im Privaten ausgelebt wird. Die Forderung nach einer besseren Work-Life-Balance ist vor allem deshalb zu hinterfragen, weil hier Leben und Arbeiten als Gegensatzpaar gegeneinander ausgespielt werden. Zwar kann man hoffen, dass man mit einer Verbesserung in der Arbeitswelt nicht nur der Selbstfürsorge dient, aber für viele ist eine Änderung ihrer Arbeitsweise ein Luxus, den man sich erst einmal leisten können muss.

So einfach wollen wir es uns nicht machen – und mit einer simplen Lebensbilanz gelingt es meist auch nicht, sich aus dem Sog eines Burn On zu lösen. Wir werden im Folgenden unter anderem solche kursierenden Begriffe erst einmal gründlich gegen den Strich bürsten, um eine saubere Ausgangsbasis für den Entwurf eines gesunden Arbeitslebens jenseits von Idealisierung und Dämonisierung zu schaffen. Und wir geben Tipps, was wir alle präventiv tun können, um gar nicht erst in den gefährlichen Spagat zu geraten – oder uns sanft aus dieser Stellung zu befreien, wenn sie noch nicht zu festgefressen ist in unserer Muskulatur und Denkweise.

Schauen wir uns also erst einmal die Begriffe an, mit denen eine Verbesserung unseres Arbeitsklimas erreicht werden soll. Kennen Sie sie auch, diese groben Vereinfachungen, die den arbeitenden Menschen tendenziell immer als Opfer der äußeren Umstände sehen? Wer braucht – unserer Sprache nach – eigentlich Prävention? Und liegt in der Entlarvung solcher Worthülsen nicht der erste Schritt zur Besserung verborgen? Sie werden uns vermutlich zustimmen, dass wir uns mit der Beschreibung unseres Lebens leichter tun, wenn wir die richtigen Worte dafür wählen.

Sprachliche Irrtümer vermeiden

Kümmere dich um deine Work-Life-Balance, damit es dir besser geht beziehungsweise damit es dir nicht schlecht ergeht! – Woher nur kommt sie, diese scheinbar gesicherte Annahme, dass wir die Arbeitszeit nicht zur Lebenszeit rechnen sollten? Wie so oft benutzen wir Begriffe und Phrasen, ohne sie zu hinterfragen, verwenden sie geradezu als Imperativ: Haben sich die Arbeitsverhältnisse so sehr von uns entfremdet, dass eigentlich keiner mehr wirklich arbeiten mag? Oder geht die Forderung, unbedingt gerne zu arbeiten, um gesund zu bleiben, auf eine romantische Verklärung des Arbeitslebens zurück, die schon für den Bauern nicht passte, der sich noch im Schweiße seines Angesichts die Erde untertan machen musste, um zu überleben, nachdem er aus dem Paradies vertrieben worden war?

Für uns ist eines klar: Arbeiten ist nicht immer und ausschließlich eine paradiesische Freude, das war es noch nie, aber das gilt für das Privatleben auch. Menschen, die nicht arbeiten, Kinder,

Arbeitslose und Rentner beispielsweise, sind nicht permanent zufrieden mit ihrem Leben, nur weil sie nicht arbeiten, selbst dann, wenn sie völlig gesund sind. Wollen wir uns aber tatsächlich damit abfinden, dass Arbeit meist keine Freude macht, dass sie eher nicht als Teil eines gut gelebten Lebens mit Höhen und Tiefen empfunden wird? Zumal sich ein Tätigsein an sich ja nicht notwendigerweise immer in einem eindeutig ökonomischen Arbeitsverhältnis vollzieht, siehe Erziehung von Kindern, Hausarbeit, Ehrenamt etc. Den Begriff der Arbeit einem vermeintlich »eigentlichen Leben« als Negativum gegenüberzustellen, erscheint uns als Auswuchs einer Gesellschaft, die ihre Bodenhaftung verloren hat. Ist es vielleicht am Ende sogar ein Ausdruck von Dekadenz? Kommen wir mit unserer Forderung allzu reaktionär und puritanisch daher, wir sollten uns auch in unseren Breiten und bei unserem Stadium des Fortschritts vergegenwärtigen, dass Arbeit am Ende unsere leibliche Existenz sichert – nicht mehr und nicht weniger?

Keine Frage, es gibt sie durchaus, diese persönliche Binnenperspektive, bei der der Begriff Work-Live-Balance Sinn ergibt: Wenn private und professionelle Lebensbereiche kein ausgeglichenes Verhältnis mehr zueinander aufweisen, dann ist es natürlich sinnvoll, hier ein Gleichgewicht herzustellen, entweder indem man die Arbeitszeit und -last zugunsten der Freizeit verringert oder indem man seine Arbeitszeit lebendiger, zufriedenstellender, sinnvoller gestaltet. Aber wer sein Leben auf Biegen und Brechen grundlegend vor der Arbeit verteidigen muss, hat vermutlich keinen Sinn mehr für das, was menschliches Leben bedeutet. Ein erster Schritt der Prävention ist – das haben wir oben beschrieben – die Beantwortung der Wertefrage. Die Arbeit für sich und andere wertvoll zu gestalten, und das auch jenseits von geldwerter Belohnung, ist ein sinnvoller erster Schritt, sinnvoller als ein plumper Abgleich zwischen Arbeit und Freizeit.

Stress ist nicht gleich Stress

Um solche grundsätzlichen Sinnfragen und Wortbedeutungen geht es auch beim Thema Stress. Wer hat heute keinen Stress? Gestresst zu sein, gehört zum guten Ton, ist ein Allgemeinplatz, ist allgegenwärtig. Der Begriff erklärt alles und nichts. Ja, unser Leben ist voller und schneller geworden. All die Bequemlichkeiten und Entlastungen, die uns die neuen Technologien versprochen haben und immer weiter versprechen, verhelfen uns nicht zur Entspannung unserer Lage. Sie führen vielmehr dazu, dass wir noch mehr tun und noch mehr unterwegs sind. Wir kriegen den Hals nicht voll. Alles soll einfacher und bequemer werden; damit werden die meisten aberwitzigen technologischen Fortschritte erklärt, gerechtfertigt und entschuldigt. Aber wir sind – und geben uns – immer gestresster. Sind wir deshalb alle Burn-On-Kandidat*innen?

Nun ist Stress nicht immer gleich Stress. Man unterscheidet zwischen Distress und Eustress, also zwischen negativem und positivem Stress. Im allgemeinen Sprachgebrauch kommt das aber kaum vor. Mit Eustress ist vor allem diejenige Art von Anspannung und Aktivität in unserem Tun gemeint, die uns mit Begeisterung und Sinn erfüllt. Wir können uns das vielleicht am ehesten bei Künstlern und Profisportlern vorstellen und nachempfinden oder bei Berufen, die sinnvolle soziale Funktionen, aber auch interessante und spannende Tätigkeiten beinhalten. Wer von uns jedoch was in diesem Sinne als attraktiv erlebt, das ist individuell sehr verschieden. Ist Stress weniger gefährlich, wenn er positiv aufgeladen ist? Gilt das auch für einen Burn On?

Wahrscheinlich wird Stress auch dann als weniger negativ beziehungsweise als positiver erlebt, wenn es mehr um Inhalte – also erfüllte Momente – als um quantifizierbare Erfolgsziele oder den schnöden Mammon geht.[14] Gewinne und Gehälter entscheiden nicht allein darüber, was als Eustress und was als Disstress erlebt wird. Zumal es natürlich im Auge des Betrachters liegt, wer was als sinnvoll empfindet.

Wir sind also wieder bei der Sinnfrage, der Frage nach der Wertigkeit: Der subjektive Verlust von Sinnerleben geht jedenfalls – gerade auch im Arbeitsleben – mit Teilnahmslosigkeit und Depressivität einher; dafür muss man nicht einmal viel oder intensiv arbeiten. Wer jedoch niemals rauschhafte Momente in seinem Arbeitsalltag erlebt, die auch etwas mit Flow-Erleben und Fieber, Tempo und Thermik, also mit positivem Stress zu tun haben, wird vermutlich wenig Freude bei seiner Arbeit haben.

Kampf nach Regeln

Nicht selten sind es ja die anderen, die uns die Freude an der Arbeit rauben. Es ist sicherlich kein Zufall, dass sich der Siegeszug des vergleichsweise neuen Schimpfwortes »Opfer« (gerne gleich in der direkten Anrede gebraucht: »Du Opfer«) fast zeitgleich mit dem des Begriffs »Mobbing« vollzog. Die inszenierten Überlebenskämpfe, wie sie sich in Jugendliteratur, -film, -fernsehen und Computerspielen extremer Beliebtheit erfreuen, bei denen am Ende immer nur einer überleben oder Germanys next Superstar etc. werden kann, tragen ihren Teil zur Verbreitung von Ellbogenmentalität und Ausgrenzungsverhalten bei.

Wie oben erläutert, haben die neoliberalen Verteilungskämpfe und die damit einhergehenden Ängste längst die Kinder- und Jugendzimmer sowie die Schulhöfe erreicht. Dass die Erwachsenenwelt, vor allem natürlich die private und professionelle Pädagogik, etwas gegen Ausgrenzung und Erniedrigung, seelische und körperliche Gewalt tun muss, steht außer Frage. Gleichzeitig macht sich jedoch auch ein gewisses Unbehagen breit, wenn Trauma- und Opferbegriffe immer weitere Kreise ziehen. Mobbing macht vor dem Arbeitsplatz nicht halt. Und wenn heute davon die Rede ist (to mob = drangsalieren, randalieren), dann sind viele verschiedene Verhaltensweisen gemeint, ob nun an der Schule oder am

Arbeitsplatz. Wie so oft wird mit »Mobbing« ein englischsprachiger Begriff im deutschsprachigen Bereich angewandt, der im angloamerikanischen Bereich in dieser Weise gar nicht verwendet wird (eigentlich heißt es dort »Bullying«)[15]. Abgesehen von dieser Unschärfe ist für die meisten bereits alles gesagt, wenn man sich als »Mobbing-Opfer« outet. Was damit gemeint ist, kann allerdings extrem unterschiedlich sein, vor allem hinsichtlich des Schweregrads der Kränkung oder Verletzung – und des Einflusses auf die Psyche des oder der Betroffenen. Der Anglizismus impliziert für viele Menschen, dass es sich dabei um ein neuartiges Phänomen handelt. Das ist Nonsens. Wer die eigene Erinnerung an seine Kindheit danach abklopft, ob es Schikanieren und Ausgrenzen, Belügen und Anschwärzen, verbales und körperliches Verletzen auch damals schon gab, wird das gewiss feststellen. Leben wir wirklich in so krank machenden Zeiten? Oder haben wir Begriffe eingeführt, die in ihrer Sprachmacht auf uns Eindruck machen – und damit Druck ausüben? Präventiv und damit positiv wirkt, wenn wir uns erlauben, unsere Welt differenzierter zu betrachten.

Nun drängt sich aber schon der Eindruck auf, dass die Zeiten tatsächlich roher und rauer geworden sind, sowohl in der Schule als auch bei der Arbeit. Vielleicht brauchen wir mehr Spielregeln und mehr Schutz, weil sich gerade wieder das Gesetz des Stärkeren – jeder gegen jeden – als probate Ideologie durchsetzt. Oder schießen wir mit dieser Zeitdiagnose über das Ziel hinaus? Haben wir es verlernt, uns konstruktiv statt destruktiv miteinander auseinanderzusetzen? Können wir die Dinge auch mal ohne Code of Conduct und Schiedsrichter, ohne festes Regelwerk und Mediation untereinander klären? Wann haben Sie so etwas zuletzt versucht?

Keine Frage, wenn es um Kinder und Jugendliche geht, müssen wir klären, welche Spielregeln gelten, damit wir nicht entzweit werden. Doch auch in der Erwachsenenwelt sollten wir Begriffe genau definieren und den inflationären Gebrauch mancher Ausdrücke eingrenzen. Denn diese schaden uns allen, nicht nur den Burn-On-Anfälligen. Wir alle sollten auf unseren Sprachgebrauch achtgeben.

Was aber ist mit Menschen, die sich uns als Patient*innen anvertrauen, weil sie tatsächlich Ausgrenzung erlebt haben? Uns ist es ein Anliegen, stets genau zu erfragen, was eigentlich passiert und gemeint ist. Tätlich angegriffen zu werden oder verbal beleidigt zu werden, das ist ein Unterschied. Ebenso ist es nicht dasselbe, ob man systematisch schikaniert und ausgebootet wird oder ob man aus einem Konkurrenzkampf, der nach angemessenen Spielregeln geführt wird, als Verlierer hervorgeht.

Wir stellen fest, dass unsere Patient*innen all dies zu oft unter dem Mobbing-Begriff subsummieren – schade, dass so viele treffendere Termini kaum noch Verwendung finden. Sich selbst leichtfertig eine Opferrolle zuzuschreiben oder zuschreiben zu lassen, kann jedoch sehr negative Konsequenzen nach sich ziehen. Wo ein Opfer ist, da ist wahrscheinlich auch ein Trauma. Dieser Begriff ist aber vornehmlich dem Einfluss physischer Gewalt vorbehalten. Sind Burn-On-Patienten häufiger traumatisiert? Kann man verbal traumatisieren? Fühlen Sie sich häufig angegriffen? Werden Sie wiederholt und in vollkommen unterschiedlichen Zusammenhängen ausgegrenzt? Dann holen Sie sich – präventiv – Hilfe. Oder helfen Sie anderen, sich neu zu definieren.

In den USA kriegt das Ganze mit einem weiteren Begriff noch einen Twist. Hier ist häufig nicht mehr von »victim«, also vom Opfer die Rede, sondern vom »survivor[16]«, unabhängig davon, ob es wirklich eine existenzielle Bedrohung gab oder nicht, die der/die Einzelne dann überlebt hat, denn das ist ja die ursprüngliche Bedeutung: Überlebender. Aus psychotherapeutischer Sicht liegt das Problem darin, dass es schadet, wenn Menschen sich einseitig mit einem Opferstatus identifizieren – inklusive der Forderung nach Kompensation.

Die Opferrolle kann zunächst einen wichtigen Schutzraum bieten, sie kann aber auch eine Eigendynamik entwickeln und die Betroffenen langfristig davon abhalten, sich weiterzuentwickeln und zu stärken, um das Erlittene hinter sich zu lassen und Neues zu beginnen. Manche Menschen werden dadurch immer wieder zum Opfer von Ausgrenzung und Demütigung, gerade auch im Arbeitskontext. Kritisch zu hinterfragen, ob sich eine übermäßige Identifizierung mit der Opferrolle verfestigt hat, ist eminent wichtig, damit die Betroffenen im nächsten sozialen Kontext, privat oder beruflich, nicht wieder dieselben Erfahrungen machen, um dieser Art von Stress entrinnen zu können.

Manche Menschen, die Ausgrenzungserfahrungen machen mussten, neigen selbst dazu, andere auszugrenzen.[17] Dieser sogenannte Wiederholungszwang gilt für viele zwischenmenschliche psychopathologische Phänomene. Der Gemobbte wird zum Mobber, das Opfer zum Täter. – Wir sollten solche Kreisläufe durchbrechen. Dazu gehört es eben auch, Menschen für Herausforderungen zu stärken, sie nicht in Watte zu packen oder sie permanent vor der bösen Welt da draußen zu schützen. Finden wir die richtigen Worte, dann ist das keine Schönfärberei, sondern ein Weg, der den Zugang zu unserer Welt eröffnet, der weniger von Angst als vielmehr von Mut geprägt ist. Dazu gehört es auch, eine gehörige Portion gesunde Wut im Repertoire zu haben.

Zwischenmenschliche Herausforderungen

Gerade die spannendsten, wichtigsten und schönsten Jobs bedürfen oft eines hohen Maßes an Belastungsfähigkeit. Da soll positiver Stress erlebt und generiert werden, und auch das kostet Energie. Mehr noch aber sollten wir Auseinandersetzungen angemessen suchen und meistern. Davor zurückzuscheuen ist meist keine Alternative und auf Dauer auch nicht gesund. Wir sollten aber unterbinden, dass gleich jede Auseinandersetzung, jede heftig geführte Diskussion, nicht einmal jeder hart geführte Kampf im Berufsleben notwendigerweise als »Mobbingerfahrung« und nicht jedes Machtwort eines Vorgesetzten als »Bossing« bezeichnet wird.

Es mag überraschen, dass wir hier Begriffe wie Work-Life-Balance und Mobbing infrage stellen, die uns doch gerade dabei helfen sollen, uns vor krank machenden Auswirkungen der Arbeit zu schützen. Wer dem Arbeitsleben aber so viel Negativität und Boshaftigkeit zuschreibt, hat sich innerlich schon von ihm verabschiedet und droht, das Kind mit dem Bade auszuschütten. Eine versöhnliche Haltung gegenüber dem Arbeitsleben sieht anders aus. Wenn wir arbeiten *und* gesund bleiben wollen, dann sollten wir uns nicht auf die Arbeit einschießen. Lassen wir uns angemessen und ruhig auf Konflikte ein – sie sind Teil eines gesunden Lebens. Ohne Reibung ist Wachstum nicht zu haben, weder beruflich noch privat.

Anspannung und Entspannung im Gleichgewicht

Noch ein Irrglaube ist es, dass Anspannung grundsätzlich schlecht und Entspannung immer gut ist. Der Gedanke liegt uns vermutlich so nahe, weil wir alle permanent angestrengt und angespannt sind und uns ständig nach Entspannung sehnen. Ja, Sie sehen das richtig, dass beim Burn On ein Ungleichgewicht zulasten der Entspannung und zugunsten der Anspannung problematisch ist. Aber das Endziel liegt nicht darin, immer so viel Entspannung wie möglich zu haben.

Akut und schwer Depressive leiden genau darunter, dass sie jegliche positive Spannung verloren haben. Wir brauchen eine gewisse Grundspannung, körperlich wie psychisch, um privat und professionell gut durch den Tag zu kommen. In der Nacht schlafen wir und verlieren dabei fast jede Spannung. Die Betonung liegt auf fast, weil wir selbst in der Nacht noch eine gewisse Restspannung aufweisen, sonst würden wir aus dem Bett fallen. Wie gesagt, nur im Tod sind wir ultimativ entspannt.

Der Tag-Nacht-Rhythmus ist erst einmal der zentrale Wechsel und Ausgleich zwischen Anspannung und Entspannung. Diesen gut zu gestalten, für quantitativ und qualitativ ausreichend guten Schlaf zu sorgen, um wirklich Entspannung zu finden, ist essenziell. Wer nicht abschalten kann vom Tagesgeschäft, kann nicht gut schlafen. Und wer nicht gut schläft, wird dünnhäutig, launisch, unkonzentriert und dadurch im Zweifelsfall noch angespannter. Das Thema Schlafhygiene füllt ganze Bücher, uns aber ist es besonders wichtig, dass Sie die Notwendigkeit eines guten Nachtschlafes sehr ernst nehmen, ihn ein wenig zelebrieren. Nicht zu einem Zeitpunkt, den andere vorschreiben.[18] Sondern genau zu Ihrer Zeit. Es braucht dafür Rituale, die einem dabei helfen, Abschied zu nehmen von den Wirrnissen der Wachzeit. Die letzte Stunde des Tages ruhig und reizarm zu gestalten ist von größter Wichtigkeit, um gut einschlafen zu können. Dabei gilt es aber auch, sich nicht zu verkrampfen. Unseren Schlaf – wie alles andere? – generalstabsmäßig anzugehen und durchzuplanen ist jedenfalls keine gute Idee.

Die Überzeugung, dass nur ein ununterbrochener Schlaf ein guter Schlaf sein kann, ist noch so ein Irrglaube. Sich darauf zu versteifen und dann zu verkrampfen, kann einen erst recht um den Schlaf bringen. Wenn man mit dem Imperativ im Kopf zu Bett geht, ich muss sofort schlafen, dann ist guter Schlaf zum Scheitern verurteilt. Die Angst vor der Schlaflosigkeit kann auf diese Weise zur selbsterfüllenden Prophezeiung werden oder gar einen Teufelskreis starten.

Es mag paradox klingen, aber man braucht eine gewisse Entspanntheit, um sich entspannen zu können. Wer den Schlaf als pure Zeitverschwendung ansieht oder auch nur funktional und als lästiges, aber notwendiges Übel, um wieder Kraft für die Arbeit zu tanken, der wird nicht wirklich wohlig zur Ruhe kommen. Den Schlaf um seiner selbst willen lieben zu lernen ist ein gutes Ziel, und dabei können einem Entspannungstechniken und Meditation helfen.

Eine Voraussetzung für guten Schlaf ist natürlich auch die Müdigkeit. Um abends wohlig müde zu werden, brauchen wir tagsüber irgendeine Aktivität, eine möglichst nicht nur psychische Anstrengung, sondern wir sollten auch körperlich aktiv werden. Wer sich bei der Arbeit hauptsächlich geistig und emotional anstrengt, dem fehlt es meist an körperlicher Verausgabung. Bewegung an der frischen Luft und Sport können hier einen wichtigen Ausgleich bieten – so sie nicht gleichsam wieder in einen Wettbewerb ausarten.

Aber zum Sport braucht es nicht nur die Motivation, sondern auch die Fähigkeit, sich überhaupt im positiven Sinne anspannen zu können und eine Spannkraft zu entwickeln, die man gezielt nutzen kann. Das ist natürlich nicht mehr gegeben, wo längst depressive Trägheit und Müdigkeit in Antriebslosigkeit münden. Auch ein erfüllter Arbeitstag kann uns wohlig müde machen, nicht alles, was Arbeit heißt, ist schlecht für uns. Wenn uns das, was wir tun, Freude macht, wenn es im positiven Sinne spannend ist, wenn es am Ende des Tages auf sinnvolle Art und Weise irgendwie einen guten Zweck erfüllt, dann werden wir zu Recht müde werden. Daher braucht es neben dem körperlichen Ausgleich oft noch einen inhaltlich anregenden privaten Ausgleich, und den kann uns beispielsweise ein interessantes Hobby bieten. Körperlich und geistig angeregt, werden wir eher in einen erholsamen Schlaf finden.

Wir sollten uns also in unserem Alltag darum bemühen, eine positive Grundspannung zu erreichen und aufrechtzuhalten, und das nicht nur im Rahmen der Arbeit(szeit), sondern gerade auch im Privaten. Wenn uns die Arbeit jedoch alle Kraft nimmt und wir im Privaten zu nichts mehr in der Lage sind, dann hat sich eine Schieflage eingestellt, der wir prophylaktisch entgegenwirken sollten. Es ist dann sinnvoll, die Freizeit in die Hand zu nehmen und aktiv zu gestalten – sportlich und mit geistig anregenden Hobbys.

Wir sollten auf jeden Fall neben der beruflichen Tätigkeit schon noch etwas Spannung übrig haben für Hobbys – und natürlich auch für unsere Partner, Kinder und Freunde. Während der Arbeitszeit sollten wir auf entspannte Momente und Pausen achten. Und im Privaten sind Erlebnisse und Erfolge genauso wichtig wie Freundschaften und erfüllende Beziehungen. Anspannung und Entspannung sollten sich über den gesamten Tag und die gesamte Woche verteilen. Dann werden die Wochenenden und Urlaubstage nicht allein zum spannungslosen Abhängen dienen, sondern uns mit neuer kräftigender Spannung auffüllen.

Dazu kann es hilfreich sein, sich einmal genau zu überlegen, vielleicht auch aufzuschreiben und anzuschauen, wie sich Anspannung und Entspannung im Tages-Nacht-Rhythmus, im Laufe der Woche und des Jahres verteilen. Das können Sie sich auch wie eine Übung vornehmen und gegebenenfalls unterscheiden zwischen körperlichen, emotionalen und mentalen Arten der Aktivität und Passivität. Sie werden rasch erkennen, ob es Ungleichgewichte gibt, die es auszugleichen gilt. Eine Erkenntnis, die hilfreich ist, gute Rhythmen und Rituale für sich zu etablieren, um bewusster und gelassener durch den Alltag gehen zu können.

Zeit- und Pausenmanagement

Per Definition ist die Pause ein Moment der Rast und Ruhe, so jedenfalls die ursprüngliche Bedeutung im Griechischen, auf die der lateinische Wortstamm zurückgeht. Wir kennen das eher aus der Musik, den Moment, in dem es keinen Klang gibt. Damit ist also noch nicht von Erholung die Rede, sondern nur von einer Unterbrechung der Geräuschkulisse. Heutzutage wird unter einer Pause einfach nur eine Arbeitspause verstanden, doch selbst die wird von den Arbeitgebern bewusst dazu eingeräumt, dass sie einer kurzfristigen Erholung dienen soll – dem Erhalt der Arbeitskraft gleichermaßen. Dass wir beim Arbeiten überhaupt das Recht auf geregelte Pausen haben, ist keine Selbstverständlichkeit und war nicht immer so. Pikanterweise haben wir dieses Privileg nicht nur den sich dafür einsetzenden Gewerkschaften zu verdanken, sondern auch knallharten ökonomischen Interessen und Abwägungen.

So fand Frederic Winslow Taylor, US-amerikanischer Pionier der Arbeitswissenschaften[19], in einem Experiment mit Fabrikarbeiter*innen heraus, dass diese deutlich produktiver wurden, wenn sie mehr, dafür aber kürzere Pausen machten. Das war in den 1930er-Jahren. Kurze, regelmäßig über den Tag verteilte Pausen sind effektiver als eine lange Pause, zum Beispiel um die Mittagszeit. Das hängt unter anderem damit zusammen, dass die Erholungsintensität während einer Pause bereits nach kurzer Zeit nachlässt. Das heißt, dass eine Pause nicht zwingend mehr Erholung bringt, wenn sie länger ist. Auch aus der Lernpsychologie weiß man, dass wir uns nach kurzen Pausen deutlich besser an Dinge erinnern können, die wir uns zuvor merken sollten.[20]

Betrachtet man lediglich das zeitliche Arbeitspensum pro Tag und Woche, die Anzahl der Urlaubstage, die Dauer an gesetzlich geregelten Pausen, dann hat sich in den letzten 150 Jahren einiges gewandelt. Von ca. 70 Wochenstunden um 1870 auf ca. 60 Wochenstunden um 1900, über ca. 50 Wochenstunden in der durchschnittlichen Spitze in der Zeit von 1920 bis 1955 auf durchschnittlich ca. 40 Wochenstunden heute wurde die Arbeitszeit tatsächlich halbiert.[21] Die reine Arbeitszeit hat sich also deutlich verringert. Dennoch gab es nach der Jahrtausendwende zum ersten Mal seit längerer Zeit wieder strukturelle Anhebungen der regulären Wochenarbeitszeit, zum Beispiel im öffentlichen Dienst in verschiedenen Bundesländern. An Samstagen im Regelfall nicht arbeiten zu müssen, wurde ab den 1950er-Jahren mitunter durch den Deutschen Gewerkschaftsbund (DGB) und mit der berühmt gewordenen Kampagne »Samstags gehört Vati mir« buchstäblich erkämpft. Branche für Branche setzte sich diese Regelung durch, heutzutage sind es nur noch Arbeitende im Einzelhandel, Gesundheitswesen, der Grundversorgung oder auch der Gastronomie, die ausgenommen sind. Wieso leiden dann heute so viele am Burn On, werden Sie sich fragen.

Letztlich arbeitet dann doch jede/r vierte Arbeitnehmer*in regelmäßig auch an Wochenenden. In den letzten Jahren hat nämlich einerseits die Produktivität zugenommen und damit auch die Arbeitsdichte. Informelle Pausen sind mehr und mehr weggefallen, Arbeitsabläufe sind heute so strukturiert, dass das Warten auf den nächsten Arbeitsschritt immer seltener und bewusst verkürzt wird. Leerzeiten werden mit anderen Tätigkeiten gefüllt – in vielen Branchen beklagt man zunehmende Bürokratie, die bewältigt werden muss, zusätzlich zur eigentlichen Arbeit. Das macht es so schwer, die Arbeitsbelastung aus unterschiedlichen Epochen miteinander zu vergleichen.

Arbeitnehmer*innen sind heutzutage besonderen Herausforderungen ausgesetzt, denn die Technisierung vergrößert den Druck, weil wir befürchten müssen, durch KI ersetzt zu werden – Roboter haben viele Arbeitsplätze vernichtet. Das in der Corona-Pandemie ausgeweitete Arbeiten im Homeoffice wirkt da noch einmal verstärkend. Die räumliche Trennung vom Arbeitsplatz ist inzwischen nicht mehr gleichbedeutend mit einer erzwungenen Pause. Unser Smartphone und die Laptops bieten uns die Möglichkeit, grundsätzlich immer und überall im Einsatz zu sein. Wenn Sie im Homeoffice arbeiten, kennen Sie bestimmt die folgende Szene, unsere Patient*innen berichten uns zumindest immer wieder davon: Wer in der heimischen Küche sitzt, verbringt auch die Pause am »Schreibtisch«, hat statt des Rechners vielleicht das Smartphone vor Augen und löffelt eilig eine in der Mikrowelle aufgewärmte Suppe in sich hinein. Das ist nicht sinnvoll – und auch nicht gesund.

Pausen sind dann im Sinne einer Arbeitspause erholsam, wenn sie Dinge beinhalten, die sich möglichst stark von dem unterscheiden, was wir vor und nach der Pause tun. Um loszulassen, hilft es manchen Menschen, vor Beginn einer Arbeitspause den aktuellen Stand, an dem sie nach der Pause weiterarbeiten wollen, mit einigen Stichworten auf einem Zettel zu notieren. Damit kommen nach der Pause viele wieder schneller in Gang und in ihren Flow – und können die Arbeitsgedanken zwischendurch beiseiteschieben.

Wichtig bei der Pausengestaltung ist zudem, dass Sie sich in dieser Zeit mit etwas beschäftigen, das ganz anders ist als die Tätigkeit, von der Sie eine Pause benötigen. Arbeiten Sie am Schreibtisch, scheint es sinnvoll, in der Pause nicht auch noch zu lesen oder zu schreiben. Telefonieren Sie in einem Call-Center, sollten Sie Ihre Pause ohne Telefon oder Smartphone verbringen.

Wir als Psychotherapeuten verspüren trotz unserer Liebe zu sozialen Kontakten und nach dem Austausch mit Patient*innen und Kolleg*innen in Pausen immer wieder das Bedürfnis nach Stille und der Möglichkeit, eigenen Gedanken nachzuhängen. Wer körperlich arbeitet, profitiert in Pausenzeiten von körperlicher Ruhe und echter Entspannung, während die körperliche Untätigkeit bei Bürojobs regelrecht nach einem Spaziergang an der frischen Luft schreit. Greifen Sie zum Schrittzähler? Warum eigentlich? Reicht Ihnen die bloße Freude am Spazierengehen nicht als Motivation?

Im Silicon Valley gibt es übrigens einen öffentlichkeitswirksamen Trend, der sich damit befasst, welch positive Wirkung die Reduktion von äußeren oder sogar inneren Reizen haben könnte. Dort nennt man eine aktive Reizreduktion inzwischen Dopamin-Fasten.[22] Dabei soll allen Reizen entsagt werden, die mit Spaß in Verbindung stehen könnten – Essen, Handy, Sex, Musik, Gespräche und so weiter.

Der Arzt und Wissenschaftsjournalist Werner Bartens schreibt in einem Artikel in der *Süddeutschen Zeitung* über Silicon-Valley-Jünger, die zwischen Burn Out und Bore Out schwanken. Letzten Endes geht es bei diesem bedeutungsschwanger verkauften Trend um eine gute alte Weisheit: Zu viel des Guten kann überfordern, kann sich abnutzen und eine Toleranz entstehen lassen, die in ein Gefühl der Langweile oder einen Bore Out mündet. Wozu dann erst einen Begriff dafür (er)finden? – Dopamin-Fasten gibt einer Selbstverständlichkeit unnötig viel Gewicht und ist damit Futter für die Perfektionsstreber in uns. Pausen, in denen Sie sich auch mal ohne Stimulation von außen mit sich befassen, können jedem von uns helfen, den nötigen Abstand zu gewinnen. Pausen sind vor allem eines: ein Gewinn.

Praktische Tipps

Erleben Sie Ihren Alltag wie ein Leben von Wochenende zu Wochenende oder von Urlaub zu Urlaub? Das ist leider bereits ein Anzeichen für einen Burn On. Ist die Arbeit beziehungsweise die Arbeitswoche bereits mehr oder weniger unerträglicher Zwischenraum zwischen den Wochenenden? Dann sollten Ihre Alarmglocken schrillen. Was Sie dann tun können? Es gibt vieles, was jedem möglich ist. Das sind ganz einfache Schritte, mit denen Sie vorbeugend viel erreichen.

Wir möchten Ihnen empfehlen, bereits während der Tätigkeit, von der Sie eine Pause brauchen, auf sich zu achten. Manchen Menschen ist es möglich, in ihrer Arbeitssituation für Abwechslung zu sorgen. Trinken Sie regelmäßig einen Schluck Wasser, gönnen Sie sich kleinere Häppchen, um nach Telefonaten oder der Arbeit am PC eine sinnliche Erfahrung zu machen. Wer kann, sollte abwechselnd im Sitzen und im Stehen arbeiten. Und gerade im Homeoffice reichen fünf Minuten mit Ihrer Lieblingsmusik, falten Sie Wäsche dabei – das sind körperliche Aktivitäten, bei denen Sie aus dem Regelmaß ausbrechen. Wenn Sie können, lassen Sie Ihr Smartphone in der Pause am Arbeitsplatz liegen. Die ständige Erreichbarkeit sollten wir Medizinern und anderen lebensrettenden Berufen überlassen. Sie aber können die impliziten Antwortverpflichtungen, die Sie fühlen, wenn Sie eine Nachricht erhalten, besser beiseiteschieben, wenn Sie Ihr Smartphone nicht bei sich haben. Ansonsten haben Sie in der Pause eine ähnliche Tätigkeitsbeschreibung wie im Job, Sie »müssen« Nachrichten beantworten und Ihr Postfach abarbeiten.[23] Seien Sie im Einhalten von Pausen genauso streng, wie Sie es im Einhalten von Terminen mit anderen Menschen sind.

Es kann helfen, sich mit Kolleg*innen zum Essen oder zu einem Spaziergang zu verabreden. Vielen unserer Patient*innen fällt Selbstfürsorge deutlich leichter, wenn sie gemeinsam ausgeübt wird. Vielleicht geht Ihnen das auch so. Zudem stärkt der soziale Kontakt das persönliche Wohlbefinden. Achten Sie darauf – gerne auch gegenseitig –, dass sich Ihre Gedanken und Gespräche dann nicht ständig um die Arbeit drehen. Unserer Erfahrung nach kann es lohnend sein, dies ausdrücklich zu verabreden und sich gegebenenfalls auch daran erinnern zu dürfen: Während der Pause sprechen wir nicht über die Arbeit. Machen Sie, wenn es Ihr Job zulässt, lieber häufig kürzere Pausen als eine einzige lange Pause.

Vielleicht denken Sie auch an dies indianische Sprichwort, das sehr gut einfängt, worum es uns hier geht: »Wir müssen von Zeit zu Zeit eine Rast einlegen und warten, bis unsere Seelen uns wieder eingeholt haben.«

Innere Einkehr: menschliche Reservate jenseits der Arbeitssphäre

Es ist nicht einfach, der allgegenwärtigen Arbeit und dem verinnerlichten Arbeitsmodus etwas entgegenzusetzen, wenn sie erst einmal – gerade auch mithilfe der digitalen Medien – krakenartig in alle Lebensbereiche vorgedrungen sind. Wie bei anderen suchtartigen Verhaltensweisen bedarf es auch bei Workaholism und Burn On bisweilen drastischer Maßnahmen, um sich nachhaltig davon zu befreien. Auch wir persönlich haben damit zu kämpfen, da wir uns der Gefahren eines Burn On natürlich bewusst sind.

Wir haben jeder eigene Wege gefunden, zu sich zu kommen. Bert te Wildt zieht sich schon seit mehr als zwei Jahrzehnten regelmäßig in ein Kloster zurück, um Abstand von der geschäftigen Welt zu bekommen, in der er sich eigentlich furchtbar wohlfühlt. Er hält sich den Sonntag gerne frei von Arbeit und digitalen Medien. Und was der Sonntag für die Woche, ist für ihn eine Woche Auszeit im Kloster pro Jahr. Seit 20 Jahren nimmt er dort Abstand, längst auch von seinem Smartphone, und die kostbare Zeit dort ist ihm nach wie vor lieber als Digital-Detox-Hotels oder andere Retreats. Warum es so hilfreich ist, sich einmal rauszunehmen aus dem Alltag? Durch die innere Einkehr wirkt der Klosteraufenthalt wie eine einwöchige Zeitinsel lange nach, und sie ruft ins Bewusstsein, was wirklich wichtig ist. Übers Jahr verteilt, sind bewusst eingenommene Zeitinseln eine gute Möglichkeit, innerlich zur Ruhe zu kommen.

Dazu müssen wir nicht raus aus dem Alltag, aber es hilft. Sonst kann ein ruhiger Sonntag, der bewusst ohne Arbeit gestaltet ist, oder mal ein ganzer Abend in der Woche mit guter Musik, einem spannenden Buch und einer Tasse Tee oder einem Glas Wein kleine Wunder wirken. Eigentlich aber sollte jeder Tag solche Auszeiten haben, und die Mütter und Väter unter Ihnen werden vermutlich lachen, wenn wir da an mindestens drei Stunden der Ruhe denken. Aber vielleicht geht es ja so: Neben der ersten Stunde des Tages nach dem Aufwachen und der letzten Stunde vor dem Einschlafen richtet man sich bestenfalls auch am Tage mindestens eine Stunde ein, die unbehelligt ist von Arbeit und technischen Medien, unerreichbar vom betriebsam-kommunikativen Alltagsfluss. Es geht eben nicht nur um Zeiten, sondern auch um Räume. Analoge Zeiträume, die frei bleiben von der üblichen Betriebsamkeit, sind besonders wertvoll, nicht nur, aber gerade auch wenn Kinder mit im Haus leben.

Überall da, wo es um physische Selbstfürsorge, um das leibliche und sinnliche Wohl geht, haben Computer und andere Arbeitsmittel nichts zu suchen. Schaffen Sie Freiräume zum Beispiel im Schlafzimmer oder in Küche und Bad. Wer schon einmal ohne Fernseher gelebt hat, weiß, wie einschneidend solche Entscheidungen für den Lebensalltag und die Lebensqualität und -kultur sein können. Neben den Zeiten und Räumen kann man gleichermaßen festlegen, bei welchen Gelegenheiten und Ritualen die Arbeit und ihre digitalen Helfershelfer nichts zu suchen haben, bei den Mahlzeiten zum Beispiel. Es geht also letztlich und insgesamt um die Frage, ob es überhaupt noch Zeiten, Räume und Situationen in unserem Leben gibt, in denen der Arbeitsmodus nichts zu suchen hat. Kaum etwas schützt einen so gut und nachhaltig vor schädlichen und störenden Einflüssen wie ein Bollwerk guter Gewohnheiten[24], die vielleicht erst einmal Disziplin erfordern, die wir dann aber lieb gewinnen und mit Leib und Seele verteidigen, hegen und pflegen.

Freiräume können auch bestimmte Wochen, Tage oder sogar Tageszeiten sein, die man achtsam begeht, ein Raum, den man für sich ansprechend herrichtet, und Situationen im Alltag, die man für sich und mit Angehörigen herzlich und schön gestaltet und zelebriert. Das kann man natürlich auch anders nennen. Man muss nie einen Fuß in ein Kloster gesetzt haben, um sich so im Leben humane Reservate zu schaffen, in denen man sich geschützt und geborgen, frei und lebendig fühlen kann. Am Ende geht es um Momente der Unendlichkeit, die wir alle brauchen, am besten an jedem neuen Tag.

Im Homeoffice gesund bleiben

Wie wir uns und einander vor dem chronischen Stress, den die Digitalisierung uns bereitet, schützen können, füllt ganze Bücher.[25] Da gibt es Tipps und Tricks, doch noch nie waren wir so häufig im Homeoffice tätig und haben die Folgen der digitalen Revolution am eigenen Leib erfahren wie seit 2020 in den pandemiebedingten Lockdown-Phasen. Durch die Tätigkeit im Homeoffice vermischen sich der private und der professionelle Bereich, was ja gerade das Burn-On-Risiko erhöht. Achten Sie auf sich, wenn die Grenzen zwischen Arbeits- und Privatleben völlig verschwimmen. Greifen Sie stets bewusst zum Smartphone, denn sonst gerät unser Alltag zur Arbeitszeit. Lassen wir uns nicht von Apps kontrollieren oder von Mechanismen, die zuvor nur bei der Arbeit galten: Erinnerungen, Störungen … Dann ruft der Chef auch noch am Abend und zu Hause an …

Uns stresst neben dem hohen Kommunikationstempo gerade diese permanente Erreichbarkeit. Wir sind damit immer an der Leine der Arbeit beziehungsweise der Arbeitgeber*innen, unserer Kolleg*innen und im Zweifelsfall auch unserer Mitarbeiter*innen und Kund*innen. Doch für unsere Gesundheit ist es wichtig, dass wir uns die oben beschriebenen Freiräume schaffen, in denen uns die Arbeit nicht erreicht. Dafür sollten wir unsere Arbeitsmittel aus den privaten Reservaten verbannen, das heißt: vor allem unsere Notebooks und Smartphones. Machen Sie es wie einige unserer Patient*innen, die zum Teil das Smartphone gegen ein konventionelles Mobiltelefon austauschen, wenn es um reine Telefonate geht. Wir stellen sie ihnen in unserer Klinik probeweise zur Verfügung. Alles, was ein Smartphone kann, das kann ein Notebook auch. Und man setzt sich in der Regel mit mehr Bewusstsein vor einen Rechner. Wem das zu verrückt erscheint, die oder der kann es ja mal an Wochenenden oder im Urlaub ausprobieren. Vielleicht sind Sie schon einmal versehentlich ohne Smartphone aus dem Haus gegangen und haben nach dem ersten reflexartigen

Schock keine Panik, sondern recht schnell ein eher befreiendes Gefühl empfunden. Sich mal von der Leine loszumachen – das kann man nur empfehlen. Längst gibt es Hotels, die mit WLAN-freien Zimmern werben. Zu loben ist, dass manche Arbeitgeber*innen am Abend und über Nacht die Firmen-Server abstellen, um ihre Mitarbeiter*innen zur Ruhe zu zwingen, weil sie wissen, dass der Rhythmus von Arbeit und Freizeit wichtig ist, um uns alle langfristig gesund und leistungsstark zu halten. Wie gesagt, wir brauchen die kleinen und großen Pausen, auch um unsere Arbeit gut zu machen.

Ist es nicht auch ein Zeichen von Professionalität, einmal nicht erreichbar zu sein, nicht immer gleich auf alles zu reagieren, für den Urlaub alles gut delegiert und für die Vertretenden aufbereitet zu haben und so weiter? Abschalten zu können ist zeitgemäß und gesund. Wen die E-Mail-Flut vor sich hertreibt, der kann nicht souverän handeln. Wer immer gleich auf jede E-Mail reagiert, steht in den meisten Fällen zu sehr unter Druck und macht deshalb leicht Fehler. Dann muss man viel Zeit und Mühe aufwenden, um ein professionelles oder auch persönliches Verhältnis wieder zu kitten. Ein Austausch per Brief braucht viele Tage. Es tut bei den allermeisten E-Mails niemandem weh, wenn Sie eine Nacht drüber schlafen. Sie kennen sich selbst und wissen in der Regel, bei welcher Art von Kommunikation es für Sie besser ist, mal etwas liegen zu lassen, um mit Bedacht und Besonnenheit zu antworten.

Nicht selten ist es bei Angelegenheiten mit Konfliktpotenzial ohnehin besser, ein persönliches Telefonat zu führen oder – was für eine verrückte Idee in unserer Zeit – mal eben im Nachbarbüro vorbeizuschauen, wenn wir es nach der Pandemie wieder dürfen und können. Viele Missverständnisse ergeben sich aus schlechter Kommunikation. Machen wir uns bewusst, dass auch digitale Kommunikation klar und präzise sein sollte, aber vergessen wir nicht, dass man auf die Schnelle selten diplomatisch ist. Infolge der Pandemie lernen wir wieder, wie wunderbar ein Austausch live und in Farbe und von Angesicht zu Angesicht ist. Machen wir uns das zunutze, um auch beim Kommunikationstempo wieder einen Gang runterzuschalten. Auch professionelle Beziehungen brauchen diese analogen Reservate. Deshalb wird es bestimmt weiterhin Konferenzen, Kongresse und Messen geben.

Die Pandemieerfahrung hat die professionelle Digitalisierung rasant beschleunigt, aber sie zeigt uns auch auf, was erhaltenswert ist am analogen und gemeinsamen Arbeiten. Sorgen Sie gut dafür, dass es ab und zu bildschirmfreie Arbeitsprozesse gibt, bei denen Sie nicht von digitalen Nachrichten und Signalen gestört werden, auf jeden Fall aber am Anfang, in der Mitte und am Ende des Arbeitstages. Bestimmte Arbeiten brauchen unsere vollkommene Aufmerksamkeit. Multitasking – das durch die Digitalisierung ebenfalls zugenommen hat – ist lange überschätzt worden.[26] Die digitalen Medien können uns sicherlich wunderbar dabei behilflich sein, unser Arbeitsleben gut zu organisieren, aber sie können uns eben auch überfordern und überfrachten, sodass wir die Übersicht verlieren und nur noch gestresst hinter der Arbeit herlaufen, um dann langsam, aber sicher auszubrennen.

Eine Frage des Stils

Zweifellos wird es in Zukunft viel mehr Möglichkeiten geben, im Homeoffice zu arbeiten, was viele Vorteile hat. Gerade für Menschen, die auf kleinem Raum leben und die dort entweder zu wenig oder zu viel allein sind, ist das Homeoffice nicht notwendigerweise ein Segen.[27] Wir müssen sehr vorsichtig sein, dass wir hier als Gesellschaft nicht das sprichwörtliche Kind mit dem Bade ausschütten. Es ist nicht nur eine Frage der Wirtschaftlichkeit, sondern auch des Gemeinschaftssinnes, wenn wir fordern, dass Arbeitgeber eine Aufgabe und Pflicht darin sehen und erfüllen sollten, Mitarbeiter*innen auch analog zusammenzubringen. Jenseits der individuellen Gefahr von Vereinsamung, familiären und partnerschaftlichen Konflikten sowie der Entfremdung von den Kolleg*innen kann das Homeoffice zur Last werden, weil die bereits beschriebene Entgrenzung der Arbeit droht.[28] Stellen Sie für sich Regeln mit Dos und Don'ts auf, führen Sie Rituale ein und etablieren Sie positive Gewohnheiten, das erscheint uns ganz wichtig.

Nehmen Sie Arbeitgeber*innen in die Pflicht. Längst gibt es neue Codes of Conduct und Leitfäden, die dafür sorgen, die digitale Kommunikation in gesunde Bahnen zu lenken. Es ist für jeden hilfreich zu wissen, was Arbeitgeber*innen von ihren Mitarbeiter*innen erwarten und umgekehrt: Wie viel Zeit darf ich mir für die Beantwortung meiner Mails nehmen (wir empfehlen mindestens bis zu 24 Stunden)? Wie oft sollte ich in mein E-Mail-Fach schauen (möglichst nicht zu oft und dann gezielt und konzentriert am Stück)? Welche Art von Erreichbarkeit und Tätigkeit kann von mir in meiner Freizeit und im Urlaub erwartet werden (Urlaub sollte arbeitsfreie Zeit sein. Arbeitgeber*innen sollten mit gutem Beispiel vorangehen)? – Die Antworten auf diese und ähnliche Fragen sind heute eine Frage des Unternehmensstils. Ein guter Führungsstil ist, wenn diese Unternehmenspolitik vorgelebt wird. Vielleicht erinnern Sie sich noch, welche negativen Effekte es hatte, als Manager*innen aus der Beraterbranche, die an absurd hohe Überstundenzahlen gewöhnt waren, plötzlich damit begannen, ein Unternehmen nach dem anderen umzukrempeln.

Im Privatleben wirklich leben

Gesundheit ist natürlich eine sehr persönliche und private Angelegenheit. Da unser Privatleben jedoch immer mehr einem Arbeitsmodus unterliegt, gilt viel des über den Arbeitsstil Gesagten auch für das Privatleben. Sie möchten weitere Vorschläge, wie sich das im Privaten umsetzen lässt? Tipps dazu, wie Sie sich vor den privaten Auswüchsen des Burn On schützen können? Hier haben wir weitere Ideen für Sie – und bedenken Sie, dass manchmal Kleinigkeiten ungemein viel bewirken: Entwickeln Sie ein Bewusstsein dafür, welche Hardware (z. B. Notebook, Smartphone, Spracherkennungssysteme), welche Software (z. B. Apps und Streaming-Dienste) und welche Inhalte (z. B. Sex & Crime) Sie regelmäßig nutzen wollen oder nicht. Verbannen Sie, was nicht dazugehört, aus Ihrer Wohnung und von Ihren Festplatten. All dies kann nämlich süchtig und abhängig machen. Räumen Sie bewusst auch digital auf. Löschen Sie Alt-Mails. Trennen Sie sich von alten Unterlagen (gegebenenfalls nach Rücksprache mit dem Chef). Lassen Sie es nicht zu, dass in Zeiten des Homeoffice-Betriebs die Arbeitsunterlagen Ihre Wohnung »vermüllen«. Überlegen Sie sich gut, mit wem Sie möglichst unmittelbar und intensiv kommunizieren wollen und welche sozialen Medien und Messengerdienste eher die Karikatur von Gesprächen bieten und den wirklich wichtigen zwischenmenschlichen Beziehungen kostbare Zeit rauben. Wann reagieren Sie ganz automatisch, weil »das Gerät etwas will« von Ihnen, und wann entscheiden Sie sich bewusst, nur das zu tun, was Sie selbst wollen? Überlassen Sie Dritten nicht einfach Ihre Daten. Und überlegen Sie, welche und wessen Maßstäbe Sie an sich und andere anlegen. Was sind Ihre Wertmaßstäbe? Lassen sie sich in Zahlen und einer Anzahl von Bewertungssternchen ausdrücken? Sie haben doch sicherlich andere Qualitäten zu bieten, die sich nicht notwendigerweise quantifizieren lassen. Und warum sollten Sie anderen das Urteil darüber zugestehen? Dienen die digitalen Geräte noch Ihnen oder sind Sie diesen schon zum Diener oder zur Dienerin geworden? – Je mehr digitale Medien Ihr Privatleben maschinell auslesen und takten, umso gestresster werden Sie sein. Abschalten hilft Ihnen. Ganz bestimmt.

Wie kommunizieren wir professionell?

Im besten Fall haben Sie durch die Lektüre dieses Buches neue Klarheiten für sich gewonnen. Wie aber kommunizieren Sie das? Eine erfolgreiche Kommunikation gehört zu den leider nicht ausreichend erforschten Nebenwirkungen der Selbstentwicklung und auch der Psychotherapie.[29] Was genau wir meinen? Wenn wir neue Pausenroutinen etablieren, mag das nicht jedem gefallen. Oder der/die Chef*in ruft um fünf nach zwölf an, und Sie gehen plötzlich nicht mehr ans Telefon, weil Sie gerade in der wohlverdienten Mittagspause sind. Wie reagieren Sie, wenn man sich davon wenig erfreut zeigt?

Persönliche Veränderungen müssen zwangsläufig zu Veränderungen bei Menschen in Ihrem Umfeld führen. Manche dieser Prozesse laufen für alle Beteiligten um Sie herum reibungslos und unbemerkt ab. Andere können für Irritation sorgen und machen Anpassungsprozesse Ihres Umfeldes erforderlich. Und nicht alle diese Anpassungen sind für Ihr Gegenüber erfreulich. Es profitieren immer Dritte, wenn wir uns selbst ausbeuten.

Innerhalb der Sozialpsychologie beschäftigen sich Vertreter der sogenannten Impftheorie[30] oder auch der Kontrolltheorie[31] sehr intensiv mit solchen Veränderungs- oder Anpassungsprozessen. Übernehmen Sie beispielsweise zukünftig weniger Verantwortung, muss möglicherweise jemand anderes mehr tragen. Das gilt für Projekte im Betrieb genauso wie für das nächtliche Windelwechseln beim Nachwuchs. Die meisten Menschen können mit für sie unangenehmen Veränderungen oder Aussichten besser umgehen, wenn bestimmte Voraussetzungen erfüllt sind. Dazu gehören Vorhersehbarkeit, Erklärbarkeit und Kontrollierbarkeit.

Eine unserer ehemaligen Patientinnen wurde bei ihrer Arbeit als Assistenz der Geschäftsführung eines mittelständischen Unternehmens nahezu ohne Unterlass durch Telefonanrufe von nicht minder wichtigen Tätigkeiten, wie zum Beispiel dem Beantworten von E-Mails, unterbrochen. Dennoch wurde von ihr permanente

Erreichbarkeit erwartet. Im Rahmen der Therapie konnten wir ausarbeiten, wie sich das am besten ändern ließ. Sie würde sich von nun an jeden Tag für eine Stunde von einer Kollegin vertreten lassen, die das auch in den Urlaubszeiten für sie übernahm. In dieser Stunde wurde ihr Telefon zur Kollegin umgeleitet, ergänzt durch eine entsprechende Ansage auf Band mit der Angabe ihrer Telefonzeiten. Den Vorgesetzten hatte sie ihr Vorgehen plausibel gemacht (Erklärbarkeit), über aus ihrer Sicht mögliche Alternativen gesprochen (Kontrollierbarkeit) und die konkreten Zeiten, in denen sie vertreten würde, kommuniziert (Vorhersehbarkeit). Und zu ihrer großen Überraschung wurde ihr Vorschlag widerstandslos angenommen.

Wollen Sie Dinge durchsetzen, sollten Sie sich nicht in ausschweifenden Erklärungen verlieren. Im Rahmen unserer Trainings zur Verbesserung der Selbstsicherheit und der sozialen Kompetenz sprechen wir von der Technik der gesprungenen Schallplatte. Kinder beherrschen sie übrigens bis zur Perfektion. Im Kern geht es darum, bei Ihrem Anfangsargument zu bleiben. Sie lehnen eine Aufgabe ab, weil sie nicht zu Ihrem definierten Tätigkeitsbereich gehört. Aber könnten Sie nicht vielleicht doch? Sie lehnen die Aufgabe erneut ab, weil sie nicht zu Ihrem definierten Tätigkeitsbereich gehört. Und nochmals und nochmals und nochmals. Hört sich ermüdend an? Ist es auch, vor allen Dingen für diejenigen, die etwas von Ihnen wollen. Doch durch das Wiederholen drehen Sie den Spieß um und stehen nicht unter Druck, auf jede neue Nachfrage oder Bitte hin einen neuen Grund zu finden, warum Sie etwas nicht tun können oder wollen. Das kann ungemein entlasten.

Analog dazu könnten Sie möglicherweise mit Ihrem/Ihrer Partner*in über das nächtliche Windelwechseln sprechen. »Wir beide können das. Es gibt keinen Grund, warum immer *ich* das übernehmen sollte.« So einfach ist das Argument, und es kann Wirkung entfalten, wenn man bei seinem Standpunkt bleibt.

Welche Möglichkeiten der Abgrenzung Ihnen zur Verfügung

stehen, was genau im Rahmen Ihres persönlichen Lebens denkbar ist, können Sie selbst am besten einschätzen. Wir machen jedoch ständig die Erfahrung, dass viele von uns sich manches selbst untersagen. Tatsächlich haben bei Weitem nicht immer äußere Strukturen, böse Vorgesetzte oder andere die Verantwortung, wenn wir nicht Nein sagen. Häufig sind wir selbst es, die wir uns ausbeuten oder die wir uns nicht vor Überlastung schützen. Am Ende hilft im Zweifelsfall nur ein globales Nein, die Kündigung. Die Fähigkeit, seinen Job kündigen zu können, sollte man unbedingt im Repertoire haben, um sich nicht ausgeliefert zu fühlen und ausgebeutet zu werden.

Mit negativen Gefühlen durchs Leben navigieren

Wir brauchen eine grundlegende Akzeptanz gegenüber Emotionen und dem aktuellen Geschehen, und seien sie noch so negativ. Wir verlieren unglaublich viel Kraft, indem wir versuchen, unsere unangenehmen Gefühle zu kontrollieren und zu überdecken. Das scheint uns eine der Haupttriebfedern des Burn On zu sein.

Menschen, die ohne Pause arbeiten, die Sport treiben bis zum Exzess oder ihren Frust in Fast Food ersticken oder im Alkohol ertränken, tun dies leider häufig und unbewusst, weil sie mit den sonst aufkommenden Emotionen keinen Frieden schließen können.

Das Problem besteht jedoch nicht nur im Umgang mit den Emotionen. Es beginnt bereits einen Schritt vorher, wenn wir sie nicht (wahr)haben wollen. Zum Lachen in den Keller gehen, innerlich kochen, den Ärger runterschlucken, die Faust in der Tasche ballen, sich auf die Zunge beißen und so weiter – es gibt unzählige Umschreibungen für das Unterdrücken von Emotionen. Wie Sie bereits erfahren haben, gibt es dafür sicherlich auch gute Gründe und Anlässe. Was wir jedoch brauchen, wenn wir nicht in die Burn-On-Falle tappen wollen, ist mehr Akzeptanz gegenüber dem Vorhandensein unschöner Gefühle.

Nicht alle Emotionen, die sich nicht gut anfühlen, sind schlecht oder nicht hilfreich. Das Gegenteil ist der Fall. All unsere Gefühle können uns helfen, uns zu orientieren, wahrzunehmen, welche unserer Bedürfnisse gerade erfüllt und welche verletzt oder nicht erfüllt sind. Dafür brauchen wir auch Emotionen, die die meisten Menschen nicht gerne haben, und dazu zählen etwa Trauer, Angst, Ärger, Scham und Schuld.

Stellen Sie sich vor, Sie sitzen am Steuer Ihres Autos und eine Warnleuchte blinkt auf. Sie könnten jetzt bei nächster Gelegenheit rechts ranfahren und versuchen herauszufinden, was die Leuchte Ihnen sagen will. Haben Sie das bereits einige Male gemacht, wissen Sie möglicherweise sofort, was zu tun ist oder wie dringlich Sie reagieren müssen. Vielleicht ertappen Sie sich jedoch auch dabei, dass Sie in solchen Fällen ganz gerne einmal weiterfahren in der Hoffnung, die Leuchte möge von allein wieder ausgehen. So ähnlich verhält es sich mit unseren Emotionen. Sie wollen uns etwas sagen. Je geübter Sie darin sind, diese Signale wahrzunehmen, desto schneller werden Sie sie interpretieren können.

Ignorieren Sie ein Signal, riskieren Sie im Auto einen ernst zu nehmenden Motorschaden oder eine Panne anderer Art. Wenn wir uns unserer körpereigenen Signale nicht annehmen, unsere Gefühle ignorieren oder sie gar aktiv unterdrücken, entsteht sogenanntes Vermeidungsleid. Damit sind Kosten gemeint, die durch die Anstrengung des Unterdrückens entstehen. Das kann zum Beispiel die Alkoholabhängigkeit sein, die sich in Ihr Leben schleicht, wenn Alkohol zur Dämpfung des emotionalen Erlebens eingesetzt wird. Das kann eine Essstörung oder auch eine Verhaltenssucht wie eine Mediensucht sein. Häufig wird es jedoch in einen Burn On münden.

Emotionen suchen sich einen Weg. Das kann das er- und aufgezwungene Lächeln sein, wenn es eigentlich nichts mehr zu lachen gibt, das Funktionieren und Durchhalten, wenn eigentlich alle Kräfte aufgebraucht sind. Das Aufrechterhalten einer positivistischen Fratze, die auch durch einen Mangel an emotionaler Vielfalt weder den Betroffenen selbst noch ihrem Umfeld authentisch und glaubwürdig erscheint. Freude gewinnt schließlich erst dann an innerem Wert, wenn sie durch andersartige Emotionen unterbrochen wird. Hell wird erst als hell wahrgenommen, wenn es dunkel gibt. Daher: Betrachten Sie Emotionen als hilfreiche Signale. Wir brauchen sie, und wir sollten auf sie hören und sie (be-)achten.

Von der Freiheit und der Resilienz

Wenn wir Menschen krank werden, verlieren wir Spielräume. Wir können dies oder jenes nicht mehr tun, fühlen uns beeinträchtigt oder gar behindert, in jedem Fall aber auf irgendeine Art eingeschränkt. Bei psychischen Erkrankungen ist das weniger offensichtlich als bei körperlichen Leiden. Die Körpermedizin befreit uns bestenfalls von Symptomen. Das befreiende Moment der psychosomatischen und psychotherapeutischen Medizin ist aus unserer Sicht komplexer, da es oft darum geht, Krankheitszeichen erst zu verstehen, bevor man sich von ihnen lösen kann.

Doch für uns ist Psychotherapie eine Art von Emanzipation. Und wenn das so ist, dann wäre Prävention ein Weg, wie wir uns individuelle Freiheitsgrade erhalten und bestenfalls ausbauen, auch damit wir mit beiden Beinen fest verwurzelt aufrecht stehen können und nicht unsanft in einem krank machenden Spagat landen.

Ein Burn On droht Menschen, die sich und ihr Leben beruflich wie privat vollkommen einem strengen Arbeitsmodus und harten Leistungsprinzipien unterwerfen. Das kann abhängige oder zwanghafte Züge annehmen und sie in depressive Tiefe oder in ängstliche Enge treiben, auch und gerade dann, wenn es nach außen hin so aussieht, als sei alles positiv, wenn nicht sogar perfekt. In diesen schmerzhaften Spagat, in dem man sich schlussendlich wie ein Gefangener fühlen muss, kommt man nur sehr allmählich hinein und nur sehr beschwerlich wieder heraus.

Ganz grundsätzlich schützen kann man sich, wenn man die eigene Freiheit als ein oberstes Prinzip hochhält und kultiviert. Damit sind nicht einfach äußere oder gar äußerliche Freiheiten gemeint, solche, die man sich mit Geld oder anderen Privilegien verschafft. Nein, es geht hier um innere emotionale und geistige Spielräume. Es geht um (Selbst-)Bewusstsein und die Fähigkeit, sich selbst zu verstehen und sich selbst einen Wert beizumessen. Wir brauchen dafür die Fähigkeit, unsere Gefühle, Bedürfnisse und Träume in ihrer Vielfalt wahrzunehmen, ihnen Ausdruck zu verleihen und sie umzusetzen. Bestenfalls ruhen wir in uns selbst mit einer Selbstsicherheit und einem Selbstwertgefühl. Wir sollten dafür nicht in erster Linie darauf bauen, um unserer Leistungen willen geschätzt zu werden, sondern wir sollten damit beginnen, uns selbst bedingungslos zu lieben. Wenn wir eine solche umfassende innere Freiheit als Ressource in uns angelegt und ausgebildet haben, können wir alle, jeder für sich, resilient, also widerstandsfähig sein oder werden gegenüber dem Burn On.

Plädoyer: Vom menschlichen Wert jenseits maschineller Funktionalität und unbegrenzten Wachstums

Ökonomie – Sinnsuche – Wachstum – Dekadenz – Bescheidenheit – Konsum – Wohlbefinden – Gier – Sinnlichkeit – Hysterie – Narzissmus – Gelassenheit – Entfremdung – Körperlichkeit – Sterben – Empathie – Wertewandel – Zeit – Verantwortung

Einer chronischen Erschöpfungsdepression vorzubeugen ist selbstverständlich nicht allein die Aufgabe eines jeden Einzelnen. Im vorherigen Kapitel haben wir ja beschrieben, was jeder von uns für sich tun kann, um sich vor der Entwicklung eines Burn On zu schützen – als Verhaltensprävention gleichermaßen. Natürlich kann die oder der Einzelne nur so viel für sich ausrichten, wie es die gesellschaftlichen Verhältnisse erlauben. Das gilt bei aller Freiheit, die in den deutschsprachigen Demokratien Europas herrscht, auch für uns.

Doch es gibt noch eine höhere Dimension sozusagen, die sogenannte Verhaltensprävention, und die hat sich mit der Frage zu beschäftigen, was und wie sich an den gesellschaftlichen Mentalitäten und Strukturen quasi systematisch etwas ändern sollte, um der kollektiven Dauererschöpfung bis hin zu ihren krankhaften Extremformen ein Ende zu setzen. Mit diesem Plädoyer wollen wir neue Wege für unsere gesamte Gesellschaft aufzeigen und Maßnahmen einfordern, damit wir uns aus dem kollektiven Hamsterrad befreien können.

Wirklich erwachsen werden

So wie jeder Mensch entwicklungspsychologisch seinen Weg geht, der sich unweigerlich an bestimmten Entwicklungsaufgaben orientiert, die wir alle zu absolvieren haben (etwa Pubertät oder Menopause), so gilt das auch für Gruppen und Gesellschaften. Überträgt man das beispielsweise auf unser Klinikum, wird es vielleicht deutlicher. Unsere nunmehr drei Jahre alte Klinik kommuniziert und läuft mittlerweile recht gut, aber sie hat noch einige Wachstumsaufgaben und -schmerzen zu bewältigen, bevor sie wirklich erwachsen ist. Nimmt man die Anzahl der Behandlungsplätze und Mitarbeiter*innen in Augenschein, sind wir schon recht groß, aber manche Abläufe sind noch etwas holprig. Wir laufen schon ziemlich selbstständig, aber in manchen Angelegenheiten brauchen wir noch die Unterstützung der Klinikgruppe. Mit der physischen Reife hört gleichsam die Entwicklung eines Menschen nicht auf, das gilt für das Individuum wie für das Kollektiv. Auch dafür brauchen wir einander.

Es ist schwer auszumachen, wo unsere Gesellschaft gerade entwicklungspsychologisch steht. Aber wir dürfen wohl getrost von ihr erwarten, dass sie erwachsen ist und sich auch entsprechend verhält. Und wenn man erwachsen ist, dann wächst man körperlich nicht mehr, sondern gedeiht emotional und kognitiv weiter. Die Endlichkeit des eigenen Lebens anzunehmen und über die eigene Existenz hinauszudenken ist vor allem eines: ein Zeichen echter menschlicher Reife. Als Eltern muss man nicht selten innerlich über sich hinauswachsen, damit die Kinder und Kindeskinder gute Bedingungen für ihr Wachstum vorfinden. Dazu würde beispielsweise gehören, dass sie in der Lage sind, widerstrebende Bedürfnisse gegeneinander abzuwägen und Verantwortung zu übernehmen für die nachfolgenden Generationen.

Genau das wird aber gerade von den ganz Jungen sehr trefflich infrage gestellt. Greta Thunberg und die Fridays-For-Future-Bewegung, welche im Wesentlichen von Kindern und Jugendlichen ins Leben gerufen wurde, stellen uns neben der offensichtlichen Forderung, den Planeten für zukünftige Generationen von Menschen, Tieren und Pflanzen zu erhalten, die Aufgabe, uns endlich wie vernünftige und verantwortungsbewusste Erwachsene zu verhalten. Denn wie wichtig wir Produktivität und Wohlstand, Arbeiten und Konsumieren nehmen, dass wir sie als Gesellschaft auf unserer Prioritätenliste so eindeutig an die erste Stelle setzen, ist ebenso erstaunlich wie bedenklich. Doch auch auf den einzelnen Menschen heruntergebrochen, ist das Ausmaß kritisch, mit dem wir es uns einerseits beruflich immer unbequemer machen, um auf der anderen Seite Komfort und Annehmlichkeit aller Art stetig auszubauen. Diese künstliche Diskrepanz zwischen »Work« und »Life«, sie wird immer deutlicher.

Wir leben nach dem Motto: Wenn wir so hart arbeiten, dann müssen wir es uns doch auch richtig gut gehen lassen dürfen. Dass wir bei diesem Spagat auf beiden Seiten überzogene Ansprüche haben und falsche Prioritäten setzen, das führen uns die Jungen heute peinvoll vor, und zwar nicht allein die Kinder und Jugendlichen, die auf die Straße gehen, sondern auch die Auszubildenden, Studierenden und Berufsanfänger, die bei der Auswahl ihrer Tätigkeit deutlich andere Wertmaßstäbe setzen und entsprechende Erwartungen an die Arbeitgeber formulieren. Da geht es um die Vereinbarkeit von Familie und Beruf, aber öfter schlicht und ergreifend auch um die Vereinbarkeit von Hobby und Beruf. Solche Forderungen stellen einige bisher gültige Regeln infrage. Ein Schritt in ein gesünderes Leben wäre das auf jeden Fall.

Gesellschaften, die permanent über ihre Verhältnisse leben – ökonomisch und ökologisch –, drohen Dekadenz und Verfall. Eine Gesellschaft, die materielles Wachstum, also den Wohlstand der Bürger als oberstes Prinzip setzt, die behauptet, dass dies der unumstößliche Garant für ihr Überleben ist, liegt schwer daneben. Aber genau das ist es, was wir uns und einander längst weisgemacht haben: Wenn wir als Gesellschaft, als Unternehmen und als Person ökonomisch nicht weiterwachsen, dann sind wir dem Untergang und dem sicheren Tod geweiht. Dafür brennen wir und sind gewillt, jeden Stress zu erleiden. Das erklärt, warum wir – heruntergebrochen aufs Individuum – mit der Selbstausbeutung weitermachen, häufig gerade in einem Maße, dass wir nicht zusammenbrechen. Wie eine potenzielle Beute sind wir permanent auf der Flucht vor dem existenziellen Stillstand, der uns einem imaginierten Verfolger ausliefert. Doch wir sind angezählt, weil eine Flucht auf Dauer nicht auszuhalten ist. Wovor aber fliehen wir? In letzter Konsequenz geht es um die Angst vor dem Tod.

Wenn unsere Gesellschaft überleben will, wenn sie nicht wie ein Imperium der Dekadenz zum Opfer fallen will, bevor die globale Zerstörung des Planeten unseren Untergang nach sich zieht, dann müssen wir dringend unsere Gesellschaftsform hinterfragen.

Es geht hier nicht darum, die soziale Marktwirtschaft (geschweige denn die Demokratie) grundsätzlich infrage zu stellen. Es muss nicht gleich eine komplett neue Utopie her, um Alternativen zu der gewohnten Anbetung des permanenten ökonomischen Wachstums zu entdecken. Aber es sollte sich etwas finden, womit wir der Ausbeutung von Mensch und Natur etwas entgegensetzen. Das kann aber nur gelingen, wenn wir lernen, uns zu bescheiden und möglicherweise auch gezielt einmal den Stillstand in Kauf zu nehmen und auszuhalten.

Die neue Neue Bescheidenheit

Bescheidenheit ist eine Zier, doch besser lebt sich's ohne ihr – die grammatikalische Dissonanz am Ende dieses ironischen Sinnspruchs deutet darauf hin, dass es genau umgekehrt sein könnte. Alle Propheten und Heilsbringer, auf denen sich Religionen begründen und die von vielen Menschen bewundert werden, zeichneten sich durch eine tiefe Bescheidenheit und Demut aus, nicht nur gegenüber dem Göttlichen, sondern gerade gegenüber den

Menschen. Und wenn Religionen am Weltlichen scheitern, dann vor allem, weil ihre Anführer und deren Auslegungen der religiösen Schriften und Riten unbescheiden werden. Wenn Bescheidenheit zur bloßen Zier wird, innerlich aber nicht gegriffen und erfüllt ist, dann kann sie sogar durch gezielte Täuschung zu Schlimmerem führen. Gläubige beziehungsweise hörige Bürger können auf diese Weise über Jahrhunderte klein gehalten und ausgebeutet werden.

In Gesellschaften wie der unsrigen spielen aber religiöse Bescheidenheit und untertänige Demut kaum noch eine Rolle. Alle Jahre wieder wird die »Neue Bescheidenheit« als Modetrend ausgerufen. Derweil dürfen wir uns alle wie König*innen fühlen, wenn wir in Supermärkte und Kaufhäuser hineinschauen und dann am abendlichen Fernseher auf die Armut der Welt herabblicken. Mit Internet und Smartphone können wir überall und jederzeit alles bestellen und besorgen, was Herz, Bauch und Intimbereich begehrt, bald auch per Drohne geliefert und vom Roboter direkt ans Sofa gebracht. Wir müssen längst insgeheim das Gefühl haben, die Welt liege uns zu Füßen.

Die unmittelbare Bedürfnisbefriedigung ist der Motor des Kapitalismus, zumindest auf der Konsumentenseite. Alles immer sofort haben zu wollen und zu bekommen – dieses Privileg ist in zivilisierten Ländern bislang aber eigentlich nur den Babys und Kindern eingeräumt worden. Doch wir alle haben uns daran gewöhnt, unsere Bedürfnisse unmittelbar befriedigen zu können. Die sogenannte westliche Welt, deren Zivilisationsgrad vielleicht längst ihren Zenit überschritten hat, verhält sich demnach zunehmend kindischer.

Kein Wunder, dass wir immer mehr enttäuscht-wütende Narzissten an die Spitze der Nationen wählen. Auch der Populismus kann als Ausdruck von Infantilität verstanden werden, frei nach dem Motto: Ich will alles, und zwar sofort, und keine Diskussionen, keine journalistische und wissenschaftliche Vernunft, keine komplizierten Für-und-Wider-Beratungen oder demokratischen

Prozesse. Am besten geben wir doch die Verantwortung an einen Autokraten ab, der eben nicht nur blühende Landschaften, sondern gleich ein Schlaraffenland verspricht. Im Zuge dessen sollte es uns dann auch nicht wundern, dass damit langjährig gewachsene Autokratien oder Diktaturen wie beispielsweise in China einen Wettbewerbsvorteil haben.

Vernunft und Verantwortung sind jedoch Kennzeichen einer Zivilisiertheit, die wir gerade ökologisch und ökonomisch aufs Spiel setzen. Wir sollten das alte Diktum von Freud wieder mehr beherzigen, dass uns erst die Fähigkeit zum Bedürfnisaufschub zu zivilisierten Erwachsen und Gesellschaften macht.[32] Lassen wir es doch zu, dass etwas nicht perfekt läuft, wir nicht rundum zufriedenstellend bedient werden, wir auch einmal auf etwas verzichten müssen (dann müssen wir vielleicht auch nicht so viel schuften).

Das fängt allerdings im Kleinen und bei jedem Einzelnen von uns an. Wir wissen alle, dass Geld allein nicht glücklich macht. Wir wissen, dass das zwanzigste neue T-Shirt – sei es für fünf Euro das Stück bei Primark oder für 100 Euro von Balenciaga – nur kurzfristig und unwesentlich das Wohlbefinden steigert. Doch wenn wir wirklich erwachsen sind, kennen wir auch die Erfahrung, dass es mehr Freude machen kann, etwas zu verschenken, als selbst beschenkt zu werden. Das gilt nicht nur für Eltern und an Weihnachten. Wer eine reife Beziehung führt, weiß, wie wichtig es ist, eher Sorge dafür zu tragen, dass der oder die andere zu ihrem/seinem Recht kommt und im Zweifelsfall das größere Stück vom Kuchen bekommt. Bescheidenheit, wenn sie nicht zur Pose oder Selbstkasteiung wird, ist nicht nur eine Tugend, sondern auch ein Quell der Freude.

Das Gegenteil ist die Gier. Und wer gierig ist, muss sehr viel dafür tun, dieses Verlangen zu stillen. Vor allem muss er unendlich viel jagen und sammeln, also arbeiten, um sich seine nie endende Flut an materiellen Wünschen zu erfüllen. Der suchtartige Konsumismus und der erschöpfende Workaholism sind jedoch längst Kennzeichen unserer Gesellschaft – und können auch als zwei

Kehrseiten ein und derselben Medaille verstanden werden. Wer immer mehr will, muss umso mehr arbeiten. Und wer immer mehr arbeitet, muss sich umso mehr als Konsument trösten – man nennt das auch Frustschoppen oder Retail-Therapy.

Es ist an der Zeit, dass wir uns an beiden Seiten bescheiden. Wir können tatsächlich ein für unseren Körper wie für unsere Seele besseres Leben führen und davon vermutlich auch noch etwas an weniger privilegierte Menschen, die diese Optionen gar nicht haben, weitergeben. Die ganz Jungen provozieren uns ja faktisch damit, dass ihnen ein langes gesundes Leben wichtiger ist als ein erfolgreiches und komfortables Leben. Vielleicht würde es uns allen deutlich besser gehen, wenn wir uns von ihnen eine Scheibe abschneiden. Bei all dem leidenschaftlichen Engagement wirken sie ziemlich entspannt und lässig.

Entspannte Gelassenheit

Wir Menschen benötigen eine gewisse Grundspannung, um uns tagtäglich aufzuraffen und aufrecht zu halten. Da wir uns in unseren Breiten kaum existenzielle Sorgen zu machen brauchen, also nicht von Hunger beziehungsweise von der Angst zu verhungern getrieben sind, müssen wir diese Spannung selbst geradezu künstlich erzeugen. Für uns ist es daher die Angst, in Antriebs- und Bedeutungslosigkeit zu versinken, die uns befeuert.

Wie wir an der Welt und uns selbst permanent herumbasteln, sie und uns unaufhörlich zu verändern und zu verbessern suchen, das hat manchmal etwas geradezu Manisches. Es erinnert auch an Hysteriker, die immer wieder anders sein müssen, um gesehen zu werden, damit sie sich überhaupt spüren können. Und es lässt an die Narzissten denken, die immer besser sein müssen als andere, um sich selbst wertschätzen zu können. Hysterie und Narzissmus können in ihren gesunden Ausprägungen energetische Triebfedern sein und beispielsweise in der Kunst ganz wunderbare Blüten treiben. Aber sie können auch zu Angestrengtheit und Entfremdung führen. Wenn wir immer anders und besser sein müssen, als wir es eigentlich sind, sind wir im Zweifelsfall nie wir selbst.

Narzissmus und Hysterie sind als allgegenwärtige Phänomene längst zu einer neuen Normalität geworden. Wir sind es gewohnt, narzisstisch einem Erfolg nach dem anderen nachzujagen und uns hysterisch immer wieder neu zu erfinden. Wir nehmen dies kaum noch war, weil wir im Spätkapitalismus und Internetzeitalter alle permanent damit beschäftigt sind, uns zu modellieren und zu präsentieren.

Wir sind alle auf Sendung, Selbstdarsteller beruflich wie privat. Begriffe wie »Posieren« oder »Angeben« werden so gut wie nicht mehr verwendet, weil es uns gar nicht mehr als etwas Besonderes oder gar Beschämendes auffällt. Oder findet es noch jemand affig oder gar anstößig, in der Öffentlichkeit für ein Selfie zu posieren? Nicht wenige schminken sich bis zur Groteske, weil sie ja im Zweifelsfall jederzeit fotografiert und im Netz ausgestellt werden könnten. So lässig und authentisch wir dabei auszusehen versuchen: Wir scheinen durch die Omnipräsenz von Kameras eher verstellter und verspannter zu werden. Die Hysterie und der Narzissmus, wie sie medial in unserem Alltag omnipräsent und damit unbewusst geworden sind, stressen uns natürlich und das mehr, als wir je zugeben wollten. Doch es ist viel anstrengender, permanent an dem Bild zu arbeiten, das man abgeben möchte, als die- oder derjenige zu sein, die man ist.

Was wir stattdessen fordern, ist eine Gelassenheit, die uns einfach so sein lässt, wie wir sind, die uns einfach *sein* lässt. Sicher, es gibt keine ultimative Authentizität.[33] In unserer komplexen Welt können wir Menschen nicht in eine Unmittelbarkeit des Soseins zurück, wie wir sie als kleine Kinder oder Neandertaler hatten und wie sie es die Tiere haben. Aber es wäre gut, wenn wir diese Form der Gelassenheit auch als Erwachsene im Repertoire hätten, eine Gelassenheit, die den Einzelnen wirklich offen, ehrlich und gern einmal schonungslos er oder sie selbst sein lässt. Dazu bräuchte es vermutlich Reservate menschlichen Seins, die nicht permanent von Kameras und Bildschirmen, an denen wir unser Selbstbild kontrollieren und justieren, verstellt sind. Beruflich wie privat braucht es Räume, Zeiten und Situationen, in denen wir mit Sicherheit authentisch wir selbst sein dürfen, uns frei ausdrücken und Geheimnisse miteinander teilen und bewahren können. Sich immer öffentlich selbst inszenieren und verkaufen zu müssen, um seinen privaten und professionellen Marktwert in die Höhe zu treiben, ist furchtbar anstrengend. Gelassenheit zeugt von echter Selbstachtung.

Echte Achtsamkeit

Auch wenn viele den Begriff schon nicht mehr hören, geschweige denn verwenden mögen: Die Welle der Achtsamkeit, ja die Achtsamkeitsbewegung, sie hat ihre tiefe Berechtigung. Ja, es stimmt, das Wort wird schon inflationär gebraucht. Berge von Zeitschriften und Büchern beschäftigen sich damit. Alle möglichen Kurse und Coachings bewerben sie. Und mit gefühlt jedem Tee, jedem Wannenbad und jeder Duftkerze meinen wir, uns Achtsamkeit ins Haus und in unser Leben holen zu können. Das ist natürlich weit gefehlt. Es gibt eine regelrechte Achtsamkeitsindustrie, was einen Widerspruch in sich darstellt.

Wenn Achtsamkeit zu einem Produkt wird, wenn wir sie nur deshalb in unser Leben einkaufen und einfügen wollen, um unserer Dauererschöpfung einen Ausdruck zu verleihen und dem Dauerstress ein Gegengewicht zu bieten, dann funktionalisieren und ökonomisieren, entfremden und entwerten wir sie. Wenn wir sie zum Wellnessprodukt degradieren, dann ist Achtsamkeit nicht mehr das, was eigentlich darunter zu verstehen ist. Achtsamkeit will um ihrer und unserer selbst willen praktiziert werden. Sie schließt dadurch neue Zeiten und Räume auf, die mit Sinnhaftigkeit und Wertvorstellungen erfüllt sind, welche sich weitab der Sphären von Funktionalismus, Utilitarismus und Konsumismus befinden.

Dies gilt nicht nur individuell, sondern auch kollektiv. Wie das gemeint ist? Wir bewohnen als Menschheit den Planeten, den wir uns gemeinsam mit Tieren und Pflanzen teilen, und auch hier sollten ein Gleichgewicht und Achtsamkeit herrschen. Die jüngsten Klimaschutzbewegungen haben sich eine geradezu radikale Achtsamkeit der Natur gegenüber zum Ziel gemacht. Und sie haben erkannt, dass, wer achtsam mit unseren Lebensgrundlagen umgeht, ebenfalls achtsam mit sich selbst umgehen muss, wozu freilich auch gehört, sich als Mensch nicht allein als überflüssigen Störfaktor zu verstehen. Es wäre schön, wenn es der nachwachsenden Generation gelänge, nicht nur mit der Umwelt, sondern auch mit sich selbst sorgsamer umzugehen.

Aber das gilt eben auch im Umkehrschluss: Wer nicht dazu in der Lage ist, sich achtsam zu verhalten, wer permanent der eigenen Natur und den eigenen Bedürfnissen und Neigungen zuwiderhandelt, wer sich selbst kontinuierlich bis zur Erschöpfung ausbeutet, der dürfte auch dazu neigen, andere Geschöpfe – Menschen, Tiere und Pflanzen – auszubeuten und damit zu zerstören. Echte Achtsamkeit ist umfassend und schließt den Kosmos mit ein.

Empathie: Achtsamkeit für den anderen

Wenn Achtsamkeit am Ende nur zur Selbstoptimierung eingesetzt wird, um noch besser zu funktionieren und zu reüssieren, dann wird sie letztlich zu einem Tool der Egozentrik. Wer hauptsächlich arbeitet und ansonsten meint, sich zum Ausgleich in seiner Freizeit mit Achtsamkeitsübungen selbst finden und selbst verwirklichen zu müssen, bleibt vor allem selbstbezogen. Achtsamkeit, die den anderen nicht mit einschließt, verdient diese Bezeichnung nicht.

Auch unabhängig von buddhistischen oder christlichen Lehren spricht vieles dafür, dass gemeinsames Meditieren zu einem besseren Miteinander führt.[34] Man muss nicht gleich den Weltfrieden herbeimeditieren wollen, aber es gibt offensichtlich eine Art von gemeinsamer Verinnerlichung in der Meditation, die heilsame Effekte hat, welche über das Individuum hinaus ins Kollektive hineinwirken. Vermutlich gilt das nicht für das per App operationalisierte Meditieren mal eben schnell in der Mittagspause. Wie das Gebet hat auch das Meditieren eine Bedeutung und einen Sinn, der über das individuelle Schicksal und damit über die Vereinzelung und Einsamkeit, die zu einem wachsenden Problem in der Welt werden, hinausweist.[35]

Achtsamkeit für andere Lebewesen bezeichnen wir auch als Empathie. Das Schöne an der Empathie ist, dass sie auf uns positiv zurückwirkt. Egozentrik macht krank, auch und gerade dann, wenn wir uns durch übermäßige Ansprüche an unsere Leistung bei der Arbeit und notwendigerweise auch an unsere Erholung in der Freizeit permanent um uns selbst drehen. Mitgefühl, wenn es nicht zum Selbstzweck wird[36], erzeugt bestenfalls handlungsrelevante Mitmenschlichkeit. Soziales Engagement hat nachweislich antidepressive Effekte auf jene, die es ausüben, und natürlich auch auf jene, denen geholfen wird. Wir Menschen brauchen einander, und das ist gut so. Das, was uns als Menschen im Guten ausmacht, was wir unter Menschlichkeit verstehen, zeigt sich vor allem in Mitmenschlichkeit.

In Ländern ohne Kirchensteuer geben Gemeindemitglieder häufig freiwillig zehn Prozent ihrer Einkünfte an die Gemeinde ab, um die Gemeinschaft und ihre Praktiken und Rituale zu ermöglichen, in der Regel aber auch um soziale Projekte innerhalb und außerhalb der Gemeinschaft zu fördern. Viele Menschen, die nicht mehr einer der großen christlichen Kirchen angehören, geben Beträge, die ansonsten als Kirchensteuer verwendet wurden, an karitative Organisationen. Doch was wir leisten, hat einen Wert jenseits des Monetären. Wäre es nicht besser, wenn wir anstatt zehn Prozent unseres Lohnes zehn Prozent unserer Arbeitszeit wohltätigen Zwecken zur Verfügung stellten? Wir könnten wertvolle Lebenszeit und Mitarbeit einsetzen, sei es in Obdachlosenunterkünften, Kinder- und Altenheimen oder auch bei Einrichtungen, die sich dem Umwelt- und Klimaschutz widmen. Das würde gleichzeitig mehr für andere bewirken und besser auf uns zurückwirken, als einfach nur einen Dauerauftrag einzurichten und zu bedienen. Spenden sind natürlich weiterhin wünschenswert und notwendig, um etwas gegen den Hunger und den Klimawandel in der Welt zu tun. Aber mit Arbeitsspenden würden wir im Alltag vielmehr an die Verhältnismäßigkeit unseres Tuns und Verdienens erinnert und vielleicht unsere eigentliche Arbeit nicht mehr übermäßig wichtig nehmen und sie in einem gesunden Verhältnis nicht nur zum Rest unseres Lebens, sondern gleichsam des Lebens der anderen gestalten. Möglicherweise würden wir dabei auch unsere Wertvorstellungen zurechtrücken und einen neuen Blick entwickeln für das, was Ökonomie auch sein kann.

Geld-Werte-Wandel

Die individuellen Werte, die unserem Handeln zugrunde liegen, sind natürlich zum Großteil ein Ergebnis jener Werte, die unser kollektives Zusammenleben ausmachen, die anerzogen und – viel mehr noch – vorgelebt werden. Dabei können unterschiedliche Wertvorstellungen mächtig in Konkurrenz zueinander geraten. Im Rahmen einer Pandemie wird uns diese Schwierigkeit besonders bewusst, wenn alltäglich der Wert menschlichen Lebens in Konkurrenz gerät zu ökonomischen Wertvorstellungen.

Doch für diesen Widerstreit der Systeme auch Lösungen zu finden ist nicht nur eine individuelle, sondern eine kollektive Aufgabe. Wenn es immer höher, weiter und schneller vorangehen muss, wenn nicht nur Produktivität, sondern Wachstum das oberste Ziel ist, dann müssen sich Ressourcen zwangsläufig erschöpfen. Das gilt für die Natur ebenso wie für jeden Einzelnen, aber eben auch für eine Gesellschaft. Unsere Gesellschaft ist nicht allein ein ökonomisches Ökosystem, und der Mensch ist keine Ressource, die man unerschöpflich ausbeuten kann.

Hier tut tatsächlich ein Wertewandel not. Wenn wir nicht kollektiv weiter permanent am Rande der Erschöpfung arbeiten und leben wollen, dann braucht es ein Umdenken, das den Imperativ der Nachhaltigkeit tatsächlich auch auf die Natur des Menschen anwendet. Wenn es bei der Sorge um die Zukunft unseres Planeten um seine Bewohner geht, dann dürfen wir uns Menschen getrost mit einbeziehen. Dabei dürfte uns nicht allein die Selbstfürsorge antreiben, sondern auch die Sorge um die anderen, insbesondere natürlich unserer Nachkommen. Die permanenten Produktivitätssteigerungen haben letztendlich zu immer größeren Unterschieden zwischen Arm und Reich geführt, nicht nur global gesehen, sondern selbst in einer so reichen Gesellschaft wie der unsrigen.

Es ist an der Zeit, die Werte unseres Gesellschaftssystems zu hinterfragen und weiterzuentwickeln, und das gilt für unsere demokratischen Werte ebenso wie für Werte, die die Ziele der Wirtschaft und die Organisation von Arbeit betreffen. Wir scheinen uns mit der Chancenungleichheit und Ungerechtigkeit abgefunden zu haben, sowohl für unser Land als auch für den Rest der Welt.

Der Erfolg des Begriffs Work-Life-Balance ist für uns, die wir uns mit dem allgegenwärtigen Burn On beschäftigen, ein Alarmzeichen dafür, dass das Ausmaß der Erschöpfung und die Entfremdung von Arbeitsprozessen längst dazu geführt haben, dass wir unser Schaffen nicht mehr als Lebenszeit verbuchen. Ein Anfang könnte und sollte es sein, den Wert der Arbeit neu und gerechter zu bemessen, nicht zuletzt um Arbeit und den damit einhergehenden Stress auf ein gesundes Maß zu begrenzen und wieder Freude daran zu entwickeln.

Was uns am meisten fehlt: Zeit

Die teuerste Ressource ist nach wie vor und mehr denn je die Zeit, die uns Menschen zur Verfügung steht und die wir anderen zur Verfügung stellen können. In beruflichen Zusammenhängen gilt generell, dass Personal kostspielig ist. Deshalb wird daran auch so gern gespart, weil Arbeitnehmer von Software und Hardware, von Algorithmen und Robotern ersetzt werden. Arbeitszeit ist teuer. Und wenn es um die Freizeit geht, dann äußern Berufstätige in Umfragen immer häufiger, dass sie am liebsten mehr private Zeit hätten. Einer Untersuchung des Bundesfamilienministeriums nach wünschen sich fast 80 Prozent der Väter mehr Zeit für die Familie[37]. Das spricht Bände.

Der berufliche Erfolg hängt heute ganz entscheidend davon ab, wie viel Zeit jemand bereit ist, in seine Arbeit zu investieren. Exemplarisch wäre da etwa die Leistung von Unternehmensberater*innen zu nennen, die oft für einige Jahre unglaublich lange Arbeitszeiten in Kauf nehmen, um die extrem hohen Leistungserwartungen zu erfüllen, die in dieser Branche herrschen. Doch nur wenige schaffen es in die Führungsriege innerhalb der eigenen Branche. Die meisten empfehlen sich aber für die Führungsetagen der Firmen, die sie zuvor beraten haben, und setzen bisweilen fragwürdige Maßstäbe, weil zu ihrem Verständnis von Arbeit nicht nur die begrenzte Identifikation mit den zu beratenden Unternehmen und deren Angestellten gehört, sondern eben auch die zeitliche Selbstausbeutung. Wenn jedoch innere Distanz und eine Tendenz zur Ausbeutung ein Firmenklima bestimmen, weil man es so vorgelebt und gelernt hat und deshalb für sinnvoll und notwendig erachtet – nun, man kann sich vorstellen, welchen Einfluss dies auf die Arbeitnehmer*innen der betroffenen Unternehmen haben kann. Damit soll kein pauschales Urteil gefällt werden, aber betrachtet man einmal genauer, welche entscheidende Rolle der Faktor Zeit als persönlicher Werteinsatz spielt, wird deutlich, woran unsere Gesellschaft leidet.

In der Medizin und in der Wissenschaft lassen sich ähnliche Mechanismen ausfindig machen. Wissenschaftlicher Erfolg hängt sehr stark davon ab, wie viel private Zeit man bereit ist, für die Karriere zu opfern, um dies als Wettbewerbsvorteil für sich zu nutzen. Wenn vor allem zeitliche Ressourcen über die Verteilung von Erfolg und Finanzen, Macht und Verantwortung in einer Gesellschaft bestimmen, dann muss sich niemand wundern, wenn Dauerstress und Burn On zum Normalfall werden.

Gerade weil die Verfügbarkeit und Gestaltung persönlicher Zeiträume ein wichtiger Schlüssel zu Gesundheit und Glück darstellen, dürfen wir es als eine überaus wichtige Aufgabe verstehen, dies in unserer Gesellschaft in den Fokus zu rücken. Wir sollten die uns zur Verfügung stehende Zeit als ein Stück natürliche Ressource betrachten, als eine Art immaterielles Reservat gleichermaßen, das es zu schützen, zu hegen und zu pflegen gilt.

Natürlich gibt es längst Arbeitsschutzgesetze für Angestellte. Doch sie werden in vielen Branchen regelmäßig umgangen. Im Niedriglohnsektor können viele Menschen gar nicht von 40 Arbeitsstunden pro Woche leben. Selbstständige existieren sowieso jenseits einer regulären Zeiterfassung. Und der Hochlohnsektor setzt Maßstäbe, die bis in viele Führungsebenen darunter eine schädliche Wirkung entfalten. Solange die sogenannten politischen, wissenschaftlichen und ökonomischen Eliten Selbstausbeutung als Wettbewerbsvorteil für sich nutzen, wird sich daran nichts ändern.

Genau hier könnten wir mit einem gesellschaftlichen Wandlungsprozess ansetzen, und dies alles mit Respekt vor dem Primat der Ökonomie. Wenn man bedenkt, dass die arbeitsbezogenen Störungen, insbesondere die durch Burn On und Burn Out, zu immer mehr Krankschreibungen und Berentungen führen[38], wäre es vielleicht unterm Strich sogar volkswirtschaftlich schlauer, als Gemeinwesen Grenzen zu setzen.

Für Zeit, die wichtigste Ressource von allen, brauchen wir eine neue Art des Umgangs, vielleicht sogar eine weiter gehende Regulierung. Das muss politisch gewollt sein – und würde weit reichende positive Folgen haben. Dabei könnte es nicht nur um Höchstgrenzen der Arbeitszeit gehen, die für alle Berufstätigen geltend gemacht werden sollten, sondern um einen freieren Umgang mit Zeit, etwa in Bezug auf die Verteilung von Arbeitszeit auf Tage, Wochen, Monate, Jahre und auf die gesamte Lebenszeit.

Das ist doch unmöglich, meinen Sie? Sehen wir uns an, was gerade unter dem Schlagwort »Homeoffice« in Bewegung kommt. Das ist doch eine positive Dynamik rund um das Thema der räumlichen Begrenzung und Ausweitung. Warum sollte das analog nicht für das Thema Arbeitszeit gelten? Die Zeit dafür, das neu zu regeln, die sollten wir uns nehmen.

Vor der Ausgestaltung in Gesetzesform steht allerdings die Entwicklung einer neuen Haltung dem Wert der Arbeitszeit gegenüber. Es ist bewundernswert, was sich schon etabliert hat, etwa wenn eine Regierungschefin im Amt schwanger werden und Kinder bekommen kann oder wenn sich zwei Fachärztinnen eine Chefarztstelle teilen. Solange das von einem Großteil – sagen wir mal, dem männlichen Teil – der Bevölkerung belächelt und negiert wird, ändert sich vermutlich nichts am allgemeinen Stresslevel. Denn bedauerlicherweise hat das Thema nach wie vor eine genderspezifische Dimension. Solange Väter nicht auch ihren Wunsch durchsetzen, deutlich mehr Zeit mit ihren Kindern zu verbringen, wird sich an der Situation kaum etwas ändern. Doch Zeit ist Geld. Geld ist Macht. Also ist auch Zeit ein Machtfaktor. – Es tut not, dass die Zeit der Bedeutungsverschiebung unterzogen wird, nach der sich die meisten Menschen sehnen. Eine damit einhergehende Machtverschiebung und Machtverteilung wird uns alle entlasten.

Sinnsuche als Selbstzweck

Fragen nach dem Sinn zu stellen, das hat mittlerweile etwas Altmodisches. Ob unser Leben als Individuum und unser Zusammenleben als Gesellschaft irgendeinen Sinn ergibt – es macht sich kaum jemand die Mühe, das zu fragen oder gar zu beantworten. Wir fragen uns vielmehr, was uns dies oder jenes nutzt. Längst wird Sinnhaftigkeit mit Zweckmäßigkeit gleichgesetzt. Früher haben Religionen auf unsere Sinnfragen mehr oder weniger einfache Antworten parat gehabt. Heute hat der Konsum in Form von Zweckdienlichkeit diese Rolle übernommen, und Nützlichkeit ist als höchstes Gut anerkannt. Mit Hinweis auf den vermeintlichen Sieg des Kapitalismus über den Kommunismus, den Siegeszug des Neoliberalismus, dessen Auswirkungen wir heute noch zu spüren bekommen, sollte man erneut eine Kritik der ökonomischen Verhältnisse anstimmen. Hier nur die politischen und ökonomischen Eliten anzugreifen und in die Pflicht zu nehmen, erscheint uns allerdings viel zu kurz gegriffen.

Die Frage nach dem Sinn kann und muss jeder Mensch für sich selbst beantworten. Wenn es um den Sinn der Arbeit, um Schaffenskraft und Kreativität geht, dann kann sich Sinnentleerung auf allen ökonomischen Hierarchieebenen einstellen. Der Unterschied ist nur der, dass Manager*innen es eigentlich leichter haben, aus dem Hamsterrad auszusteigen, weil die finanzielle Fallhöhe eine andere ist und es meist nicht um die Gefahr eines Absturzes in eine existenzielle Not geht. Der hohe Grad der Entfremdung von Arbeit, wie ihn Marx trefflich beschrieb und prognostizierte,[39] lässt sich auf vielen Ebenen und in vielen Branchen erkennen.

Es gibt aber durchaus bereits Unternehmen, die uns eine positive Entwicklung vorleben und die Sinnsuche als eine essenzielle Aufgabe betrachten. Sie zeigen uns, dass es jenseits des Unternehmenserfolgs – und damit eines Beitrags zur Existenzsicherung seiner Mitarbeiter*innen – noch andere Ziele gibt. Das kann die Schaffung und Nutzung von Mehrwerten in Stiftungen sein, die sich karitativen, ökologischen oder künstlerischen Zielen widmen. Aber auch im Arbeitsalltag gilt es, Sinn zu stiften, und nach diesem Motto sollte die gesamte Arbeitsorganisation, vor allem aber das Miteinander gestaltet werden. Nicht selten werden – von Weltanschauungen wie zum Beispiel der Anthroposophie inspiriert (beispielsweise die Firmen Alnatura und DM) – auf sehr moderne und nachhaltige Weise lebendige Unternehmenskulturen geschaffen, die die Frage nach einem Gemeinschaftssinn nicht zu scheuen brauchen. Dass diese zumeist mit vergleichsweise arbeitnehmerfreundlichen Arbeitsbedingungen einhergehen, braucht dabei nicht eigens betont zu werden.

Mitmenschlichkeit und Nachhaltigkeit, das sind zwei Wertvorstellungen, denen heute von sich aus eine Sinnhaftigkeit unterstellt wird. Wer anderen Menschen hilft, wer die Natur schützt, die oder der macht etwas Sinnvolles und dient einem »end in itself«, also einem guten Selbstzweck. Unser Arbeitsleben erfüllt diesen guten Zweck nicht aus sich selbst heraus. Die Ausgestaltung muss gezielt in die Hand genommen werden: von der Politik, von den Unternehmen, anfangend bei jedem von uns. Es ist unsere Verantwortung, für wen wir arbeiten und wofür wir den Verdienst verwenden. Auch hier dürften und sollten wir nach Sinnhaftigkeit fragen und trachten.

Der Sinn des Lebens wird immer ein Rätsel bleiben, das Konzept ist deshalb natürlich anfällig für Religionen und Ideologien, zu denen freilich auch der Kapitalismus und der Kommunismus gezählt werden können. Die kritische Suche nach dem Sinn hört niemals auf, und das ist gut so. Wer aber aufhört, nach einer Sinnhaftigkeit jenseits der Zweckmäßigkeit zu suchen, der begibt sich auf einen gefährlichen Weg.

Sinnlichkeit und Körperlichkeit

»Sense and Sensibility« – Sinn und Sinnlichkeit: Dieses Wortpaar drängt sich förmlich auf, wenn es um die abstrakten Erörterungen von Sinnhaftigkeit und Wertvorstellungen geht. Mit unseren Sinnen nehmen wir die Welt und einander wahr. Die Sensibilität macht uns durchlässig dafür, wie die Welt sich uns zeigt, wie sie tönt und riecht. Unsere Sinne sind ganz entscheidend für das emotionale Erleben, gerade auch im Zwischenmenschlichen. Die frühen Sinnesmodalitäten, das Schmecken und Riechen, sind essenziell für das Erleben von Nähe und Zuneigung. Hören und Sehen haben sich dagegen erst später entwickelt, doch sie werden heutzutage immer mehr betont, dafür sorgen die audiovisuellen Medien.

Zwischen immer mehr zwischenmenschliche Kontakte – gerade auch in Zeiten der Pandemie – schieben sich allerdings immer mehr Kameras und Bildschirme, Mikrofone und Lautsprecher. Die sinnliche Begegnung, ein leibhaftiges Aufeinandertreffen mit allen Sinnen an einem analogen Ort, live und in Farbe, bei dem es zu Berührungen kommt, Gerüche entstehen, wird immer seltener. Die Maschinen scheinen ein Interesse daran zu haben, uns voneinander fernzuhalten und uns zu entfremden, doch es sind diejenigen, die die Maschinen konstruieren, die das so wollen – also wir Menschen selbst. Längst zeigt sich, dass bestimmte Sinne wie zum Beispiel der Gleichgewichtssinn bei Kindern und Jugendlichen nicht mehr so gut ausgeprägt sind, weil sie kaum noch trainiert werden. Dies könnte bald für viele der körpernahen, frühen Sinne gelten, weil sie sich individuell nicht genügend ausbilden und schließlich auch kollektiv für die Gattung Mensch zurückbilden. Das sollte uns alle erschrecken und zum Umdenken zwingen.

Unsere Sinnlichkeit und Körperlichkeit zu vernachlässigen, wird für uns Menschen gefährlich werden. Wer nicht mehr körperlich miteinander kommunizieren kann, der dürfte sich insgesamt weniger verstehen. Tatsächlich nimmt die real gelebte Sexualität unter den Menschen in Gesellschaften wie der unseren ab. Wir entfremden uns voneinander. Wie sollen wir körperlichen Wesen dann noch Kinder in die Welt setzen und großziehen, wenn wir es verlernen, miteinander körperlich zu interagieren? Die Bedürfnisse eines Neugeborenen sind zuallererst körperlich, sinnlich und emotional. Die ersten Entwicklungsaufgaben lassen sich nicht virtuell lösen. Die existenziellen Dimensionen des Menschseins, in denen sich Menschlichkeit beweist, sind zutiefst physischer Natur, wenn man so will analog und nicht digitalisierbar: das sinnliche Verlieben, der sexuelle Akt, die Zeugung, die Geburt, das Kranksein, Altwerden und die Pflege, das Sterben, der Tod und das Begräbnis. Man möchte sagen, dass wir dies gottlob nicht (ganz) den Maschinen überlassen können, auch wenn sich selbst für diese Angelegenheiten längst Geräte empfehlen und ins Spiel bringen.

Mit dem Umgang mit diesen Situationen sind wir Ärzt*innen und Psychotherapeut*innen allerdings ganz besonders befasst. Deshalb sehen wir es auch als unsere Aufgabe an, die somatopsychischen und psychosomatischen Dimensionen des Menschseins hochzuhalten, wertzuschätzen und zu erhalten. Gerade in der modernen Psychotherapie ist von einer Wiederentdeckung des Körpers die Rede. Die rein kognitiven und emotionalen Zugänge über die Sprache, die man ja eben auch elektronisch wählen kann, reichen uns nicht aus, um eine tiefe und nachhaltige Wirkung zu erzielen. Daher rücken tier- und naturgestützte Therapieformen sowie künstlerische Therapieverfahren wie Tanz-, Kunst- und Musiktherapie zunehmend in den Mittelpunkt. Sie machen die Sinnlichkeit des menschlichen Daseins erlebbar und feiern sie. Wir würden es unterstützen, könnte von dort ein Impuls für eine neue Pädagogik ausgehen, die der Überbetonung des Geistes etwas entgegensetzt oder zumindest hinzufügt.

Die Wiederentdeckung der Sinnlichkeit und des Körperlichen ist schließlich nicht nur eine Aufgabe von Medizin, Psychologie und Pädagogik, sondern sie sollte einen gesamtgesellschaftlichen Wert darstellen. Wenn wir dem Körper wieder mehr zu seinem Recht verhelfen, dann setzen wir der Entfremdung und dem Zuviel an geistiger Arbeit etwas entgegen.

Menschlichkeit: von der fragilen Nachhaltigkeit des Menschen

Unser Körper und seine Sinnesorgane sind gleichermaßen Ausdruck und Zeugnis unserer analogen Existenz. Die Digitalisierung (Künstliche Intelligenz, Robotik und vieles mehr) stellt unser erdverbundenes leibliches Dasein zunehmend infrage.[40] Wir mögen die vielen Maschinen, die wir ja zunächst selbst erschaffen haben, die sich aber zunehmend selbst reproduzieren und weiterentwickeln, nicht nur als Ausdruck unserer begrenzten Intelligenz sehen, sondern als Krönung unserer industriellen Schöpfung verstehen, und werden uns entsprechend geschmeichelt fühlen, wenn wir das Ergebnis unserer Erfindungskraft im Alltagsleben wiederfinden. Wir genießen die Bequemlichkeit, wenn Sprachprogramme uns die Wünsche von den Lippen ablesen und Roboter diese erfüllen.

Aber es ist ein Trugschluss, dass uns die vielen Maschinen, die sich zwischen uns Menschen schieben, das Leben nur einfacher, schöner und bequemer machen. Zumindest ist es nur die halbe Wahrheit. Maschinen hören und sehen uns bei allem zu, was wir tun, um uns zu imitieren und noch besser zu werden, als es ein individueller Mensch zu sein vermag. Längst gibt es menschenähnliche Roboter für Arbeit und Freizeit – Partnerschaft und Sex inklusive. Die Künstliche Intelligenz gibt es aber auch außerhalb von Roboterköpfen in Form von sogenannten Bots beziehungsweise Algorithmen, die immer komplexere Kommunikationsformen und Tätigkeiten ermöglichen. Man geht davon aus, dass mindestens 30 Prozent der Arbeitsplätze in Gesellschaften wie der unsrigen durch KI und Robotik in näherer Zukunft ersetzt werden. Vielleicht wird es dafür viele neue Tätigkeitsfelder geben, oder wir können mehr freie Zeit genießen. Aber welchen Wert wird die Zeit dann wohl noch für uns haben?

Für den Moment müssen wir davon ausgehen, dass wir Menschen in den nächsten Jahrzehnten den Eindruck vermittelt bekommen, ersetzbar zu sein und tatsächlich ersetzt zu werden. Wir scheinen das kollektiv zu verdrängen. Dass diese Entwicklung noch nicht ins kollektive Bewusstsein vorgedrungen ist, heißt aber nicht, dass wir sie nicht längst verspüren.

Wir ahnen, dass die Gefahr, von Maschinen ersetzt zu werden, längst im kollektiven Unbewussten angekommen ist und dass sie uns gehörig Angst einjagt. Das mag sich unter anderem auch darin zeigen, dass wir immer mehr technologische Begriffe auf uns selbst anwenden. Unsere Sprache passt sich an. Wir vergleichen unser Gehirn mit einem Computer, bei dem der Arzt oder Therapeut bei einem Burn On doch bitte die Reset-Taste drücken soll. Wir alle wollen immer weiter und noch besser funktionieren, nicht nur bei der Arbeit. Auch die Ehe, die Familie, die Freundschaft, ja, der Sex sollen funktionieren. Wir zwängen uns längst sprachlich und damit geistig in ein maschinelles Korsett, so wie wir es im Fitnessstudio mit unserem Körper tun, wenn wir ihn von immer komplexeren Foltergeräten »optimieren« lassen oder ihn an elektrische Impulsgeber anschließen. Längst wird auch die Medizin zur Reparaturwerkstatt. Dort werden nicht nur einzelne Körperteile ausgetauscht oder technisch aufgemotzt, sondern auch die Genetik und Biotechnologie bekommen durch die Digitalisierung einen Schub. Doch geht diese Entwicklung in die richtige Richtung? Das bezweifeln wir sehr.

Denn wir stellen auch in der Praxis fest, dass sich eine wachsende Zahl von Menschen dem eigenen Körper entfremdet und damit auch der eigenen Sinnlichkeit und Emotionalität. Weil wir uns durch eine Überbetonung des Geistigen und im Austausch und

Wettlauf mit der Künstlichen Intelligenz psychisch zunehmend erschöpfen, quälen wir uns im Burn On durchs Leben. Dabei fühlen wir uns jedoch geradezu mächtig, denn wir sind die Produzenten und fast schon göttlich, denn wir erschaffen quasi eine neue Generation von Wesen. Dass wir uns damit selbst abschaffen könnten, ist eine bislang noch abstrakte Drohung. Und wir übersehen, dass wir zunehmend hinter unseren Möglichkeiten als Menschen zurückbleiben – kognitiv, emotional und in unserer psychischen Entwicklung. Wir müssen aufpassen, dass wir uns nicht zu Tieren zurückentwickeln. Doch das wollen wir nicht sehen. Dabei ist es höchste Zeit.

Wir sollten uns als Menschen dessen bewusst werden, was uns wirklich ausmacht und auszeichnet, damit uns die Maschinen nicht länger vor sich hertreiben und wir uns von ihnen vorführen lassen. Wir sollten Frau und Herr im eigenen Haus bleiben,[41] sowohl in unserem Körper als auch in der physischen Welt. Wir sollten aufhören, die Erde und die Menschen als Auslaufmodelle zu verstehen, und stattdessen dafür sorgen, dass wir alle nicht permanent ums schlichte Überleben oder – wie im Fall unserer Patienten – um die eigene Relevanz und Wertigkeit kämpfen müssen.

Das Gegenteil vom dauernden Ausgebranntsein ist nicht das genussvolle Nichtstun, sondern ein Leben mit gesundem Maß und Verantwortungsbewusstsein – für uns selbst und für die Welt, die uns umgibt. Wir wünschen uns ein bewusstes Innehalten. Gesellschaftlich wie individuell. Letzten Endes können nur Sie und wir alle im Rahmen unserer Spielräume entscheiden, welche Wege wir gehen wollen.

Im Rahmen der COVID-19-Pandemie, während der dieses Buch entstanden ist, wurden viele Menschen ohne eigenes Zutun regelrecht zum Innehalten gezwungen und haben begonnen, bisherige Selbstverständlichkeiten infrage zu stellen. Hoffentlich benötigen wir alle keine zweite Pandemie, keine schwere Erkrankung, um in uns hineinzuhören und uns wirklich der wichtigen Frage zu stellen, wie wir unser Leben sinnvollerweise leben wollen.

Bitte werden Sie sich der Verantwortung für sich selbst bewusst. Leben Sie Ihr Leben, bevor Ihr Leben Sie lebt. Wir hoffen, Ihnen mit diesem Buch dafür Anregungen gegeben zu haben.

Nachwort

Kurz vor dem Ende unserer Entdeckungsreise, zu der wir gemeinsam mit Ihnen aufgebrochen sind, um der chronischen Erschöpfungsdepression einen Namen zu geben, Diagnosekriterien zu finden, aber auch Abhilfemöglichkeiten aufzuzeigen, sind wir selbst an die Grenze unserer Kräfte gekommen, um nicht zu sagen: Vermutlich haben wir uns weit darüber hinausbewegt. Deutschland und ganz Europa befinden sich gerade im zweiten Lockdown. In diesen Zeiten eine Klinik zu führen ist aus verschiedenen Gründen nicht gerade einfach, aber eine Klinik aufzubauen ist eine echte Herausforderung.

In den vergangenen zwölf Monaten hat das Team unserer Psychosomatischen Klinik Kloster Dießen die Zahl der Behandlungen mehr als verdoppelt. Ganz ehrlich, wir, der psychologische und der ärztliche Leiter, sind überwältigt vom Engagement unserer Kolleg*innen, die 2020 bis zur Erschöpfung gearbeitet haben. Als wir ihnen am Ende des Jahres Anerkennung zollen wollten, hatten wir den Eindruck, dass es keine angemessene Form des Dankes dafür gibt. Wir trauten unseren gut gemeinten Worten selbst nicht ganz über den Weg, weil sie auch für unsere Ohren einen irgendwie schalen Beiklang hatten. Kein Lob, keine Geschenke, vermutlich weder mehr Geld noch mehr Freizeit können eine derartige Verausgabung und Erschöpfung ausgleichen. So hat sich ein Gefühl von Scham bei uns eingestellt, gegen das wir anzukämpfen haben, indem wir versuchen, die Arbeitsbedingungen trotz der Pandemie kontinuierlich zu verbessern.

Die Scham lässt uns daran zurückdenken, was wir im Vorwort geschrieben haben. In all den Monaten des Recherchierens und Diskutierens, des Konzipierens und Schreibens hat uns dieses Schamgefühl nämlich begleitet, weil wir ausgerechnet in dieser

Zeit die Entscheidung getroffen haben, ein Buch zu schreiben. Gut, mit der Pandemie war zu diesem Zeitpunkt nicht zu rechnen, aber es war klar gewesen, dass wir noch mit der Aufbauarbeit der Klinik beschäftigt sein würden.

Da wir so viele Patient*innen mit Erschöpfungsdepressionen behandeln, haben wir uns mit dem Argument getröstet, dass die Auseinandersetzung mit dem Thema und die hoffentlich folgende Diskussion in der Öffentlichkeit letztlich unserer Klinik dienlich sein könnten. Aber das ungute Gefühl hat uns nicht verlassen. Kurz vor Fertigstellung dieses Manuskripts wissen die meisten unserer Kolleg*innen und sogar einige Angehörige von uns nichts von dem Buch. Wie man aus diesen Zeilen herauslesen kann, haben wir das Bedürfnis, uns zu rechtfertigen, obwohl und gerade weil das Buch ausschließlich in unserer begrenzten Freizeit entstanden ist.

Jetzt sind wir tatsächlich selbst derart erschöpft, dass es uns auf den letzten Metern wie ein monströses Unterfangen vorkommt. Sie, unsere Leser*innen, werden es sicherlich gemerkt haben, dass wir mal in expliziten Worten und mal zwischen den Zeilen aus eigener Erfahrung und Anschauung gesprochen beziehungsweise geschrieben haben. Hier und heute haben wir das Gefühl, dem Phänomen auch persönlich (leider) viel näher gekommen zu sein, als wir geahnt haben. Der Ergründung und Beschreibung des Burn On ist das aber hoffentlich zugutegekommen.

Wir hoffen, dass unser Buch möglichst vielen Menschen dabei eine Hilfe sein kann, gesünder zu leben und zu arbeiten – uns selbst eingeschlossen. Das wäre dann ein Grund mehr zur Freude, denn stolz können wir darauf kaum sein. Denn gerade dieses latente Schamgefühl macht uns unsicher: Was ist hier angemessener, eine Entschuldigung oder eine Danksagung? Unsere Lieben wissen jedoch, dass ihnen unser Dank gewiss ist, das darf uns hoffentlich ein Trost sein. Und wir geloben Besserung – auch uns selbst gegenüber.

Danksagung

Zuallererst möchten wir uns besonders herzlich bei den Patient*innen bedanken, die uns mit ihren Lebensberichten und Therapieverläufen zur Beobachtung und Beschreibung hingeführt haben zu der Erkenntnis, dass es den Burn On gibt und dass wir Ihnen hier nicht nur ein neuartiges Krankheitsbild vermitteln, sondern auch eine Gesellschaftsdiagnose stellen.

Wir möchten uns in diesem Zusammenhang bei allen unseren Kolleg*innen bedanken, insbesondere Sabine Dornhofer und Celia Pirker, Axel Müller, Maxi Braun, Béatrice Zahn, Esther Nickerl, Sandra Preißner und Petra Bohatsch, mit denen wir gemeinsam Menschen mit Burn On und anderen psychosomatischen Erkrankungen behandeln, für die vielen guten Erörterungen und Intervisionen, die uns dabei geholfen haben, uns über die beschriebenen Leiden möglichst viel Klarheit zu verschaffen.

Wir bedanken uns bei der Artemed-Geschäftsführung und Klinikleitung der Psychosomatischen Klinik Kloster Dießen, Kerstin Eisenbeiß und Inga Drummer sowie ihren Vorgängern Clemens Guth und Michael Kneis, für die Ermutigung, das Buchprojekt in der Aufbauphase der Klinik anzugehen und umzusetzen.

Jonas Moser und Paul Schouba haben uns dankenswerterweise initial bei der Suche nach Verweisen geholfen. Den Löwenanteil der Literaturrecherche steuerte allerdings Linny Geisler bei, der wir ganz besonderen Dank schulden, zumal sie uns auf der Zielgeraden wunderbar aufmunterte und anspornte.

Margit Ketterle möchten wir für das Vertrauen in uns als Co-Autoren-Team danken und überhaupt für die Möglichkeit, im Droemer Verlag gemeinsam ein Buch zu veröffentlichen. Ein besonderer Dank gilt Florian Fischer, der uns mit seinem großartigen Gespür für die beschriebene individuelle Symptomatik und gesellschaftliche Entwicklung ganz besonders inspiriert und auf den Weg gebracht hat. Von unserer Lektorin Caroline Draeger sind wir zu unserer Begeisterung bestens betreut, verstanden und immer wieder fürsorglich in die Spur gebracht worden. Auch ihr möchten wir sehr herzlich danken, mit ihr auch Anna Süs und allen Mitarbeiter*innen des Droemer Verlags, die dieses Buch mitgestaltet haben.

Unsere Entschuldigung gilt am Ende vor allem unseren Lieben, Ehefrau und Ehemann, denen wir dieses Buch mit ganzem Herzen widmen.

Anmerkungen

Teil I: Was ein Burn On ist und wie er entsteht

1 Für alle Patient*innen, die in unserer Klinik behandelt werden, liegt eine medizinisch-psychotherapeutische Behandlungsindikation vor. Das bedeutet, dass bei ihnen ein Erkrankungsbild aus dem Bereich der »Psychischen und Verhaltensstörungen« des Klassifikationssystems der Weltgesundheitsorganisation (ICD-10) vorliegt. Zum Zeitpunkt der Aufnahme und Durchführung einer Behandlung ist eine ambulante Behandlung mit Medikation, Psychotherapie oder beidem nicht mehr ausreichend oder möglich. Das Burn-On-Syndrom ist bislang keine Erkrankung, die diese offizielle Anerkennung hat, ähnlich wie das lange Jahre beim Burn-Out- oder dem Bore-Out-Syndrom der Fall war und zum Teil immer noch ist. Mit dem vorliegenden Buch wollen wir anregen, über neue diagnostische Modelle nachzudenken, die der Entstehung und Aufrechterhaltung von psychischen Erkrankungen Rechnung tragen, diese zu beforschen und das Verständnis darüber bei Behandler*innen und Betroffenen zu vertiefen. Die im Buch beschriebenen und in unserer Klinik behandelten Burn-On-Patient*innen, deren Fallgeschichten wir sorgfältig dergestalt verfremdet haben, dass sie nicht identifziert werden können, erfüllten allesamt die Kriterien für eine oder mehrere Erkrankungen aus dem Bereich der »Psychischen und Verhaltensstörungen« des ICD-10.

2 Beard, Georg Miller (1869): Neurasthenia or nervous exhaustion. In: *The Boston Medical and Surgical Journal* 3 (1869), S. 217–212.

3 Goddemeier, Christof (2020): Neurasthenie. Leiden an Kultur und Zivilisation. In: *Deutsches Ärzteblatt*, PP 19, Ausgabe Januar 2020, S. 34.

4 Freud, Sigmund (1953): Über die Berechtigung, von der Neurasthenie einen bestimmten Symptomenkomplex als »Angstneurose« abzutrennen. In: *Gesammelte Werke. Band I (Studien über Hysterie – Frühe Schriften zur Neurosenlehre).* Frankfurt am Main: S. Fischer, 3. Aufl. [1895 b].

5 Fenner, Dagmar (2020): Braucht die Gesellschaft Hochsensible und wenn ja wozu? Eine kritische Analyse der Pro-Argumente. In: *Perspektiven der Philosophie*, S. 235–260, Brill Rodopi.

6 Der Begriff »Ätiologie« leitet sich vom griechischen *aitía*, »Ursache« oder »Ursprung« und *lógos*, »Vernunft, Lehre«, ab.

7 Laut Brühlmann kann sowohl Überforderung als auch Unterforderung zu Müdigkeit und Erschöpfung führen, weil beide Zustände Stress verursachen. »Wird zu viel gefordert, droht eine Überforderung mit Burnout, wird zu wenig ermöglicht, droht eine Unterforderung mit Boreout. Beides kann in eine psychophysische Müdigkeit hineinführen.« In: Brühlmann, Toni (2015): Müdigkeit bei Burnout und Boreout. Gesundheitsschädigender Stress durch Über- oder Unterforderung. In: *Swiss Med Forum* 15 (17), S. 387–390. DOI: 10.4414/smf.2015.02259.

8 Es liegen hierfür noch keine deutschen Übersetzungen vor. (https://www.dimdi.de/dynamic/de/faq/faq/Wann-kommt-die-ICD-11/) Im ICD-11 wird die Neurasthenie der Kategorie »6B6Z Dissociative disorders, unspecified«, das heißt den unspezifizierten dissoziativen Störungen zugeordnet. In: World Health Organization (2019): 6B6Z Dissociative disorders, unspecified. ICD-11 – Mortality and Morbidity Statistics. Online verfügbar unter https://icd.who.int/browse11/l-m/en#/http://id.who.int/icd/entity/108180424/mms/unspecified, zuletzt geprüft am 31.01.2021.

9 Die Existenz von zahlreichen Ratgebern, die Unterstützung bei einem Burn Out anbieten, verdeutlicht, welche Bedeutung dieses Leiden mittlerweile für unzählige Menschen weltweit hat.

Der Ratgeber von Aronson, Pines und Kafry, Akteure der frühen Burn-Out-Forschung, erschien bereits 1983 auf Deutsch. Mittlerweile ist das Buch in der 10. Aufl. erhältlich: Pines, Ayala M.; Aronson, Elliot; Kafry, Ditsa (2007): *Ausgebrannt. Vom Überdruss zur Selbstentfaltung*. 10. Aufl. Stuttgart: Klett-Cotta.

Der deutsche Psychologe Matthias Burisch, ehemals Professor für Psychologie an der Universität Hamburg und Gründer des Burnout-Instituts Norddeutschland, forscht, publiziert und berät seit mehreren Jahrzehnten zum Phänomen Burn Out: Burisch, Matthias (2015): *Dr. Burischs Burnout-Kur – Für alle Fälle. Anleitungen für ein gesundes Leben*. Berlin/Heidelberg: Springer Berlin Heidelberg.

Und schließlich ist noch der Ratgeber von einer der Pionier*innen der Burn-Out-Forschung zu erwähnen: Maslach, Christina; Leiter, Michael P. (2007): *Burnout erfolgreich vermeiden. Sechs Strategien, wie Sie Ihr Verhältnis zur Arbeit verbessern*. Wien: Springer.

10 Das Chronic Fatigue Syndrom (CFS) wird auch bisweilen als *Myalgische Enzephalomyelitis* (ME) bezeichnet und von dieser Warte aus als vornehmlich körperliche Erkrankung verstanden, auch wenn dies weiterhin umstritten ist. Vergleiche hierzu: Rollnik, Jens D. (2017): Das chronische Mü-

digkeitssyndrom – ein kritischer Diskurs. In: *Fortschritte der Neurologie-Psychiatrie* 85 (2), S. 79–85. DOI: 10.1055/s-0042-121259.

11 Immer wieder betonen Wissenschaftler*innen, wie wichtig es für ein ganzheitliches Verständnis des Burn-Out-Phänomens ist, individuelle personenbezogene Einflussfaktoren und Erfahrungen in die Forschung einzubeziehen:
Salminen, Stela; Andreou, Elena; Holma, Juha; Pekkonen, Mika; Mäkikangas, Anne (2017): Narratives of burnout and recovery from an agency perspective: A two-year longitudinal study. In: *Burnout Research* 7, S. 1–9. DOI: 10.1016/j.burn.2017.08.001.
Mäkikangas, Anne; Kinnunen, Ulla (2016): The person-oriented approach to burnout: A systematic review. In: *Burnout Research* 3 (1), S. 11–23. DOI: 10.1016/j.burn.2015.12.002.
Burisch, Matthias (2002): A longitudinal study of burnout: The relative importance of dispositions and experiences. In: *Work Stress* 16 (1), S. 1–17. DOI: 10.1080/02678370110112506.

12 Heim und Kollegen (2009) stellen in einem Artikel über Traumatisierung bei CFS-Patienten Kindheitstraumata als einen zentralen Risikofaktor für das Chronic Fatigue Syndrom dar: Heim, Christine; Nater, Urs M.; Maloney, Elizabeth; Boneva, Roumiana; Jones, James F.; Reeves, William C. (2009): Childhood trauma and risk for chronic fatigue syndrome: association with neuroendocrine dysfunction. In: *Archives of General Psychiatry* 66 (1), S. 72–80. DOI: 10.1001/archgenpsychiatry.2008.508.

13 Hans Selye untersuchte als Erster das menschliche Stresserleben: Selye, Hans (1956): *The stress of life*. New York: McGraw-Hill.

14 Die Grundlage für die heutige Verwendung des Begriffs »Stress« legte Hans Selye in den 1950er-Jahren. Stress ist in den Untersuchungen von Selye eine körperliche Reaktion auf einen Stressor. Doch existierte der Begriff »Stress« schon lange vorher und wird bis heute im Englischen auch in ganz anderen Zusammenhängen verwendet. So lägen laut Patricia M. Goodnite (2014) die historischen Wurzeln des Begriffs im 14. Jahrhundert und seien eng mit dem Wort »strict« verbunden. Ihrer Literaturauswertung nach lassen sich für den Begriff heute drei Bedeutungsebenen finden: 1. Im Sinne eines Stimulus kann Stress als die Anwendung von Spannung, Kraft oder Druck auf einen Organismus verstanden werden. Dazu passt, dass im modernen englischen Sprachgebrauch »to stress« bedeutet, etwas sprachlich zu betonen. 2. Stress als die Bewertung und Wahrnehmung eines Stimulus als überwältigend. 3. Stress als messbare Reaktion des Organismus auf einen Stimulus. Siehe: Goodnite, Patricia M. (2014): Stress: a concept analysis. In: *Nursing Forum* 49 (1), S. 71–74. DOI: 10.1111/nuf.12044.

15 ICD-11 im englischen Original: »Burnout is a syndrome conceptualized as resulting from chronic workplace stress that has not been successfully managed. It is characterised by three dimensions: 1) feelings of energy depletion or exhaustion; 2) increased mental distance from one's job, or feelings of negativism or cynicism related to one's job; and 3) a sense of ineffectiveness and lack of accomplishment. Burn-out refers specifically to phenomena in the occupational context and should not be applied to describe experiences in other areas of life.« In: World Health Organization (2019): QD85 Burnout. ICD-11 – Mortality and Morbidity Statistics. Online verfügbar unter https://icd.who.int/browse11/l-m/en#/http://id.who.int/icd/entity/129180281, zuletzt geprüft am 31.01.2021.

16 Die Deutsche Gesellschaft für Psychiatrie, Psychotherapie und Nervenheilkunde (DGPPN) beklagte 2012, der Begriff Burn Out fördere undifferenzierte Betrachtungsweisen. »Die Gleichsetzung von Burnout als Depression der Leistungsträger, der ›Starken‹, verknüpfe sich auf der anderen Seite mit der Vorstellung der Depression anlagebedingt ›Schwacher‹.« In: Hein-Rusine, Ulrike (2012): Burnout – Positionspapier der Deutschen Gesellschaft für Psychiatrie, Psychotherapie und Nervenheilkunde (DGPPN) mit Kommentar einer Betriebsärztin. In: *ASUpraxis | Arbeitsmed. Sozialmed. Umweltmed.* 47 (6). In der wissenschaftlichen Literatur finden sich weitere Beispiele für den Diskurs um das Burn-Out-Konzept:
Kaschka, Wolfgang P.; Korczak, Dieter; Broich, Karl (2011): Modediagnose Burn-out. In: *Deutsches Ärzteblatt international* 108 (46), S. 781–787. DOI: 10.3238/arztebl.2011.0781.
Nil, Rico; Jacobshagen, Nicole; Schächinger, H.; Baumann, P.; Höck, P.; Hättenschwiler, Joe et al. (2010): Burnout – eine Standortbestimmung. In: *Schweizer Archiv für Neurologie und Psychiatrie* Jg. 161, S. 72–77.

17 Freudenberger, Herbert J. (1974): Staff Burn-Out. In: *Journal of Social Issues* 30 (1), S. 159–165. DOI: 10.1111/j.1540-4560.1974.tb00706.x. Freudenbergers Modell wird bis heute als Forschungsgrundlage herangezogen zum Beispiel in Bezug auf die Frage, wie man arbeitsmedizinisch Burn-Out-gefährdete Mitarbeiter*innen erkennen kann: Ponocny-Seliger, Elisabeth (2014): 12-Phasen-Burnout-Screening (12). Online verfügbar unter https://www.asu-arbeitsmedizin.com/originalia/12-phasen-burnout-screening, zuletzt geprüft am 21.01.2021.

18 Schaufeli, Wilmar B.; Leiter, Michael P.; Maslach, Christina (2009): Burnout: 35 years of research and practice. In: *Career Dev Int* 14 (3), S. 204–220. DOI: 10.1108/13620430910966406. Schaufeli, Wilmar B.; Maslach, Christina; Marek, Tadeusz (Hg.) (2017): *Professional Burnout. Recent Developments in Theory and Research.* Florence: Taylor and Francis (Routledge Library Editions).

19 Maslach, Christina (1982): *Burnout. The cost of caring.* Englewood Cliffs, NJ: Prentice-Hall (A Spectrum book).

20 Maslach, Christina; Jackson, Susan E. (1981): The measurement of experienced burnout. In: *J Organiz Behav* 2 (2), S. 99–113. DOI: 10.1002/job.4030020205.

21 Die Burn-Out-Gefährdung der »Helfenden« wurde schon früh in den Blick genommen: Cherniss, Cary (1980): *Professional burnout in human service organizations.* New York: Praeger (Praeger special studies).
Bis heute ist das Thema in der Forschung aktuell, insbesondere am Beispiel der Belastungssituation von Pflegepersonal: Woo, Tiffany; Ho, Roger; Tang, Arthur; Tam, Wilson (2020): Global prevalence of burnout symptoms among nurses: A systematic review and meta-analysis. In: *Journal of Psychiatric Research* 123, S. 9–20. DOI: 10.1016/j.jpsychires.2019.12.015.

22 Manche dieser Menschen des öffentlichen Lebens haben ihre Erfahrungen aufgeschrieben, beispielsweise: Miriam Meckel (2011) in: *Brief an mein Leben. Erfahrungen mit einem Burnout.* 3. Aufl. Reinbek bei Hamburg: Rowohlt-Taschenbuch-Verlag (Rororo, 62701).

23 Jäger et al. (2016) plädieren für eine differenziertere Betrachtungsweise des Krankheitsbildes Depression (ebd.: S. 695), zum Beispiel indem die diagnostische Erfassung auf Basis von dimensionalen Modellen erfolgt.

24 Zur Differenzialdiagnostik des Burn-Out-Syndroms auch lesenswert: Korczak, Dieter; Huber, Beate (2012): Burn-out. Kann man es messen? In: *Bundesgesundheitsblatt, Gesundheitsforschung, Gesundheitsschutz* 55 (2), S. 164–171. DOI: 10.1007/s00103-011-1404-0.

25 Jacobi, F.; Höfler, M.; Strehle, J.; Mack, S.; Gerschler, A.; Scholl, L. et al. (2016): Erratum zu: Psychische Störungen in der Allgemeinbevölkerung. Studie zur Gesundheit Erwachsener in Deutschland und ihr Zusatzmodul »Psychische Gesundheit« (DEGS1-MH). In: *Nervenarzt* 87 (1), S. 77–87. DOI: 10.1007/s00115-015-4458-7.

26 Erfahrungsbericht eines Mannes an der Belastungsgrenze: Wötzel, Rudolf (2009): *Über die Berge zu mir selbst. Ein Banker steigt aus und wagt ein neues Leben.* 1. Aufl. München: Integral.

27 Mit dem Begriff »pathologisches Glücksspiel« ist bis dato offiziell allerdings von einer sogenannten Störung der Impulskontrolle die Rede und nicht von einer Suchterkrankung im engeren Sinne (ICD-10). Erst mit dem ICD-11 (bisher nur auf Englisch) erfolgt die Anerkennung als Verhaltenssucht.

28 Der deutsche Psychiater Emil Kraepelin beschrieb erstmals die Kaufsucht im Jahr 1909. Siehe hierzu: Murali, Vijaya; Ray, Rajashree; Shaffiullha, Mohammed (2012): Shopping addiction. In: *Adv Psychiatr Treat* 18 (4), S. 263–269. DOI: 10.1192/apt.bp.109.007880.

29 te Wildt, Bert (2015): *Digital Junkies. Internetabhängigkeit und ihre Folgen für uns und unsere Kinder.* München: Droemer.

30 In ihrem Review des aktuellen Forschungsstandes zum Hikikomori-Syndrom warnen Kato et al. vor einer internationalen Ausbreitung des Phänomens: Kato, Takahiro A.; Kanba, Shigenobu; Teo, Alan R. (2019): Hikikomori: Multidimensional understanding, assessment, and future international perspectives. In: *Psychiatry and Clinical Neurosciences* 73 (8), S. 427–440. DOI: 10.1111/pcn.12895.

31 Im Kontext der Wirtschaftskrise Ende der 1990er-Jahre war Japans Suizidrate die höchste der Welt. Laut Russell et al. ist dies durch die Kombinationen verschiedener Einflussfaktoren erklärbar. Die Tradition des »ehrenhaften« Suizids trifft auf die gestiegene Anzahl von japanischen Männern, die aufgrund der Krise arbeitslos wurden. Die Selbsttötung ermögliche, den eigenen gesellschaftlichen Status wiederherzustellen und somit Verantwortung sich selbst und seiner Familie gegenüber zu übernehmen. Dass Harakiri in diesem Zusammenhang eine Rolle spielt, erklärt sich dadurch, dass diese Form des Suizids historisch auf die höheren Gesellschaftsschichten der Samurai zurückgeht. In deren Kultur hatte diese Art von Selbsttötung rituellen Charakter und stellte einen Weg dar, um den eigenen Namen von Schuld reinzuwaschen. Siehe hierzu: Russell, Roxanne; Metraux, Daniel; Tohen, Mauricio (2017): Cultural influences on suicide in Japan. In: *Psychiatry and Cinical Neurosciences* 71 (1), S. 2–5. DOI: 10.1111/pcn.12428. Die Bedeutung von Schuld im Kontext von Harakiri findet sich auch in einer klinischen Studie von Kato et al. Sie untersuchten 647 Patient*innen, die einen Suizidversuch hinter sich hatten, darunter auch 25 Personen, die sich mittels Harakiri umbringen wollten. Innerhalb dieser Gruppe fanden sich vor allem Männer (60 %), generell sei der Anteil an Männern in dieser Gruppe signifikant höher. Dies könnte mit dem kulturellen Ursprung der Methode zu tun haben. Die Forscher*innen fanden in der Harakiri-Gruppe zudem Anzeichen für starke Schuldgefühle. Siehe hierzu: Kato, Koji; Kimoto, Keitaro; Kimoto, Kousuke; Takahashi, Yuki; Sato, Reiko; Matsumoto, Hideo (2014): Frequency and clinical features of patients who attempted suicide by Hara-Kiri in Japan. In: *Journal of Forensic Sciences* 59 (5), S. 1303–1306. DOI: 10.1111/1556-4029.12411.

32 In Japan ist es eine gängige Hypothese, dass es einen Zusammenhang zwischen dem Hikikomori-Phänomen und exzessiver Internetnutzung gibt: Kato, Takahiro A.; Shinfuku, Naotaka; Tateno, Masaru (2020): Internet society, internet addiction, and pathological social withdrawal: the chicken and egg dilemma for internet addiction and hikikomori. In: *Current Opinion in Psychiatry* 33 (3), S. 264–270. DOI: 10.1097/YCO.0000000000000601.

33 Japan und existenzielle Erschöpfung? Für die Extremform des Ausgebranntseins gibt es sogar ein eigenes japanisches Wort: »Karoshi« ist der Tod durch Überarbeitung. Präventionsmaßnahmen zur Reduktion von Karoshi in der japanischen Bevölkerung sind weniger erfolgreich als gewünscht. Dies mag laut Eguchi et al. unter anderem damit zu und haben, dass in der japanischen Gesellschaft exzessives Arbeiten als normaler Aspekt des Berufslebens angesehen wird: Eguchi, Hisashi; Wada, Koji; Smith, Derek R. (2016): Recognition, Compensation, and Prevention of Karoshi, or Death due to Overwork. In: *Journal of Occupational and Environmental Medicine* 58 (8), e313–4. DOI: 10.1097/JOM.0000000000000797.

34 Übermäßiges Arbeiten ist ein Phänomen, das ostasiatische Industrieländer stark betrifft, insbesondere auch Südkorea. Dort würden laut Eguchi et al. einer Statistik von 2014 zufolge 35 Prozent der Arbeitnehmer 50 Stunden pro Woche oder mehr arbeiten. In Japan sind es 23 Prozent, in Australien, Neuseeland und den USA 14 bis 17 Prozent. Eguchi, Hisashi; Wada, Koji; Smith, Derek R. (2016): Recognition, Compensation, and Prevention of Karoshi, or Death due to Overwork. In: *Journal of Occupational and Environmental Medicine* 58 (8), e313–4. DOI: 10.1097/JOM.0000000000000797.

35 Rothlin, Philippe; Werder, Peter R. (2007): *Diagnose Boreout. Warum Unterforderung im Job krank macht.* 1. Aufl. S. l.: Redline Verlag.

36 Frankl, Viktor E. (2007): *Ärztliche Seelsorge. Grundlagen der Logotherapie und Existenzanalyse;* mit den »Zehn Thesen über die Person«. Ungekürzte Ausg., [12.] Aufl. München: Dt. Taschenbuch-Verl. (dtv, 34427).

37 Interessante Forschungsergebnisse zu arbeitsbezogenen Krankheitsphänomen finden sich zum Beispiel hier:

Aronsson, Gunnar; Theorell, Töres; Grape, Tom; Hammarström, Anne; Hogstedt, Christer; Marteinsdottir, Ina et al. (2017): A systematic review including meta-analysis of work environment and burnout symptoms. In: BMC *Public Health* 17 (1), S. 264. DOI: 10.1186/s12889-017-4153-7.

Bauer, Joachim; Häfner, Steffen; Kachele, Horst; Wirsching, Michael; Dahlbender, Reiner W. (2003): Burn-out und Wiedergewinnung seelischer Gesundheit am Arbeitsplatz. In: *Psychother Psychosom Med Psychol* 53 (5), S. 213–222. DOI: 10.1055/s-2003-38865.

Interessante Themenschwerpunkte in der Forschung sind zum Beispiel der Zusammenhang zwischen besonderen Arbeitsbedingungen wie Nachtarbeit: Angerer, Peter; Schmook, Renate; Elfantel, Irina; Li, Jian (2017): Night Work and the Risk of Depression. In: *Deutsches Ärzteblatt international* 114 (24), S. 404–411. DOI: 10.3238/arztebl.2017.0404.

Burn Out bei bestimmten Berufsgruppen wie Lehrer*innen: Hillert, Andreas; Koch, Stefan; Lehr, Dirk (2013): Das Burnout-Phänomen am Beispiel des Lehrerberufs: Paradigmen, Befunde und Perspektiven berufsbezogener Therapie- und Präventionsansätze. In: *Nervenarzt* 84 (7), S. 806–812. DOI: 10.1007/s00115-013-3745-4.

Oder in bestimmten Branchen: Pines, Ayala Malach; Zaidman, Nurit (2014): Stress and burnout in bicultural teams in hi-tech industry. In: *British Journal of Management* BJM 25 (4), S. 819–832.

38 Alle Falldarstellungen wurden verfremdet, um eine Identifizierung der Betroffenen zu verunmöglichen.

39 Petersen, Anne Helen (2020): *Can't Even: How Millennials Became the Burnout Generation.* Houghton Mifflin.

40 Schmid-Ott et al. beleuchten die Bedeutung von Rollenkonflikten im Kontext der Frage, wie eine gesunde Work-Life-Balance entwickelt werden kann: Schmid-Ott, Gerhard; Begerow, Bettina; Shin, Mina; Bohm, Dana; Stock-Gissendanner, S.; Schulz, W. (2017): Psychische Gesundheit trotz beruflichem Stress: Mehr als nur »Work-Life-Balance«. In: *Ärztliche Psychotherapie* 12 (4), S. 207–210.

41 »Mein Vater hat mir in den Kopf gesetzt, dass ich der Beste sein muss, nie mit mir zufrieden sein darf«, sagt Henry Thierry in einem Porträt des Magazins FOCUS: Haschnik, Gregor (2007): Thierry Henry im Porträt: Jugend im Ghetto. In: FOCUS *Online*, 17.08.2007. Online verfügbar unter https://www.focus.de/sport/fussball/int_ligen/tid-7143/thierry-henry_aid_70117.html, zuletzt geprüft am 19.02.2021.

42 Wenn der Erfolg, das Resultat am Ende mehr zählt als die Leistung und der persönliche Einsatz, erwecke das den Eindruck, dass Vorteile, Lebenschancen und Status nicht nach den Regeln verteilt werden, die wir uns als Gesellschaft eigentlich gesetzt hätten, so Sighard Neckel, Professor für Soziologie, im *Deutschlandfunk*: Leitner, Barbara (2012): Was ist Erfolg? Triebfedern und Fallstricke eines gesellschaftlichen Ideals. *Deutschlandfunk.* Online verfügbar unter https://www.deutschlandfunk.de/was-ist-erfolg.1148.de.html?dram:article_id=180946, zuletzt geprüft am 19.02.2021. Von Sighard Neckel stammt auch das Buch: Neckel, Sighard; Wagner, Greta (Hg.) (2014): *Leistung und Erschöpfung. Burnout in der Wettbewerbsgesellschaft.* 2. Aufl., Berlin: Suhrkamp (Edition Suhrkamp, 2666).

43 Tracy, Jessica L.; Robins, Richard W. (2007): Emerging Insights Into the Nature and Function of Pride. In: *Current Directions in Psychological Science,* Bd. 16, S. 147–150.

44 Lammers, Maren (2016). *Emotionsbezogene Psychotherapie von Scham und Schuld. Das Praxishandbuch.* Stuttgart: Schattauer.

45 Romero, Frederico R.; Romero, Karen R.; Brenny, Filho T.; Pilati, Roberto; Kulysz, David; de Oliveira Junior, Fernando C. (2008): Reasons why pati-

ents reject digital rectal examination when screening for prostate cancer. In: *Arch Esp Urol* 61, S. 759–765.

46 Tracy, Jessica L.; Robins, Richard W. (2007): Emerging Insights Into the Nature and Function of Pride. In: *Current Directions in Psychological Science*, Bd. 16, S. 147–150.

47 Watzlawick, Paul (1983): *Anleitung zum Unglücklichsein.* Piper: München.

48 Verletzlichkeit zuzulassen sei das beste Mittel, um mit Scham umzugehen, so Brené Brown im TED Talk und in ihrem Buch *Verletzlichkeit macht stark*. Brown, Brené: Auf die Scham hören (TED2012). Online verfügbar unter https://www.ted.com/talks/brene_brown_listening_to_shame/transcript?language=de, zuletzt geprüft am 19.02.2021. Brown, Brené (2017): *Verletzlichkeit macht stark. Wie wir unsere Schutzmechanismen aufgeben und innerlich reich werden.* 1. Aufl., vollständige Taschenbuchausgabe. München: Goldmann (Goldmann).

49 Bonelli, Raphael M. (2014): *Perfektionismus. Wenn das Soll zum Muss wird.* München: Pattloch.

50 Hierzu auch lesenswert: Gahntz, Christian; Graefe, Stefanie (2016): Burnout: Die widersprüchliche Logik der Therapeutisierung von Arbeitsstress. In: Roland Anhorn und Marcus Balzereit (Hg.): *Handbuch Therapeutisierung und Soziale Arbeit.* Wiesbaden: Springer VS (Perspektiven kritischer Sozialer Arbeit, Band 23), S. 367–389.

51 Ärzte sollen häufiger an Burnout, Depression und Abhängigkeitserkrankungen leiden als andere Berufsgruppen, schreiben Maxi Braun und Kolleg*innen. In einer Fragebogenstudie mit 1800 Ärzt*innen zeigte sich, dass die Werte hinsichtlich aktueller und früherer Depressivität im Vergleich zur Allgemeinbevölkerung erhöht sind. Braun, Maxi; Schönfeldt-Lecuona, Carlos; Kessler, H.; Beck, J.; Beschoner, Petra; Freudenmann, Roland W. (2008): Burnout, Depression und Substanzgebrauch bei deutschen Psychiatern und Nervenärzten. In: *Nervenheilkunde* 27 (09), S. 800–804. DOI: 10.1055/s-0038-1627220.

Weitere Literatur über und für Burn-Out-gefährdete Mediziner*innen:

Beschoner, Petra; Wietersheim, Jörn von; Jarczok, Marc N.; Braun, Maxi; Schönfeldt-Lecuona, Carlos; Jerg-Bretzke, Lucia; Steiner, Laurenz (2020): Changes in Working Conditions and Mental Health Among Intensive Care Physicians Across a Decade. In: *Frontiers in Psychiatry* 11, S. 145. DOI: 10.3389/fpsyt.2020.00145.

Pothmann, M.; Kaluza, K.; Mann, F.: Das Burnout-Syndrom bei Frauen in der Chirurgie. In: *Klinik und Forschung in der Chirurgie unter dem Aspekt von Effizienz und Ökonomie*: Springer.

Rotenstein, Lisa S.; Torre, Matthew; Ramos, Marco A.; Rosales, Rachael C.;

Guille, Constance; Sen, Srijan; Mata, Douglas A. (2018): Prevalence of Burnout Among Physicians: A Systematic Review. In: JAMA 320 (11), S. 1131–1150. DOI: 10.1001/jama.2018.12777.

Zwack, Julika (2015): *Wie Ärzte gesund bleiben – Resilienz statt Burnout.* 2., unveränderte Aufl., Stuttgart, New York: Georg Thieme Verlag.

52 Sei präsent in der Gegenwart und in allem, was du tust, will uns diese Erzählung sagen. Es gibt sie weltweit in zahlreichen Variationen, und sie stammt vermutlich aus dem Zen-Buddhismus. Die Quelle ist unbekannt.

53 Laut einer Studie von Microsoft lag die durchschnittliche menschliche Aufmerksamkeitsspanne im Jahr 2000 noch bei 12 Sekunden. Im Jahr 2013 waren es nur noch 8 Sekunden: Microsoft Canada (2015): Attention spans. Online verfügbar unter https://dl.motamem.org/microsoft-attention-spans-research-report.pdf, zuletzt geprüft am 19.02.2021.

54 In der Studie von Lorenz et al. zeigen sich Hinweise, dass die Fülle digital-medialer Informationen zu einem Rückgang der kollektiven Aufmerksamkeitsressourcen führt (Lorenz-Spreen et al., 2019: S. 955): »Our modeling suggests that the accelerating ups and downs of popular content are driven by increasing production and consumption of content, resulting in a more rapid exhaustion of limited attention resources.« In: Lorenz-Spreen, Philipp; Mønsted, Bjarke Mørch; Hövel, Philipp; Lehmann, Sune (2019): Accelerating dynamics of collective attention. In: *Nat Commun* 10 (1), S. 1759. DOI: 10.1038/s41467-019-09311-w.

55 Eine Studie des Fraunhofer IAO untersucht unter anderem, wie wir im digitalisierten Alltag mit der Informationsflut umgehen. Wie gut uns das gelingt, habe viel damit zu tun, wie wir unsere Aufmerksamkeit fokussieren (Pollmann et al., 2018: S. 38) und wie leicht wir uns ablenken lassen (ebd.: S. 40). Das lässt die Schlussfolgerung zu, dass es sicherlich heutzutage möglich ist, Informationen deutlich schneller zu erfassen und zu verarbeiten – aber nur dann, wenn wir lernen, uns nicht ständig von neu einströmenden Informationen ablenken zu lassen. In: Pollmann, Kathrin; Janssen, Doris; Vukelic, Mathias; Fronemann, Nora (2018): Homo digitalis. Eine Studie über die Auswirkungen neuer Technologien auf verschiedene Lebensbereiche für eine menschengerechte Digitalisierung der Arbeit. Fraunhofer-Institut für Arbeitswirtschaft und Organisation IAO. Stuttgart. Online verfügbar unter https://www2.iao.fraunhofer.de/images/iao-news/Studie_HomoDigitalis.pdf, zuletzt geprüft am 19.02.2021.

56 Albert Einsteins berühmter Ausspruch zeigt, wie wichtig Selbstwirksamkeitserfahrungen und Resonanzerfahrungen für ein glückliches Leben sind. Siehe hierzu: Schweifer, Franz J. (2019): Selbstwirksamkeit als Lebenselixier. Die Wirtschaft. Online verfügbar unter https://www.die-wirtschaft.

at/die-wirtschaft/selbstwirksamkeit-als-lebenselixier-183178, zuletzt geprüft am 19.02.2021.

57 Csíkszentmihályi, Mihaly (2000): *Das Flow-Erlebnis. Jenseits von Angst und Langeweile im Tun aufgehen* (Originaltitel: Beyond Boredom and Anxiety. The Experience of Play in Work and Games. 1975), 8. Aufl., Klett-Cotta: Stuttgart.

58 »Resiliente Unternehmen zeichnen sich durch hohe produktive Energie und intensive positive Emotionen aus, die sie achtsam sein lassen gegenüber Signalen aus der Umwelt«, schreibt Mirjam Rolfe in ihrem Buch (Rolfe, 2019: S. 79). Produktive Energie zeige sich durch ein »hohes Aktivitätsniveau und Engagement bei Vorherrschen positiver Emotionen (Begeisterung, Stolz, Flow-Erleben). […] In kürzester Zeit können durch Mobilisierung gemeinsamer Kraftreserven scheinbar unmögliche Aufgaben bewältigt werden« (ebd.: S. 81). In: Rolfe, Mirjam (2019): *Positive Psychologie und organisationale Resilienz. Stürmische Zeiten besser meistern.* Berlin: Springer (Positive Psychologie kompakt).

59 Amanullah, Shabbir; Ramesh Shankar, Rashmi (2020): The Impact of COVID-19 on Physician Burnout Globally: A Review. In: *Healthcare* 8 (4). DOI: 10.3390/healthcare8040421.

60 Soziales Engagement macht glücklich, dafür gibt es Hinweise in zahlreichen Studien weltweit. Laut Francesca Borgonovi ist es dabei in erster Linie das Ehrenamt, was Menschen gesünder und glücklicher mache, weniger beispielsweise das Spenden von Geld. In: Borgonovi, Francesca (2008): Doing well by doing good. The relationship between formal volunteering and self-reported health and happiness. In: *Social Science & Medicine (1982)* 66 (11), S. 2321–2334. DOI: 10.1016/j.socscimed.2008.01.011.

61 Laut Wissenschaftlern wie dem Professor für Wirtschaftssoziologie Martin Schröder ließen sich Generationenunterschiede empirisch nicht bestätigen, sie würden gar nicht existieren. In: Schröder, Martin (2018): Der Generationenmythos. In: *KZfSS Kölner Zeitschrift für Soziologie und Sozialpsychologie* 70 (3), S. 469–494. DOI: 10.1007/s11577-018-0570-6.

62 Becker, Bernhard von (2014): *Babyboomer. Die Generation der Vielen.* 1. Aufl., Originalausgabe. Berlin: Suhrkamp (Suhrkamp-Taschenbuch, 4508).

63 »Es tobt ein neuer Generationenkonflikt«, schreibt die *Süddeutsche Zeitung*. Ansari, Benjamin; Hildebrand, Kathleen (2020): Generationenkonflikt: Generation Z gegen Millennials. In: *Süddeutsche Zeitung*, 28.09.2020. Online verfügbar unter https://projekte.sueddeutsche.de/artikel/kultur/generationenkonflikt-generation-z-gegen-millennials-e126001/?reduced=true, zuletzt geprüft am 11.02.2021.

64 »Das Netto-Vermögen des typischen Millennials im Alter von 25 bis 34 Jahren beträgt rund 60 Prozent des Vermögens eines Babyboomers desselben Alters.« (Dettling/Hsu 2017: S. 20; übersetzt aus dem Englischen) In: Dettling, Lisa; Hsu, Joanne W. (2017): Playing Catch-up. Youth today are not building wealth the way their parents did. In: *Finance Development* 54 (2), S. 20–23. Online verfügbar unter https://www.imf.org/external/pubs/ft/fandd/2017/06/pdf/fd0617.pdf, zuletzt geprüft am 11.02.2021.

65 Seit 1984 führt das Deutsche Institut für Wirtschaftsforschung (DIW) in Berlin jährliche repräsentative Befragungen privater Haushalte in Deutschland durch. Britzke, Janina und Jürgen Schupp (Hg.) (2018): SOEP Wave Report 2017. DIW Berlin. Berlin. Online verfügbar unter https://www.diw.de/documents/publikationen/73/diw_01.c.592826.de/wave_report_2017.pdf, zuletzt geprüft am 11.02.2021.

66 Im Deloitte Global Millennial Survey wird unter anderem abgefragt, wie optimistisch beziehungsweise pessimistisch Millennials in die Zukunft blicken. Im 2020er-Report, dessen Untersuchungszeitraum von der Corona-Pandemie beeinflusst ist, zeigte sich im Vergleich zu 2019 ein deutlicher Rückgang. Weltweit sei bei den Millennials der Zuversichtswert von 38 auf 32 Punkte zurückgegangen. Deloitte (2020): The Deloitte Global Millennial Survey 2020. Resilient generations hold the key to creating a »better normal«. Hg. v. Deloitte. Online verfügbar unter https://www2.deloitte.com/content/dam/Deloitte/global/Documents/About-Deloitte/deloitte-2020-millennial-survey.pdf, zuletzt geprüft am 11.02.2021.

67 Die Fähigkeit zum Gratifikationsaufschub als Kind habe großen Einfluss darauf, ob man als erwachsener Mensch ein körperlich und mental gesundes Leben führen würde, so Walter Mischel: Mischel, Walter; Ayduk, Ozlem; Berman, Marc G.; Casey, B. J.; Gotlib, Ian H.; Jonides, John et al. (2011): »Willpower« over the life span: decomposing self-regulation. In: *Social Cognitive and Affective Neuroscience* 6 (2), S. 252–256. DOI: 10.1093/scan/nsq081. Im englischen Originaltext heißt es: »The early experimental studies of the cognitive strategies that enable delay of gratification demonstrated that at least in laboratory situations, it is possible to dramatically enhance this ability through the use of relatively simple attention control and cognitive re-appraisal manipulations (Mischel et al., 1989; Mischel and Ayduk, 2004). To recapitulate, the skills and motivations that enable the phenomenon of ›willpower‹, and particularly the ability to inhibit prepotent ›hot‹ responses and impulses in the service of future consequences, appear to be important early-life markers for long-term adaptive mental and physical development. The health protective and other adaptive consequential life outcomes predicted by delay of gratification ability early in life,

as reviewed at the start of this article, document the importance of this ability for well-being from childhood into mid-life.«

68 Carlson et al. wiederholten das Experiment, das Mischel in den 1960er-Jahren und Laurence Aber in den 1980er-Jahren gemacht hatten: Carlson, Stephanie M.; Shoda, Yuichi; Ayduk, Ozlem; Aber, Lawrence; Schaefer, Catherine; Sethi, Anita et al. (2018): Cohort effects in children's delay of gratification. In: *Developmental Psychology* 54 (8), S. 1395–1407. DOI: 10.1037/dev0000533.

69 Der Ausdruck »survival of the fittest« tauchte erstmals 1869 in der 5. Aufl. von Charles Darwins *Die Entstehung der Arten* auf. Darwin, Charles (1869): *On the Origin of Species by Means of Natural Selection: Or the Preservation of Favoured Races in the Struggle for Life.* 5. Aufl.: D. Appleton.

70 Shin et al. untersuchten den Zusammenhang zwischen elterlichem Bindungsstil und Burn Out bei südkoreanischen Schüler*innen. Dabei zeigte sich, dass Schüler*innen, deren Eltern sich lieblos-kontrollierend verhielten, eher Burn-Out-gefährdet seien. Shin, Hyojung; Lee, Jayoung; Kim, Boyoung; Lee, Sang Min (2012): Students' perceptions of parental bonding styles and their academic burnout. In: *Asia Pacific Educ Rev* 13 (3), S. 509–517. DOI: 10.1007/s12564-012-9218-9.

71 Collins, Suzanne (2009–2011): *DieTribute von Panem.* Hamburg: Öttinger.

72 Ein Spielmodus, bei dem eine gewisse Anzahl an Spielern (im Fall von Fortnite 100) in eine Arena/Welt geworfen wird, die im Verlauf des Spieles schrumpft und in der es Waffen und weitere Items gibt, welche benötigt werden, um alle verbleibenden Gegner (andere Spieler) und Bots (vom Server gesteuerte Gegner) auszuschalten, denn nur ein Spieler, ein Duo oder Team à drei oder vier Personen kann gewinnen.

73 Götz et al. erforschten in ihrer Studie von 2019 unter anderem, inwiefern sich Betroffene einer Essstörung in sozialen Netzwerken inszenieren und inwiefern Influencerinnen ihre Essstörung beeinflussen. Götz, Maya; Wunderer, Eva; Greithanner, Julia; Maslanka, Eva (2019): »Warum kann ich nicht so perfekt sein?« Die Bedeutung von Influencerinnen in der Entwicklung von Essstörungen. In: *TelevIZIon* 32 (1), S. 29–31. Online verfügbar unter http://www.br-online.de/jugend/izi/deutsch/publikation/televizion/32_2019_1/Goetz_Wunderer-perfekt_sein.pdf, zuletzt geprüft am 10.02. 2021.

74 Republican National Convention (2008): The Difference Between Hockey Moms & Pitbulls | Sarah Palin | 2008 Republican Nat. Online verfügbar unter https://www.youtube.com/watch?v=RjsGgTTIvnk, zuletzt geprüft am 10.02.2021.

75 Byung-Chul Han, Müdigkeitsgesellschaft. Matthes & Seitz 2010.

76 Tieste, Oliver (2003): Der Tod durch Überarbeitung. Arbeits- und sozialversicherungsrechtliche Hintergründe; materiellrechtliche, epidemiologische und betriebliche Rahmenbedingungen des Karôshi-Phänomens in Japan und Deutschland. Zugl.: Bremen, Univ., Diss., 2002. Frankfurt am Main: Lang (Recht der Arbeit und der sozialen Sicherheit, 20).

77 Compensation Partner (Hg.) (2019): Arbeitszeitmonitor 2019. Eine empirische Studie zu Überstunden in Deutschland. Hamburg. Online verfügbar unter https://www.compensation-partner.de/downloads/arbeitszeitmonitor-2019.pdf, zuletzt geprüft am 10.02.2021.

78 Laut Geert Hofstedes Modell der Kulturdimensionen gibt es beispielsweise das Gegensatzpaar Individualismus versus Kollektivismus: Hofstede, Geert; Hofstede, Gert Jan; Minkov, Michael (2010): *Cultures and organizations. Software of the mind: intercultural cooperation and its importance for survival.* Revised and expanded third edition. New York: McGraw-Hill.

79 Jack, Andrew (2017): The price of success for Asia's workers. In: *The Financial Times.* Online verfügbar unter https://www.ft.com/content/3e27e-ae2–3fa9–11e7–82b6–896b95f30f58, zuletzt geprüft am 10.02.2021.

80 Steinke und Badura erstellten für den Zeitraum März bis April 2010 einen strukturierenden Überblick über den Forschungsstand zum Thema Präsentismus mit Fokus auf konzeptionelle Grundlagen, Messung, Ursachen, gesundheitliche Folgen und Kosten. Steinke, Mika; Badura, Bernhard: Präsentismus. Ein Review zum Stand der Forschung. Dortmund. Online verfügbar unter http://www.baua.de/de/Publikationen/Fachbeitraege/Gd60.pdf?__blob=publicationFile=5, zuletzt geprüft am 10.02.2021.

81 Laut Gesundheitsreport 2016 der DAK ist Präsentismus unter deutschen Arbeitnehmer*innen weit verbreitet. Insbesondere aus Solidarität zu Kollegen gingen Arbeitnehmer*innen häufiger krank zur Arbeit, als dass sie sich krank meldeten (Marschall et al., 2016: S. 107). Marschall, Jörg; Hildebrandt, Susanne; Sydow, Hanna; Nolting, Hans-Dieter (2016): Gesundheitsreport 2016. Analyse der Arbeitsunfähigkeitsdaten. Schwerpunkt: Gender und Gesundheit. Hg. v. DAK Gesundheit. Hamburg (*Beiträge zur Gesundheitsökonomie und Versorgungsforschung,* Band 13). Online verfügbar unter https://www.dak.de/dak/download/gesundheitsreport-2016---warum-frauen-und-maenner-anders-krank-sind-2108968.pdf, zuletzt geprüft am 10.02.2021.

82 Rückläufige krankheitsbedingte Fehlzeiten bedeuten leider nicht unbedingt, dass Arbeitnehmer gesünder geworden sind, so die Autoren Oster und Mücklich im Vorwort der iga.Fakten-Publikation zum Thema Präsentismus. Stattdessen wird vermutet, dass Beschäftigte häufiger krank zur Arbeit gehen. Die Initiative Gesundheit & Arbeit (iga) gibt einen Überblick

über Ursachen und Einflussfaktoren des Präsentismus-Phänomens und macht Vorschläge für Präventionsmaßnahmen: Oster, Stephan; Mücklich, Anja (2021): *iga.Fakten 6. Präsentismus: Verlust von Gesundheit und Produktivität.* Hg. v. Initiative Gesundheit & Arbeit (iga). Online verfügbar unter https://www.iga-info.de/fileadmin/redakteur/Veroeffentlichungen/iga_Fakten/Dokumente/Publikationen/iga-Fakten_6_Praesentismus_2019.pdf, zuletzt geprüft am 10.02.2021.

83 2019 befragte der Lebensversicherer AIA 426 Organisationen in Australien, Hongkong, Malaysia, Sri Lanka und Thailand über gesundes Arbeiten; mehr als 26 000 Personen stellten hierfür ihre Antworten zu Verfügung: AIA Vitality (2019): The Healthiest Workplace. Regional Overview. AIA Vitality. Online verfügbar unter https://healthiestworkplace.aia.com/regional/eng/, zuletzt geprüft am 10.02.2021.

84 Ist konzentriertes Arbeiten noch möglich? Wie abhängig sind wir von unserem Handy? Professor Alexander Markowetz verdeutlicht in seinem Buch *Digitaler Burnout,* wie wir mit unserer exzessiven Smartphone-Nutzung unseren Alltag beeinträchtigen. Markowetz, Alexander (2015): *Digitaler Burnout. Warum unsere permanente Smartphone-Nutzung gefährlich ist.* München: Droemer.

85 Anhand unseres digitalen Fußabdrucks in sozialen Netzwerken und Smartphones ist eine ganz neue Form der Psychodiagnostik und des »Psycho-Trackings« möglich. Montag et al. beschreiben dieses Instrument und beleuchten dabei auch die datenschutzrechtlichen Aspekte: Montag, Christian; Sindermann, Cornelia; Baumeister, Harald (2020): Digital phenotyping in psychological and medical sciences: a reflection about necessary prerequisites to reduce harm and increase benefits. In: *Current Opinion in Psychology* 36, S. 19–24. DOI: 10.1016/j.copsyc.2020.03.013.

86 Hannes Grassegger stellt in seinem Buch die These auf, dass uns für die Bereitstellung unserer Daten eine angemessene Entlohnung zusteht: Grassegger, Hannes (2018): *Das Kapital bin ich. Meine Daten gehören mir.* 2. überarbeitete Aufl., Zürich, Berlin: Kein & Aber.

87 Grawe, Klaus (1998): *Psychologische Therapie.* Göttingen: Hogrefe.

88 Die sogenannte Operationalisierte Psychodynamische Diagnostik, deren Perspektive hier kurz hinzugezogen wird, befasst sich unter anderem mit der Beschreibung dezidierter innerer Konflikte, die für die Entstehung und Aufrechterhaltung bestimmter psychischer Leiden eine Rolle spielen. Ein psychisches Krankheitsbild kann durchaus auf mehrere der sieben Konflikttypen zurückzuführen sein. Siehe hierzu: Arbeitskreis OPD (2014) (Hg.): *Operationalisierte Psychodynamische Diagnostik* OPD-2. *Das Manual für Diagnostik und Therapieplanung.* Unter Mitarbeit von Manfred Cierpka. 3., überarbeitete Aufl., Bern: Verlag Hans Huber.

89 Solms, Mark; Turnbull, Oliver (2004): *Das Gehirn und die innere Welt. Neurowissenschaft und Psychoanalyse.* Düsseldorf: Walter.

90 Schulte-Markwort, Michael (2015): *Burnout-Kids. Wie das Prinzip Leistung unsere Kinder überfordert.* München: Pattloch.

91 Die Wiederholungsbefragung im Rahmen einer repräsentativen Studie zeigte, dass im Zeitraum 2010 bis 2014 Hirndoping mit verschreibungspflichtigen oder illegalen Substanzen unter deutschen Studierenden geringfügig um einen Prozentpunkt zunahm (2010: 5 Prozent, 2014: 6 Prozent). Deutlicher angestiegen – um drei Prozentpunkte – sei hingegen der Konsum von sogenannten »Soft-Enhancern« (2010: 5%, 2014: 8 %). Mit Soft-Enhancern meinen Middendorf et al. frei verkäufliche Mittel wie zum Beispiel Koffeintabletten, Energy Drinks, Vitaminpräparate, Schlaf- oder Beruhigungsmittel, Schmerzmittel, homöopathische beziehungsweise pflanzliche Substanzen. Siehe: Middendorff, Elke; Poskowsky, Jonas; Becker, Karsten (2015): Formen der Stresskompensation und Leistungssteigerung bei Studierenden. Wiederholungsbefragung des HISBUS-Panels zu Verbereitung und Mustern studienbezogenen Substanzkonsums. Hannover: DZHW (Forum Hochschule, 2015,4). Online verfügbar unter http://www.dzhw.eu/pdf/pub_fh/fh-201504.pdf.

92 Laut einer Studie des Leibniz-Instituts für Wirtschaftsforschung (RWI) gibt es Hinweise darauf, dass der Übergang in die Rente die Sterblichkeit sowohl kurzfristig erhöhen als auch verringern kann. Erklärung für diesen Effekt sei die abrupte Aktivitätsveränderung. Eine Erhöhung der Mortalität sei höher bei Menschen, die einen guten Job gehabt hätten, gut verdient hätten und somit durch den Renteneintritt einen Verlust an Prestige und sozialen Netzwerken erfahren würden (Giesecke, 2019: S. 20).
Giesecke, Matthias (2019): The Retirement Mortality Puzzle: Evidence from a Regression Discontinuity Design. Hg. v. RWI (Ruhr Economic Papers #800, 8). Online verfügbar unter https://www.rwi-essen.de/media/content/pages/publikationen/ruhr-economic-papers/rep_19_800.pdf, zuletzt geprüft am 13.02.2021.

93 Laut Robert Koch-Institut »(…) empfinden etwa vier von zehn Schülerinnen und Schülern oft oder sehr oft Stress, wobei Mädchen häufiger betroffen sind als Jungen« (S. 2). Robert Koch-Institut (RKI) (Hg.) (2020): AdiMon-Themenblatt: Stressbelastung bei Kindern und Jugendlichen (AdiMon-Themenblatt). Online verfügbar unter https://www.rki.de/DE/Content/Gesundheitsmonitoring/Studien/Adipositas_Monitoring/Psychosoziales/PDF_Themenblatt_Stressbelastung.pdf?__blob=publicationFile, zuletzt geprüft am 12.02.2021.
In einer belgischen Studie zeigte sich, dass zwischen 2008 und 2013 De-

pressionen und Ängste bei Mädchen stark anstiegen, und das in einem größeren Maß als bei Jungen. Van Droogenbroeck, Filip; Spruyt, Bram; Keppens, Gil (2018): Gender differences in mental health problems among adolescents and the role of social support: results from the Belgian health interview surveys 2008 and 2013. In: BMC *Psychiatry* 18 (1), S. 6. DOI: 10.1186/s12888-018-1591-4.
Die US-amerikanische Psychologin Dr. Lisa Damour beschreibt in ihrem Buch ebenfalls eine starke Zunahme von Stress bei Mädchen: Damour, Lisa (2019): *Under pressure. Confronting the epidemic of stress and anxiety in girls*. First edition. New York: Ballantine Books.

94 Bschor, Tom (2002): Larvierte Depression: Aufstieg und Fall einer Diagnose. In: *Psychiatrische Praxis* 29 (4), S. 207–210. DOI: 10.1055/s-2002-30678.

95 Laut einer Studie der Weltgesundheitsorganisation (WHO) litten im Jahr 2015 322 Millionen Menschen an einer Depression. Das sind 4,4 Prozent der Weltbevölkerung (World Health Organization, 2017, S. 8). In: World Health Organization (2017): Depression and other common mental disorders: global health estimates. World Health Organization. https://apps.who.int/iris/handle/10665/254610. License: CC BY-NC-SA 3.0 IGO.

96 Die Depression gehört neben den Angststörungen zu den häufigsten psychischen Erkrankungen. Für die bevölkerungsrepräsentative »Studie zur Gesundheit Erwachsener in Deutschland« (DEGS) des Robert Koch-Instituts erhoben Jacobi et. al. die 12-Monats-Prävalenzen psychischer Störungen in der erwachsenen Allgemeinbevölkerung in Deutschland. An unipolarer Depression erkrankten demnach 7,7 Prozent der untersuchten Personen. In absoluten Zahlen sind das 4,9 Millionen Personen. Die Prävalenz in Bezug auf affektive Störungen insgesamt betrugt 9,3 Prozent, in absoluten Zahlen 6 Millionen Personen. In: Jacobi, F.; Höfler, M.; Strehle, J.; Mack, S.; Gerschler, A.; Scholl, L. et al. (2016): Erratum zu: Psychische Störungen in der Allgemeinbevölkerung. Studie zur Gesundheit Erwachsener in Deutschland und ihr Zusatzmodul »Psychische Gesundheit« (DEGS1-MH). In: *Nervenarzt* 87 (1), S. 77–87. DOI: 10.1007/s00115-015-4458-7.

97 Maske et. al. untersuchten im Rahmen der bevölkerungsrepräsentativen »Studie zur Gesundheit Erwachsener in Deutschland« (DEGS1), welche psychiatrischen Komorbiditäten bei Menschen mit selbstberichtetem Burnout-Syndrom vorkommen. Bei 46,4 Prozent der untersuchten Personen mit einer Burnout-Diagnose zeigte sich gleichzeitig auch eine affektive Störung. Bei Personen mit diagnostiziertem Burnout-Syndrom würde eine sechsfach erhöhte Chance bestehen, zur selben Zeit an einer psychischen Störung zu erkranken. In: Maske, Ulrike E.; Riedel-Heller, Steffi G.; Seiffert, Ingeburg; Jacobi, Frank; Hapke, Ulfert (2016): Häufigkeit und psychiatri-

sche Komorbiditäten von selbstberichtetem diagnostiziertem Burnout-Syndrom. In: *Psychiatrische Praxis* 43 (1), S. 18–24. DOI: 10.1055/s-0034-138720.

98 Es gibt vielfältige Erklärungen dafür, inwiefern Burn-Out-Betroffene eher zu Angsterkrankungen neigen. Burisch beispielsweise bezeichnet Angst neben der Wut als eine der Leit-Emotionen bei Burn Out. Das würde den Burn Out von der Depression unterscheiden, bei der die Leit-Emotionen Melancholie und Trauer seien. Die Folge: »Ausbrenner (vor dem Endzustand) kämpfen, Depressive nicht« (Burisch, 2014, S. 254). Aus Angst vor dem endgültigen Scheitern wird als Lösungsstrategie gekämpft bis zur völligen Erschöpfung. Angst wird hier also von Burisch als zentraler Antreiber auf dem Weg in den Burn Out gesehen.

99 Burisch, Matthias (2014): *Das Burnout-Syndrom. Theorie der inneren Erschöpfung – zahlreiche Fallbeispiele – Hilfen zur Selbsthilfe.* 5., überarb. Aufl. Berlin: Springer. Online verfügbar unter http://site.ebrary.com/lib/alltitles/docDetail.action?docID=10793379.
In einer statistischen Studie von 2015 zeigen Rössler et al., dass Menschen, die an einer Kombination aus Angststörung und einer affektiven Störung litten, besonders Burn-Out-gefährdet seien (Rössler et al., 2015, S. 19).
Rössler, Wulf; Hengartner, Michael P.; Ajdacic-Gross, Vladeta; Angst, Jules (2015): Predictors of burnout: results from a prospective community study. In: *European Archives of Psychiatry and Clinical Neuroscience* 265 (1), S. 19–25. DOI: 10.1007/s00406-014-0512-x.

100 Lee, Brandy (Ed.) (2017): *The Dangerous Case of Donald Trump: 27 Psychiatrists and Mental Health Experts Assess a President.* Macmillan, Stuttgart.

101 te Wildt, Bert (2015): *Digital Junkies.* München: Droemer.

102 Sussman, Steven (2012): Workaholism: A Review. In: *Journal of Addiction Research & Therapy Suppl* 6 (1). DOI: 10.4172/2155-6105.S6-001.

103 Ohlmeier gibt eine Übersicht über den Zusammenhang von ADHS und Abhängigkeitserkrankungen bei Erwachsenen. Das betrifft insbesondere den Konsum von Cannabis, Amphetaminen und Alkohol zum Beispiel vor dem Hintergrund einer »Selbstmedikationshypothese«: Ohlmeier, Martin D. (2019): ADHS und Sucht. In: *Nervenheilkunde* 38 (09), S. 657–661. DOI: 10.1055/a-0979-0610

104 Den Zusammenhang zwischen ADHS und Internetsucht untersuchte Bert te Wildt 2010 im Rahmen einer klinischen Studie: te Wildt, Bert (2010): 3.4. Ergebnisse der Zusatzstudie zur Untersuchung pathologischer Mediennutzung bei ADHS. In: te Wildt, Bert (2010): *Medialität und Verbundenheit. Zur psychopathologischen Phänomenologie und Nosologie von Internet-*

abhängigkeit. Hannover, Medizinische Hochsch., Habil-Schr., 2009. Lengerich: Pabst Science Publ. S. 252 ff.

Theule et al. führten eine Metaanalyse zum Zusammenhang zwischen problematischem Glücksspiel und ADHS durch. Theule, Jennifer; Hurl, Kylee E.; Cheung, Kristene; Ward, Michelle; Henrikson, Brenna (2019): Exploring the Relationships Between Problem Gambling and ADHD: A Meta-Analysis. In: *Journal of Attention Disorders* 23 (12), S. 1427–1437. DOI: 10.1177/1087054715626512.

105 Adreassen und Griffiths et al. zeigten in einer empirischen Studie von 2016 den engen Zusammenhang zwischen ADHS und Arbeitssucht. Unter den 1287 als arbeitssüchtig diagnostizierten Untersuchungspersonen wiesen 32,7 Prozent ADHS auf. Die Autor*innen erklären sich den Zusammenhang unter anderem damit, dass Menschen mit ADHS länger und intensiver arbeiten müssten als andere, um die ADHS-Defizite auszugleichen. Sie könnten zudem eher dazu tendieren, sich ein unrealistisches Maß an Arbeit aufzubürden. Für hyperaktive ADHS-Betroffene könnte erhöhter Arbeitsstress als Selbstmedikation dienen. In: Andreassen, Cecilie Schou; Griffiths, Mark D.; Sinha, Rajita; Hetland, Jørn; Pallesen, Ståle (2016): The Relationships between Workaholism and Symptoms of Psychiatric Disorders: A Large-Scale Cross-Sectional Study. In: PLOS ONE 11 (5), e0152978. DOI: 10.1371/journal.pone.0152978.

106 ADHS wird bei Kindern und Jugendlichen vermutlich zu häufig diagnostiziert. Darauf geben zahlreiche Studien Hinweise, wie Merten et al. in einem systematischen Review zeigen: Merten, Eva Charlotte; Cwik, Jan Christopher; Margraf, Jürgen; Schneider, Silvia (2017): Overdiagnosis of mental disorders in children and adolescents (in developed countries). In: *Child Adolesc Psychiatry Ment Health* 11 (1), S. 5. DOI: 10.1186/s13034-016-0140-5.

ADHS bei Erwachsenen bleibe hingegen immer noch zu oft unerkannt, zeigen Ginsberg et al.: Ginsberg, Ylva; Beusterien, Kathleen Marie; Amos, Kaitlan; Jousselin, Claude; Asherson, Philip (2014): The unmet needs of all adults with ADHD are not the same: a focus on Europe. In: *Expert Review of Neurotherapeutics* 14 (7), S. 799–812. DOI: 10.1586/14737175.2014.926220.

107 Hans Selye war einer der ersten Stressforscher. Auf ihn geht der Begriff »Stress« zurück, den er 1950 erstmals im Titel einer Monografie verwendete: Selye, Hans (1950): *Stress. The physiology and pathophysiology of exposure to stress.* Montreal: Acta. Selye untersuchte ursprünglich die Anpassungsleistung von Lebewesen als Reaktion auf äußere Belastungen. Im Laufe der 1950er-Jahre ersetzte er den Begriff »General Adaptation Syndrome« zunehmend mit dem Begriff »Stress«. Siehe hierzu: Haller, Lea;

Höhler, Sabine; Stoff, Heiko (2014): Stress: Konjunkturen eines Konzepts. In: *Zeithistorische Forschungen/Studies in Contemporary History* 11 (3), S. 359–381.

108 Schlafstörungen kommen bei arbeitsbezogenen Störungen gehäuft vor (Burisch, 2014: 35). Sie können eine Folge oder Begleiterscheinung des Burn Outs sein, zum Beispiel weil die betroffene Person Probleme hat, sich zu entspannen. Eine Schlafstörung in Form von Schlafmangel kann aber auch die Rolle eines Risikofaktors einnehmen, das heißt einen Burn Out begünstigen. Das zeigen Kancharla et al. am Beispiel von Ärzt*innen und Wolkow et al. am Beispiel von Feuerwehrmännern und -frauen. In: Kancherla, Binal S.; Upender, Raghu; Collen, Jacob F.; Rishi, Muhammad Adeel; Sullivan, Shannon S.; Ahmed, Omer et al. (2020): What is the role of sleep in physician burnout? In: *Journal of Clinical Sleep Medicine* JCSM: *Official Publication of the American Academy of Sleep Medicine* 16 (5), S. 807–810. DOI: 10.5664/jcsm.8412. Siehe auch: Wolkow, Alexander P.; Barger, Laura K.; O'Brien, Conor S.; Sullivan, Jason P.; Qadri, Salim; Lockley, Steven W. et al. (2019): Associations between sleep disturbances, mental health outcomes and burnout in firefighters, and the mediating role of sleep during overnight work: A cross-sectional study. In: *Journal of Sleep Research* 28 (6), e12869. DOI: 10.1111/jsr.12869.

109 Stress ist ein bekannter Risikofaktor für chronischen Spannungskopfschmerz. Laut einer Studie von Cathcart lässt sich das zum Beispiel damit erklären, dass Stress die Schmerzempfindlichkeit erhöhe und somit den Kopfschmerz intensiviere. In: Cathcart, Stuart; Winefield, Anthony H.; Lushington, Kurt; Rolan, Paul (2010): Stress and tension-type headache mechanisms. In: *Cephalalgia: an international journal of headache* 30 (10), S. 1250–1267. DOI: 10.1177/0333102410362927.

Das kann zu Schmerzen in der Gebissmuskulatur führen, da emotionaler Stress auch zum Beispiel die Muskelaktivität im Kiefer erhöht: Tsai, C.-M.; Chou, S.-L.; Gale, E. N.; McCall, W. D. (2002): Human masticatory muscle activity and jaw position under experimental stress. In: *Journal of Oral Rehabilitation* 29 (1), S. 44–51. DOI: 10.1046/j.1365-2842.2002.00810.x.

Zu weiteren typischen körperlichen Symptomen bei Burn Out gehören Rückenschmerzen bis hin zum Bandscheibenvorfall. Psychischer Druck führe zu Verspannungen und Fehlhaltungen, sagt der Orthopäde Dr. Matthias Psczolla. 80 Prozent der Bandscheibenpatienten hätten »schwere bis schwerste psychosomatische Probleme wie beispielsweise den Tod eines Lebenspartners«. https://rp-online.de/leben/gesundheit/news/psychische-probleme-koennen-vorfall-ausloesen_aid-8603827

Entsprechend nachvollziehbar ist es, dass Rückenleiden ganzheitlich behandelt werden sollten, zum Beispiel mittels Achtsamkeitsbasierter Stressreduktion. Siehe: Anheyer, Dennis; Haller, Heidemarie; Barth, Jürgen; Lauche, Romy; Dobos, Gustav; Cramer, Holger (2017): Mindfulness-Based Stress Reduction for Treating Low Back Pain: A Systematic Review and Meta-analysis. In: *Annals of Internal Medicine* 166 (11), S. 799–807. DOI: 10.7326/M16–1997.

110 Schon bei jungen Menschen kann chronischer Stress zu Bluthochdruck führen, wie Ross et al. am Beispiel von Schülerinnen zeigen: May, Ross W.; Seibert, Gregory S.; Sanchez-Gonzalez, Marcos A.; Fincham, Frank D. (2018): School burnout and heart rate variability: risk of cardiovascular disease and hypertension in young adult females. In: *Stress* (Amsterdam, Netherlands) 21 (3), S. 211–216. DOI: 10.1080/10253890.2018.1433161.

111 Stress zeigt sich nicht selten zum Beispiel auch in Form einer Magenschleimhautentzündung. Bei einer »Stress-Gastritis« sind laut Megha et al. neben einer Veränderung des Ess- und Trinkverhaltens (z. B. Verzicht auf Koffein und Alkohol) auch Maßnahmen zum Stressabbau angebracht. In: Megha, Rishi; Farooq, Umer; Lopez, Peter P. (2020): Stress-Induced Gastritis. In: StatPearls [Internet].

112 Eine Herzmuskelentzündung wird häufig von einer vorhergehenden Virusinfektion verursacht. Nach einer Erkältung oder einem grippalen Infekt sollte man sich daher ausreichend schonen. Menschen mit Stressneigung fällt das schwer. Bei ihnen besteht das Risiko, dass sie zu früh wieder Leistung erbringen wollen und auf diese Weise Infekte verschleppen. Die immer noch vorhandenen Erreger können auf das Herz übergreifen und eine Herzmuskelentzündung auslösen.

Teil II: Burn On! Was jetzt zu tun ist

1 Antonovsky, Aaron: *Salutogenese: Zur Entmystifizierung der Gesundheit.* Tübingen: DGVT-Verlag.

2 Mit dem Dynamische-Selbstregulations-Modell von Kanfer und Karoly erfolgte 1972 eine Ausdifferenzierung der bisherigen Ansätze in Bezug auf die Selbstkontrolle. Kanfer, Frederick H.; Karoly, Paul (1972): Self-control: A behavioristic excursion into the lion's den. In: *Behavior Therapy* 3 (3), S. 398–416. DOI: 10.1016/S0005-7894(72)80140-0.

3 Hayes, Steven C.; Strosahl, Kirk D.; Wilson, Kelly G. (2011): *Acceptance and Commitment Therapy. Second Edition. The Process and Practice of Mindful Change.* 2nd ed. New York: Guilford Publications.

4 Forman, Evan M.; Herbert, James D.; Moitra, Ethan; Yeomans, Peter D.; Geller, Pamela A. (2007): A randomized controlled effectiveness trial of acceptance and commitment therapy and cognitive therapy for anxiety and depression. In: *Behavior Modification* 31 (6), S. 772–799. DOI: 10.1177/0145445507302202.

5 Im Juni 2020 verunglückte der damals 53-jährige Alessandro »Alex« Zanardi schwer mit dem Handbike. Siehe: WELT (2020): Alex Zanardi: Das sagen die Ärzte jetzt zu seinem Gesundheitszustand. Online verfügbar unter https://www.welt.de/sport/article220703846/Alex-Zanardi-Das-sagen-die-Aerzte-jetzt-zu-seinem-Gesundheitszustand.html, zuletzt geprüft am 17.02.2021.

6 Fliegel, Steffen; Kämmerer, Annette (Hg.) (2007): *101 bewährte Übungen und Methoden für die Praxis.* 2. Aufl. Tübingen: Dgvt-Verl. (Psychotherapeutische Schätze, 1). Und: Fliegel, Steffen; Kämmerer, Annette (Hg.) (2015): *130 weitere praktische Übungen, Methoden und Herausforderungen.* 2., erweiterte Aufl., Tübingen: Dgvt-Verl. (Psychotherapeutische Schätze, 2).

7 Die vom Münchener Hirnforscher Prof. Dr. Ernst Pöppel gezählten 20 000 Entscheidungen pro Tag machen deutlich, dass wir in erster Linie intuitive Entscheider*innen sind. Pöppel, Ernst (2008): *Zum Entscheiden geboren. Hirnforschung für Manager.* München: Hanser. Online verfügbar unter http://www.hanser-elibrary.com/action/showBook?doi=10.3139/9783446416734.

8 Kabat-Zinn, Jon (1998): *Im Alltag Ruhe finden. Das umfassende praktische Meditationsprogramm.* 3. Aufl. Freiburg: Herder.

9 In einem systematischen Review von Alsubaie et al. zeigt sich, dass die Achtsamkeitsbasierte Kognitive Therapie als Intervention deutlich zur Verbesserung psychischer Beschwerden beiträgt. Alsubaie, Modi; Abbott, Rebecca; Dunn, Barnaby; Dickens, Chris; Keil, Tina Frieda; Henley, William; Kuyken, Willem (2017): Mechanisms of action in mindfulness-based cognitive therapy (MBCT) and mindfulness-based stress reduction (MBSR) in people with physical and/or psychological conditions: A systematic review. In: *Clinical Psychology Review* 55, S. 74–91. DOI: 10.1016/j.cpr.2017.04.008.

Die Achtsamkeitsbasierte Kognitive Therapie hilft zum Beispiel auch, einem Rückfall in die Depression vorzubeugen: Piet, Jacob; Hougaard, Esben (2011): The effect of mindfulness-based cognitive therapy for prevention of relapse in recurrent major depressive disorder: a systematic review and meta-analysis. In: *Clinical Psychology Review* 31 (6), S. 1032–1040. DOI: 10.1016/j.cpr.2011.05.002.

10 Lohmann, Bettina; Annies, Susanne (2016): *Achtsamkeit in der Verhaltens-*

therapie. Störungsspezifische Interventionen und praktische Übungen. 2. Aufl. Stuttgart: Schattauer Verlag.

11 Frankl, Viktor E. (2007): *Ärztliche Seelsorge. Grundlagen der Logotherapie und Existenzanalyse; mit den »Zehn Thesen über die Person«.* Ungekürzte Ausg., [12.] Aufl. München: Dt. Taschenbuch-Verl. (dtv, 34427).

12 Die Autoren der Leitlinie zur Behandlung von nicht-spezifischem Kreuzschmerz beispielsweise empfehlen »bei nicht-spezifischen Kreuzschmerzen die möglichst weitgehende Beibehaltung oder baldige schrittweise Wiederaufnahme der täglichen körperlichen Aktivität anzustreben, da diese eine schnellere symptomatische Besserung fördert und zur Vermeidung einer Chronifizierung der Kreuzschmerzen beiträgt« (S. 39). Siehe: Bundesärztekammer (BÄK); Arbeitsgemeinschaft der Deutschen Ärztekammern; Kassenärztliche Bundesvereinigung (KBV); Arbeitsgemeinschaft der Wissenschaftlichen Medizinischen Fachgesellschaften (AWMF) (Hg.) (2017): *Nationale Versorgungsleitlinie (*NVL*) Nicht-spezifischer Kreuzschmerz – Langfassung. Version 1.* AWMF-Register-Nr.: nvl-007. 2. Aufl. (Programm für Nationale Versorgungsleitlinien, DOI:10.6101/AZQ/ 00035). Online verfügbar unter https://www.awmf.org/uploads/tx_szleitlinien/nvl-007l_S3_Kreuzschmerz_2017–03.pdf, zuletzt geprüft am 19.02. 2021.

13 Aus gesundheitspolitischer Sicht unterscheidet man hier zwischen Verhaltensprävention und Verhältnisprävention. Die Unterschiede lassen sich gut am Beispiel der gesellschaftlich besonders bedeutsamen Suchtprävention erläutern. Verhaltenspräventive Maßnahmen sind beispielsweise Aufklärungskampagnen, die auf die Gefahren regelmäßigen Alkoholkonsums hinweisen und dem Einzelnen dabei helfen sollen, Maß zu halten. Als verhältnispräventive Ansätze gelten zum Beispiel gesetzliche Vorschriften, die Kindern und Jugendlichen bis zu einem bestimmten Lebensjahr den Alkoholkonsum verbieten.

14 Der Ursprung des Begriffs »Eustress« geht auf Hans Selye zurück, den Pionier der menschlichen Stressforschung. Nach seinem Konzept von 1976 reagiert ein Mensch auf eine Stresssituation entweder mit Eustress (»gutem« Stress) oder Distress (»negativem« Stress) – je nachdem, wie der Mensch den Stressauslöser bewertet. Für andere Stressforscher ist Eustress schlichtweg die Abwesenheit von Distress (Nelson/Simmons, 2004: S. 271ff.). Nelson und Simmons plädieren im Gegensatz dazu für ein ganzheitliches Konzept. Eustress ist aus ihrer Sicht eine positive psychologische Reaktion auf einen Stressor und durch positive psychologische Zustände gekennzeichnet. So zeigt sich Eustress in Form von: 1. Hoffnung (hope): Im Eustress erwarten wir zuversichtlich, dass uns eine Situation Vorteile bringen wird. Wir denken erfolgs- und zielorientiert. 2. Bedeutsamkeit (mea-

ningfulness): Eustress zeigt sich darin, dass wir einer Situation Sinnhaftigkeit zusprechen. Wir sind grundlegend davon überzeugt, dass es sich lohnt, in Herausforderungen Energie und Engagement zu investieren. 3. Beherrschbarkeit (manageability): Eustress zeigt sich in der Gewissheit, dass uns für eine Herausforderung die passenden Ressourcen zur Verfügung stehen. Die Situation ist bewältigbar. 4. Positive Gefühlszustände (positive affect): Im Eustress fühlen wir uns beispielsweise aktiv, interessiert, stark, inspiriert und stolz, wach, aufmerksam und entschlossen (ebd., S. 297 f.). In: Nelson, Debra L.; Simmons, Bret L. (2004): Eustress: an elusive construct, an engaging pursuit. In: Ganster, Daniel C.; Perrewe, Pamela L. (Hg.): *Emotional and physiological processes and positive intervention strategies.* 1st ed. Amsterdam, Boston: JAI (Research in Occupational Stress and Well Being, v. 3), S. 265–322.

15 Braungardt et al. nehmen den Mobbing-Begriff genauer unter die Lupe: Braungardt, Tanja; Vogel, Matthias; Schmiedeberg, Julia; Schneider, Wolfgang (2013): Mobbing. In: *Psychotherapeut* 58 (3), S. 257–268. DOI: 10.1007/s00278-013-0983-7.

16 Gibt es hierzu einen kritischen Artikel? Boyle und Rogers hinterfragen die Verwendung des begrifflichen Gegensatzpaares »Opfer« (victim) und »Überlebende/r« (survivor) im öffentlichen Diskurs über sexuellen Missbrauch. Mit dem »Opfer« würde Schwäche assoziiert, mit der/dem »Überlebenden« Stärke. Doch wie formen diese Zuschreibungen entsprechend das Selbstbild und das Stresserleben der betroffenen Person? Und wie hängt das mit dem Geschlecht und dem ethnischen Hintergrund der betroffenen Person zusammen? Siehe hierzu: Boyle, Kaitlin M.; Rogers, Kimberly B. (2020): Beyond the Rape »Victim«-»Survivor« Binary: How Race, Gender, and Identity Processes Interact to Shape Distress. In: *Sociol Forum* 35 (2), S. 323–345. DOI: 10.1111/socf.12584.

17 Unter bestimmten Umständen werden Gemobbte selbst zu Mobbing-Täter*innen. Choi und Park beispielsweise fanden in einer Langzeitstudie mit 3660 koreanischen Schüler*innen heraus, dass gemobbte Schüler*innen mit hoher Selbstachtung eher dazu neigen, in Zukunft selbst zu mobben – vermutlich, um damit ihr verletztes Selbstbild zu reparieren. In: Choi, Boungho; Park, Soowon (2018): Who Becomes a Bullying Perpetrator After the Experience of Bullying Victimization? The Moderating Role of Self-esteem. In: *J Youth Adolescence* 47 (11), S. 2414–2423. DOI: 10.1007/s10964-018-0913-7.

18 Bartens, Werner (2021): *Körperzeiten. Wie wir im richtigen Moment das Richtige tun und besser lernen, lieben und leben (Überraschendes und praktisches Medizin-Wissen über den richtigen Zeitpunkt).* 1. Aufl., München: Droemer.

19 Taylor, Frederick Winslow (1911): *The Principles of Scientific Management.* New York: Dover Publications Inc. Online verfügbar unter http://strategy.sjsu.edu/www.stable/pdf/Taylor,%20F.%20W.%20(1911).%20New%20York,%20Harper%20&%20Brothers.pdf, zuletzt geprüft am 19.02.2021.

20 Dewar et al. führten Experimente durch, in denen der einen Gruppe nach dem Lesen einer Geschichte zehn Minuten Pause ermöglicht wurde, eine andere Gruppe spielte in diesen zehn Minuten ein Spiel. Es zeigte sich, dass die erste Gruppe sich sowohl 15 bis 30 Minuten als auch sieben Tage später signifikant besser an die Geschichte erinnern konnte als die zweite Gruppe. In: Dewar, Michaela; Alber, Jessica; Butler, Christopher; Cowan, Nelson; Della Sala, Sergio (2012): Brief wakeful resting boosts new memories over the long term. In: *Psychological Science* 23 (9), S. 955–960. DOI: 10.1177/0956797612441220.

21 Deutscher Gewerkschaftsbund (2019): Infografik: Wöchentliche Arbeitszeit vom Kaiserreich bis heute. Online verfügbar unter https://www.dgb.de/++co++365a306a-a7a6-11e9-96a8-52540088cada, zuletzt geprüft am 19.02.2021.

22 Bartens, Werner (2019): Dopaminfasten ist ein neuer Trend im Silicon Valley. In: *Süddeutsche Zeitung,* 22.11.2019. Online verfügbar unter https://www.sueddeutsche.de/gesundheit/gesundheitstrend-im-silicon-valley-wird-nichtstun-als-dopaminfasten-vermarktet-1.4691808, zuletzt geprüft am 19.02.2021.

23 Deutsche Gesetzliche Unfallversicherung (2021): Lernen und Gesundheit: Gute Pause ohne Handy. Online verfügbar unter https://www.dguv-lug.de/berufsbildende-schulen/selbstmanagement/gute-pause-ohne-handy/, zuletzt geprüft am 19.02.2021.

24 Wood, Wendy (2019): *Good Habits, Bad Habits. The Sciene of Making Positive Changes That Stick.* Stuttgart: Macmillan.

25 Markowetz, Alexander (2015): *Digitaler Burnout. Warum unsere permanente Smartphone-Nutzung gefährlich ist.* München: Droemer.

26 Ist Multitasking ein überschätzter Mythos? Die Forschung weist darauf hin, dass Multitasking nicht empfehlenswert ist. Das simultane Erledigen von zwei Aufgaben ist zum einen gar nicht möglich, so Skagset et al. am Beispiel der Forschung zur Arbeit in der Notfallmedizin. Multitasking sei nur möglich, würden beide Aufgaben komplett automatisiert ablaufen – das ist in der Realität aber nicht der Fall. Als Notfallmediziner*in würde man hingegen »task-switchen«, das heißt, laufend im hohen Tempo zwischen verschiedenen kleinen Aufgaben wechseln. Taskswitching sorge für ständige Unterbrechungen der Hauptaufgabe und könne darum zu Fehlern führen. In: Skaugset, L. Melissa; Farrell, Susan; Carney, Michele; Wolff, Margaret;

Santen, Sally A.; Perry, Marcia; Cico, Stephen John (2016): Can You Multitask? Evidence and Limitations of Task Switching and Multitasking in Emergency Medicine. In: *Annals of Emergency Medicine* 68 (2), S. 189–195. DOI: 10.1016/j.annemergmed.2015.10.003.

Srna et al. fanden jedoch interessanterweise in ihrer Studie heraus, dass allein die *Annahme*, man würde multitasken, die eigene Leistung positiv beeinflussen könne. Der Treiber für diesen Effekt sei das erhöhte Engagement, das mit dieser Wahrnehmung einhergehe. Offenbar ist es zumindest hilfreich, der Multitasking-Illusion zu erliegen: Srna, Shalena; Schrift, Rom Y.; Zauberman, Gal (2018): The Illusion of Multitasking and Its Positive Effect on Performance. In: *Psychological science*, 956797618801013. DOI: 10.1177/0956797618801013.

27 Das Fraunhofer FIT untersuchte während des ersten Corona-Lockdowns in Deutschland sogenannte digitale Belastungsfaktoren für Arbeitnehmer*innen im Homeoffice – also Stressfaktoren, die auf digitale Technologien zurückzuführen sind. Dazu gehörten unter anderem die Aspekte ständige Erreichbarkeit, Informationsüberflutung und digitale Leistungsüberwachung: Gimpel, Henner; Bayer, Sarah; Lanzl, Julia; Regal, Christian; Schäfer, Ricarda; Schoch, Manfred (2020): Digitale Arbeit während der COVID-19-Pandemie. Eine Studie zu den Auswirkungen der Pandemie auf Arbeit und Stress in Deutschland. Fraunhofer FIT; Universität Augsburg; Universität Hohenheim.

28 Psychosoziale Risiken und Stress im Homeoffice? Moretti et al. zeigen anhand der Homeoffice-Erfahrungen von 51 Personen während der COVID-19-Krise in Italien, dass sich die Arbeit zu Hause sehr unterschiedlich auswirken kann. Auf mentaler Ebene zeigte sich insgesamt ein positives Bild: Ein Großteil (39,2 %) der untersuchten Personen empfand die Arbeit daheim als weniger stressig als im Büro. Die Forscher*innen führen das auf reduzierte Anfahrtswege, größere zeitliche Flexibilität und ein verbessertes Familienleben zurück. Allerdings zeigten sich auch negative gesundheitliche Auswirkungen wie Rücken- und Nackenschmerzen. Wer darunter litt, zeigte eine geringere Arbeitszufriedenheit. Hier wird deutlich, wie wichtig Investitionen in die Ausstattung des Homeoffice sind. In: Moretti, Antimo; Menna, Fabrizio; Aulicino, Milena; Paoletta, Marco; Liguori, Sara; Iolascon, Giovanni (2020): Characterization of Home Working Population during COVID-19 Emergency: A Cross-Sectional Analysis. In: *International Journal of Environmental Research and Public Health* 17 (17). DOI: 10.3390/ijerph17176284.

29 Schermuly-Haupt, Marie-Luise; Linden, Michael; Rush, A. John (2018): Unwanted Events and Side Effects in Cognitive Behavior Therapy. In: *Cogn Ther Res* 42 (3), S. 219–229. DOI: 10.1007/s10608-018-9904-y.

30 Watts, William A.; McGuire, William J. (1964): Persistence of induced opinion change and retention of the inducing message contents. In: *Journal of Aabnormal Psychology* 68, S. 233–241. DOI: 10.1037/h0041081.

31 Osnabrügge, G.; Stahlberg, D.; Frey, D. (1993): Die Theorie der kognitiven Kontrolle. In: Dieter Frey und Martin Irle (Hg.): *Theorien der Sozialpsychologie. Band 3: Motivations- und Informationsverarbeitungstheorien.* 2. Aufl. Bern: Verlag Hans Huber, S. 127–172.

32 Freud, S. (1920): *Totem und Tabu: einige Übereinstimmungen im Seelenleben der Wilden und der Neurotiker.* Internationaler Psychoanalytischer Verlag.

33 te Wildt, Bert; Ohlmeier, Martin; Schlimme Jan (2009): Authentizität und Medialität: Das postmoderne Ich im Spannungsfeld zwischen individuellem und kollektivem Selbst. In: Emrich, H.E.; Garlipp P.; Dietrich, D.; Debus, S. (Hrsg.): *Sprache des Psychischen.* Göttingen: Vandenhoeck & Ruprecht.

34 Lynch, David (2019): *Catching the Big Fish.* New York: Penguin Random House.

35 Rico-Uribe, L.A.; Caballero, F.F.; Martín-María, N.; Cabello, M.; Ayuso-Mateos, J.L. et al. (2018): Association of loneliness with all-cause mortality: A meta-analysis. PLOS ONE 13 (1): e0190033. https://doi.org/10.1371/journal.pone.0190033.

36 Sontag, Susan (2004): *Regarding the pain of others.* New York: Penguin.

37 Siehe zum Beispiel den »Zukunftsreport Familie-2 vom Kompetenzbüro Wirksame Familienpolitik das im Auftrag des Bundesministeriums für Familie, Senioren, Frauen und Jugend arbeitet. Demnach wünschen sich 79 Prozent der Väter mehr Zeit für die Familie.

38 Im Jahr 2018 erfolgten 43 % der Neuberentungen wegen Erwerbsminderung aufgrund psychischer Störungen. Das durchschnittliche Berentungsalter lag mit 50,5 Jahren fünf Jahre unter dem bei orthopädischen Erkrankungen. In: RVaktuell 8/2019, Amtliches Veröffentlichungsblatt der Deutschen Rentenversicherung.

39 Marx, K. (1890): *Das Kapital: Kritik der politischen Ökonomie* (Vol. 1). O. Meissner.

40 Wir empfehlen das vermutlich bislang beste und umfassendste Buch über Transhumanismus: Harari, Yuval Noah (2017): *Homo Deus: Eine Geschichte von Morgen.* C. H. Beck.

41 Sigmund Freud beschrieb die ultimative Kränkung des Menschen, nicht Herr im eigenen Haus zu sein. Freud, Sigmund (1917): Eine Schwierigkeit der Psychoanalyse. In: *Imago. Zeitschrift für Anwendung der Psychoanalyse auf die Geisteswissenschaften.* Bd. V, S. 1–7.

Bert te Wildt

Digital Junkies

Internetabhängigkeit und ihre Folgen für uns und unsere Kinder

Vernetzt, verspielt, verloren – immer mehr Menschen sind internetabhängig

Sucht, Vereinsamung und Verwahrlosung sind die Kehrseiten des World Wide Web. Das Internet wird zum Nährboden für neue Verhaltenssüchte. Die Abhängigkeit von Online-Spielen, von Cybersex und von sozialen Netzwerken entsteht im Netz, bekannte Süchte wie Glücksspiel- und Kaufsucht verlagern sich dorthin. Der Arzt und Psychotherapeut Bert te Wildt schlägt Alarm, damit die Digital Natives nicht zu Digital Junkies werden.

»Kompetent, leicht verständlich, aufrüttelnd!«
Petra

DROEMER

Werner Bartens

Körperzeiten

Wie wir im richtigen Moment das Richtige tun und besser lernen, lieben und leben

Wir schlafen zu wenig, essen zu viel und zu spät und fühlen uns chronisch schuldig, wenn wir das uns selbst auferlegte Arbeitspensum mal wieder nicht schaffen. Pausen planen wir gar nicht erst ein und ignorieren dabei unsere körpereigenen Zeiten und Rhythmen. Denn das Leben funktioniert nicht nach Stechuhr oder Fahrplan, sondern ist vor allem eine Frage des richtigen Timings.
Wie wir lernen, wieder auf unseren Körper zu hören, und herausfinden, wann die beste Zeit zum Essen oder Schlafen, für Sex oder konzentriertes Arbeiten ist, das verrät uns der vielfach ausgezeichnete Journalist und Bestsellerautor Werner Bartens in seinem neuen Buch. Weil es gar nicht so entscheidend ist, *wie* wir die Dinge tun, sondern *wann*.

»Lebensklug und unterhaltsam nimmt
Werner Bartens seine Leser mit auf eine Reise
in die neueste Wissenschaftsforschung.«
Deutschlandfunk Kultur

DROEMER